好きなものを
食っても呑んでも
一生太らず
健康でいられる

寝かせ玄米生活

荻野芳隆

マイナビ

はじめに

痩せたい、太りたくない。いつまでも健康で若々しくいたい。

だけど旨いものも酒も大好きだし食べることを存分に楽しみたい。

健康のために好きな呑み食いを我慢したり、旨くないものを食べるなんて絶対に嫌だ。


現代のほとんどの人が思っていることではないでしょうか？


しかし実際はどうでしょう？

ダイエットや健康、美容のために食事をいろいろと気にしたり、ランニングやスポーツジム通いを始めたり、サプリメントやトクホを一生懸命飲んだりしても、なかなか続かない、満足のいく結果が出ない、というのが現実ではないでしょうか？

「肉や酒、タバコ、甘いものは体に悪いからやめよう」と言われても、それができないから悩んでるんでしょう！

「食品添加物や農薬、遺伝子組み換え食品や中国産は危険だ」と言われても、避けるのは難しいし、余計に悩みが増えるだけ！

「○○が○○に効く！　○○で痩せる！」という情報があり過ぎて、何が実際いいのか分からないし、効果も謎！

できないことや、恐怖や不安を煽る情報が蔓延し過ぎて、どうしたらいいか分からない、というのが現状ではないでしょうか？

事実、医学は進歩しているというのに肥満や体調不良、生活習慣病、アレルギーに悩む人が増え続けているのは、残念ながら現代の食生活や健康常識が間違っている、国や医者や栄養士ですらその答えを持っていない証拠といえるのではないでしょうか？

現代は、2人に1人がガンになる、人間ドックで「異常なし」と診断されるのが1割しかいない、というとんでもない時代です。

普通に生活しているだけでも太ってしまい、（逆に痩せていても）不健康になり、いざどうにかしようと思っても溢れる情報に振り回されて結局どうしていいか分からないという、まさに〝健康迷子〟の状況なのです。常識を疑い、抜本的に何かを変える必要がありそうです。

この本では、そんな現代人の悩みをすべて解決する〝好きなものを我慢せずに楽しく呑み食いしても、一生太らず健康でいられる一生モノのライフスタイル〟を提案します。

呑み食いが大好きな人、会食が多い人、面倒臭がり、合理主義、ストイックにできない人、一人暮らし、共働きの人にこそ知ってほしい方法です。

このライフスタイルを身につけると、食、健康、美容に関する今までの不安や悩みから一気に解放されます。

もはや「人生が変わる」と言っても過言ではないでしょう。

そんな夢のような方法があるはずないと思うかもしれませんが、最低限の知識をつけ、〝考え方とライフスタイルをちょっとだけチェンジすればいい〟のです。

何も難しいことはありません。誰もができる方法です。

お金や時間をかけたり、運動を努力したりすることもないので安心してください。

この本は、「○○をすれば痩せる」「○○を食べれば健康になる、きれいになる」といったひとつの手法や食べ物をお伝えする内容ではありません。

逆に「○○は食べると危険だ、ダメだ」「健康に悪いからやめた方がいい」というような不安を煽る内容でもありません。

好きな呑み食いを楽しみながら、揺るぎのない〝健康の根っこ〟をつくる方法、考え方、生き方、ライフスタイルそのものをお伝えします。


一日も早く〝健康迷子〟〝ダイエット迷子〟から抜け出しましょう。

そして、このライフスタイルを周りの友人や家族など一人でも多くの人に広めていっていただけることを祈っています！

荻野芳隆

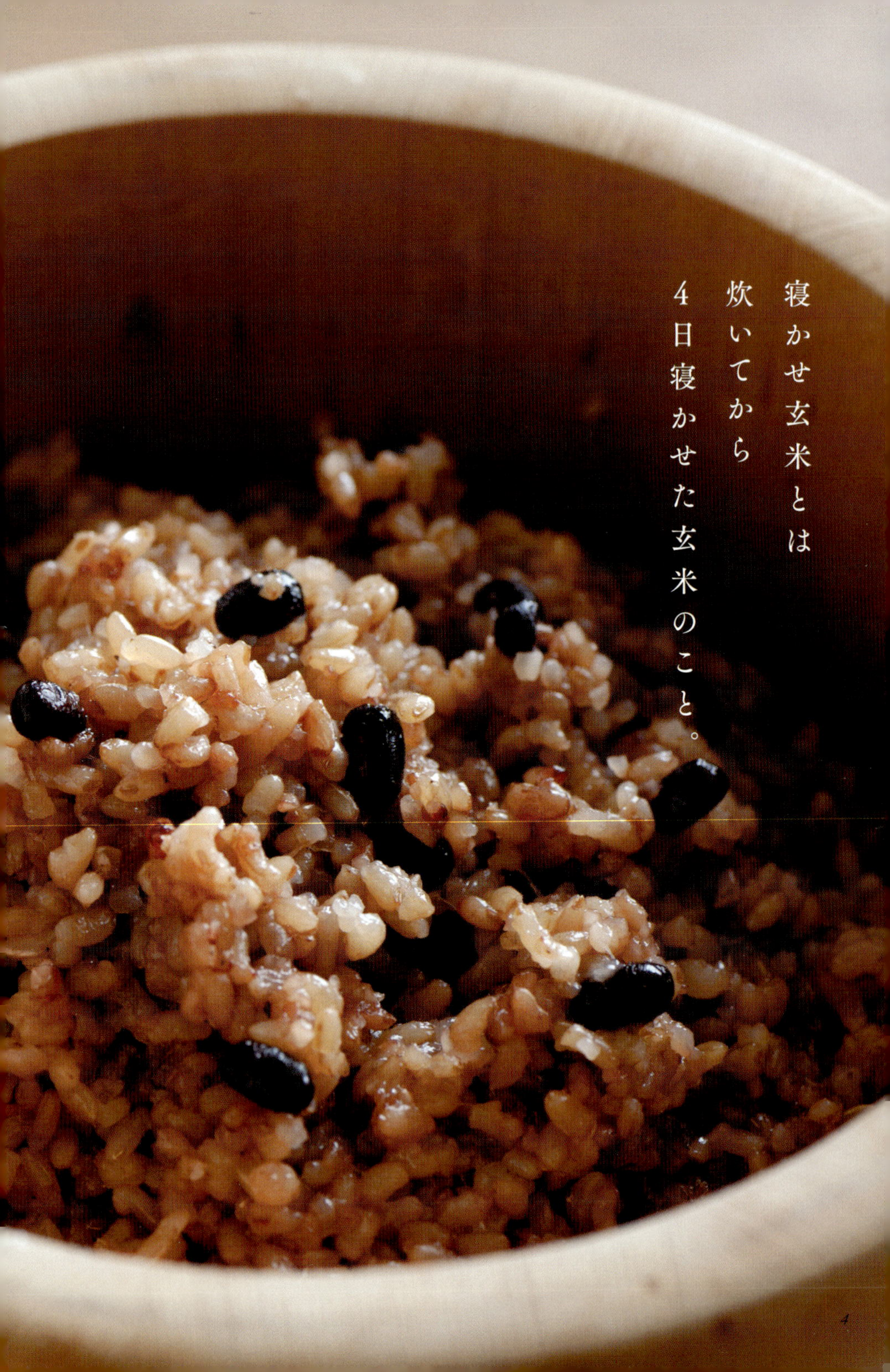

寝かせ玄米とは
炊いてから
4日寝かせた玄米のこと。

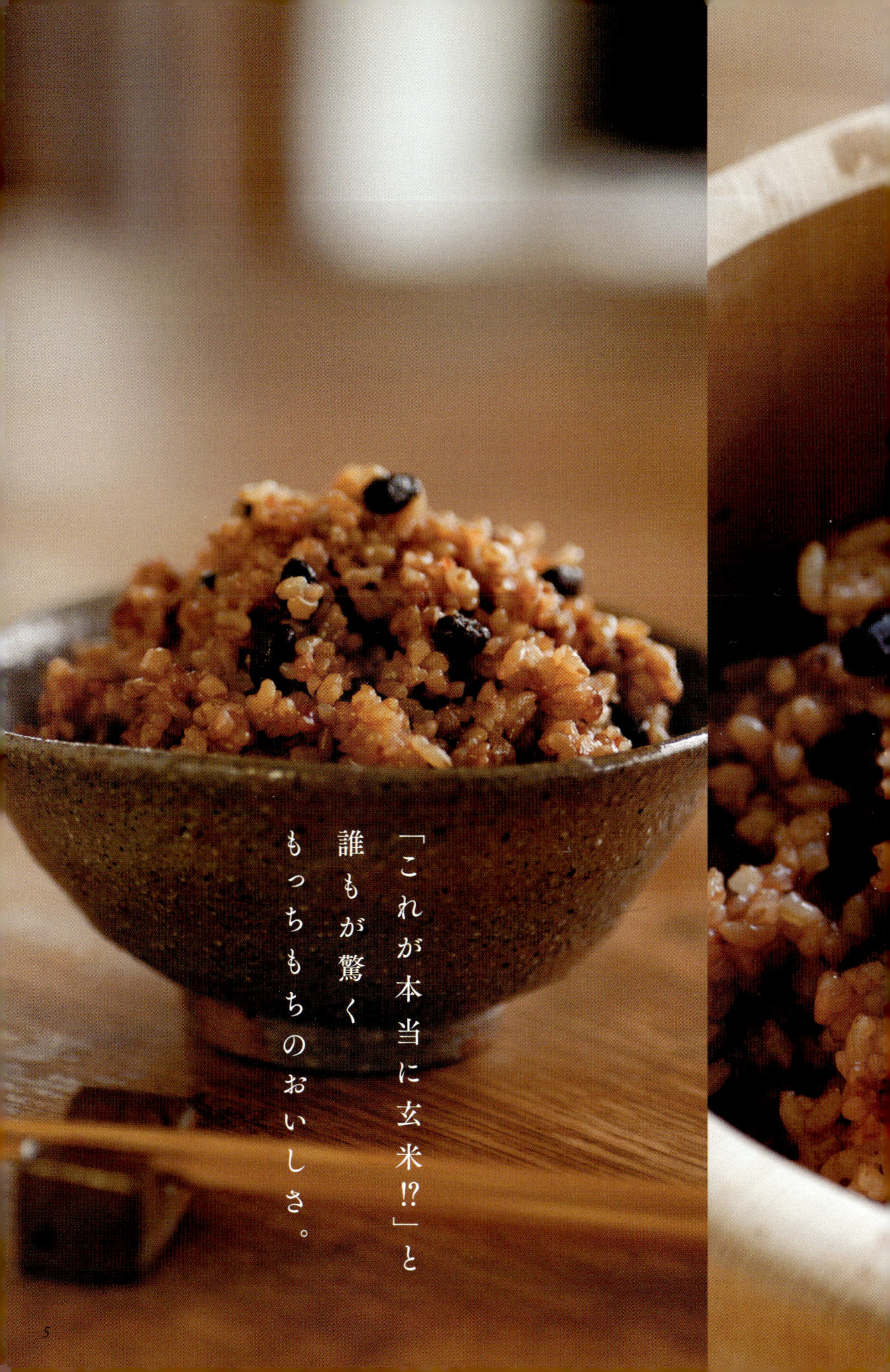

「これが本当に玄米!?」と
誰もが驚く
もっちもちのおいしさ。

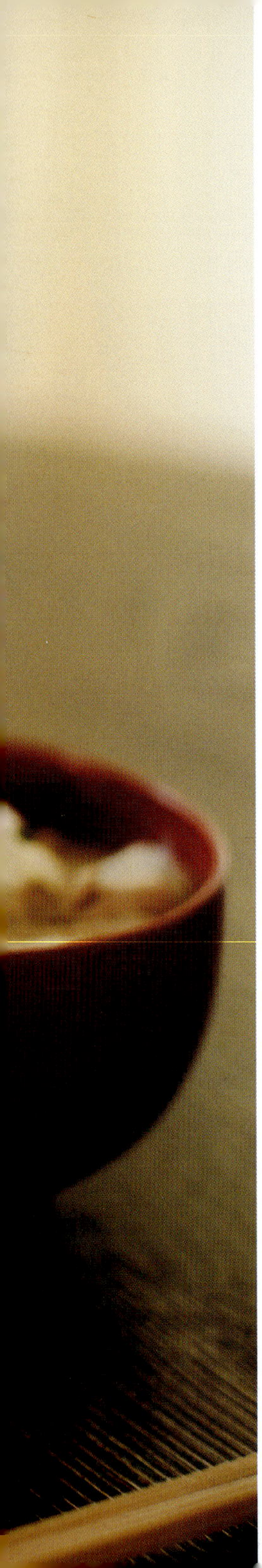

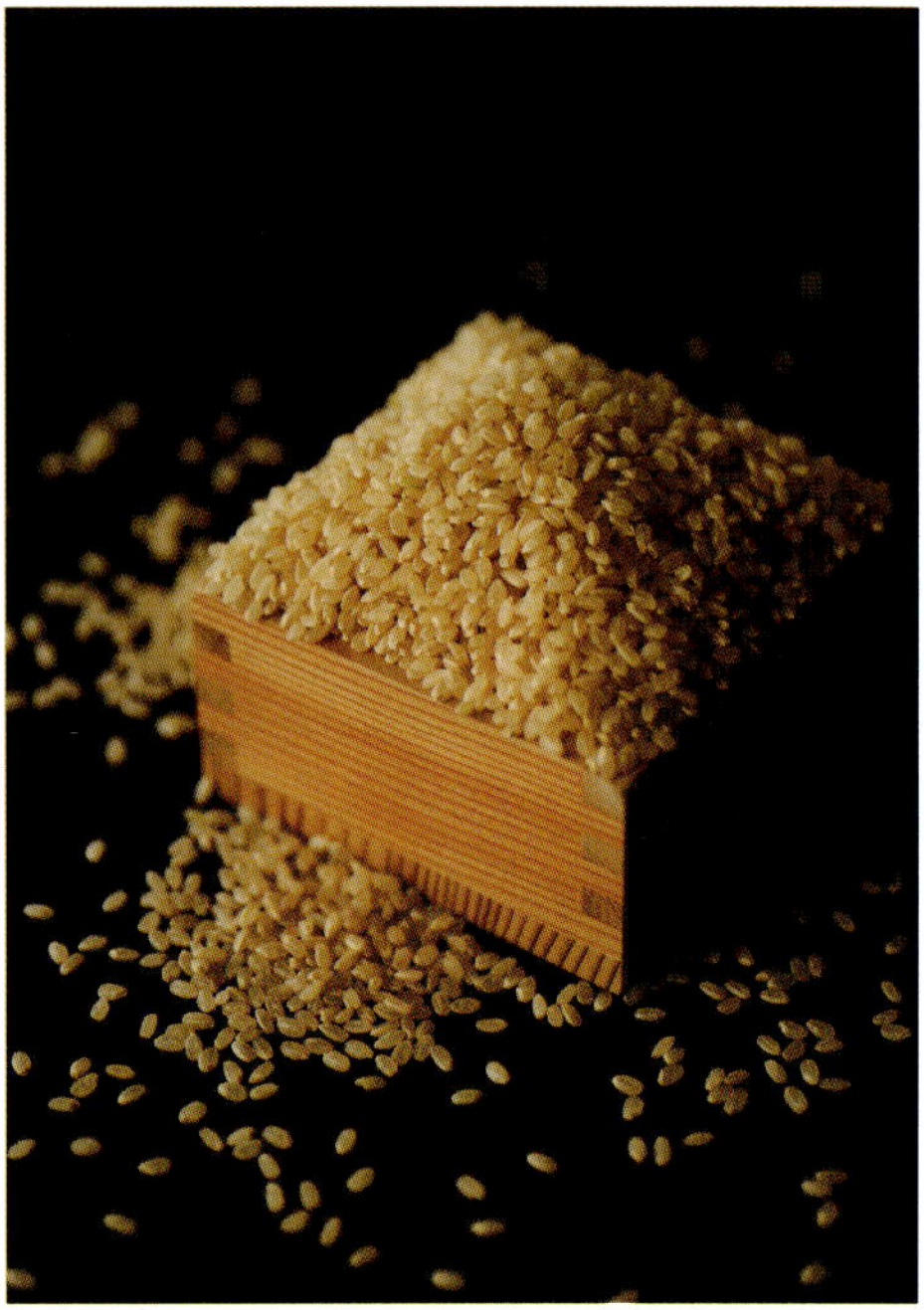

玄米は現代の
パーフェクト食。

大事なのはメリハリ。
旨い呑み食いのために
普段は玄米中心に。

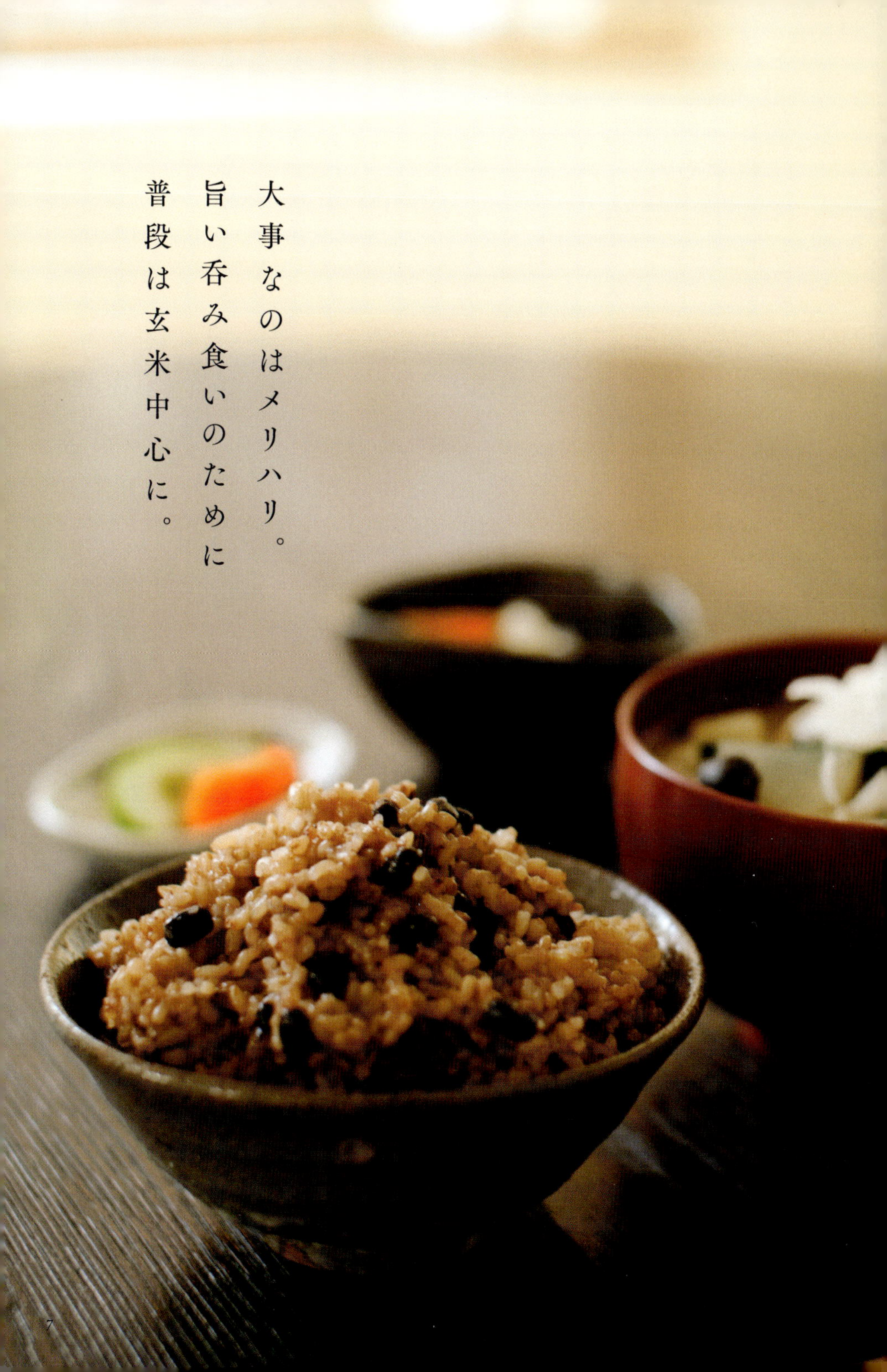

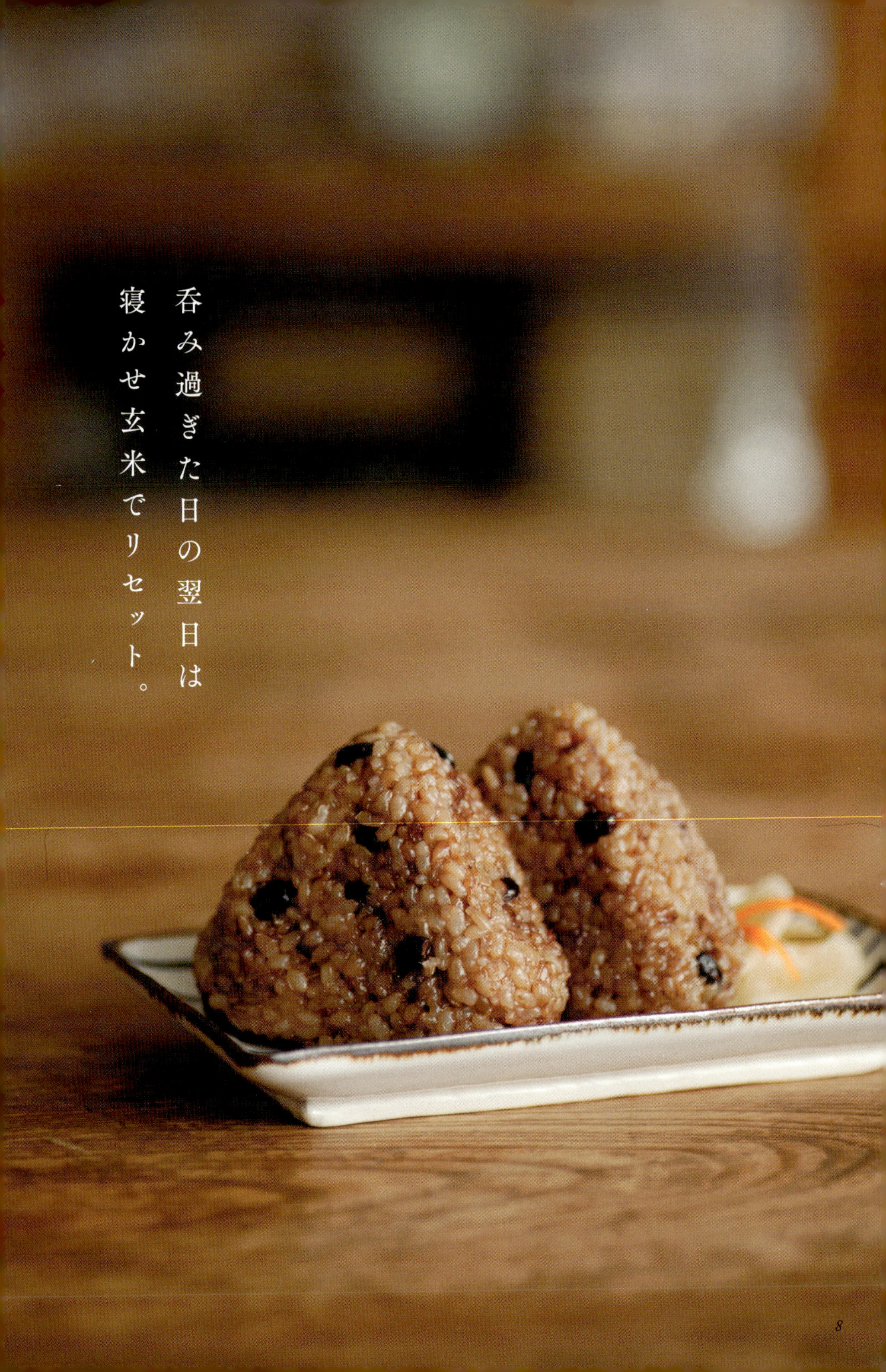

呑み過ぎた日の翌日は
寝かせ玄米でリセット。

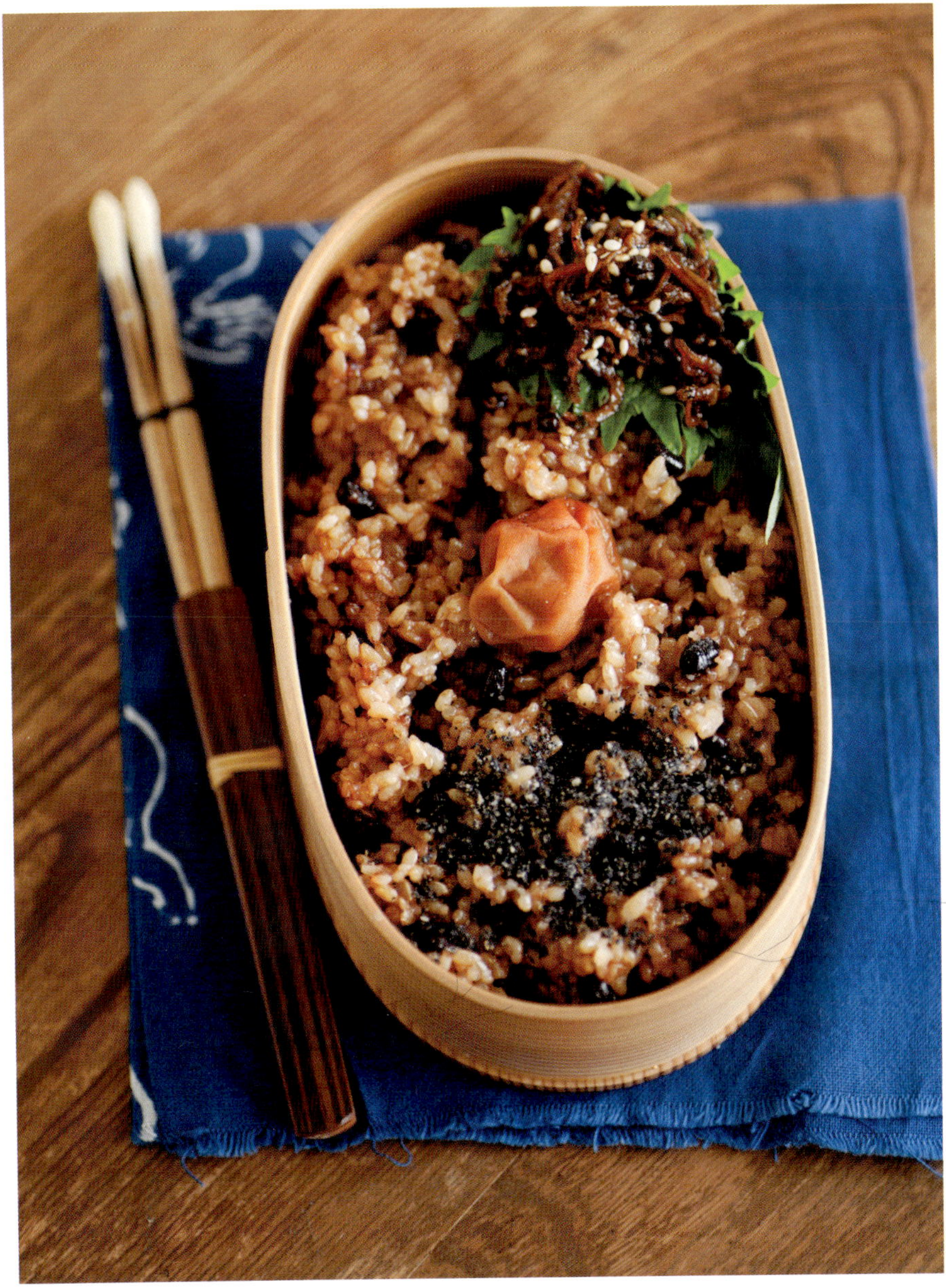

寝かせ玄米にごま塩と梅干し、ちりめん山椒。
たまにはこんな手間もお金もかからない健康手弁当を。

もくじ

二章 寝かせ玄米を炊く

三章 寝かせ玄米と一汁一菜

四章　ハレとケ生活習慣

早分かり！
寝かせ玄米生活のポイント
「メリハリ＝ハレとケで健康をコントロール！」

ルール 一、
食事を
ハレ（快楽食）とケ（基本食）に分けて考える

ルール 二、
ハレの食は何を呑み食いしてもＯＫ。
大いに楽しむ

ルール
三、
ケの食は寝かせ玄米を主役にして
〝健康の根っこ〟をつくる

ルール
四、
ハレの食（マイナス点）
＋ケの食（プラス点）で80点を目指す

ルール
五、
体重、体形、体調、美容が崩れたら、
ケの食を続けて修復する

「寝かせ玄米生活」は、**「旨いものを好きに呑み食いするために、普段の食事の中心を玄米にしてメリハリをつけよう！」**というライフスタイルです。そうすれば、体重も健康も無理なくコントロールできます。〝できない、やりたくない方法〟で完璧を目指すのではなく、〝できる方法〟で合格点をとる、ある意味ちょっとずるい裏技なのです。

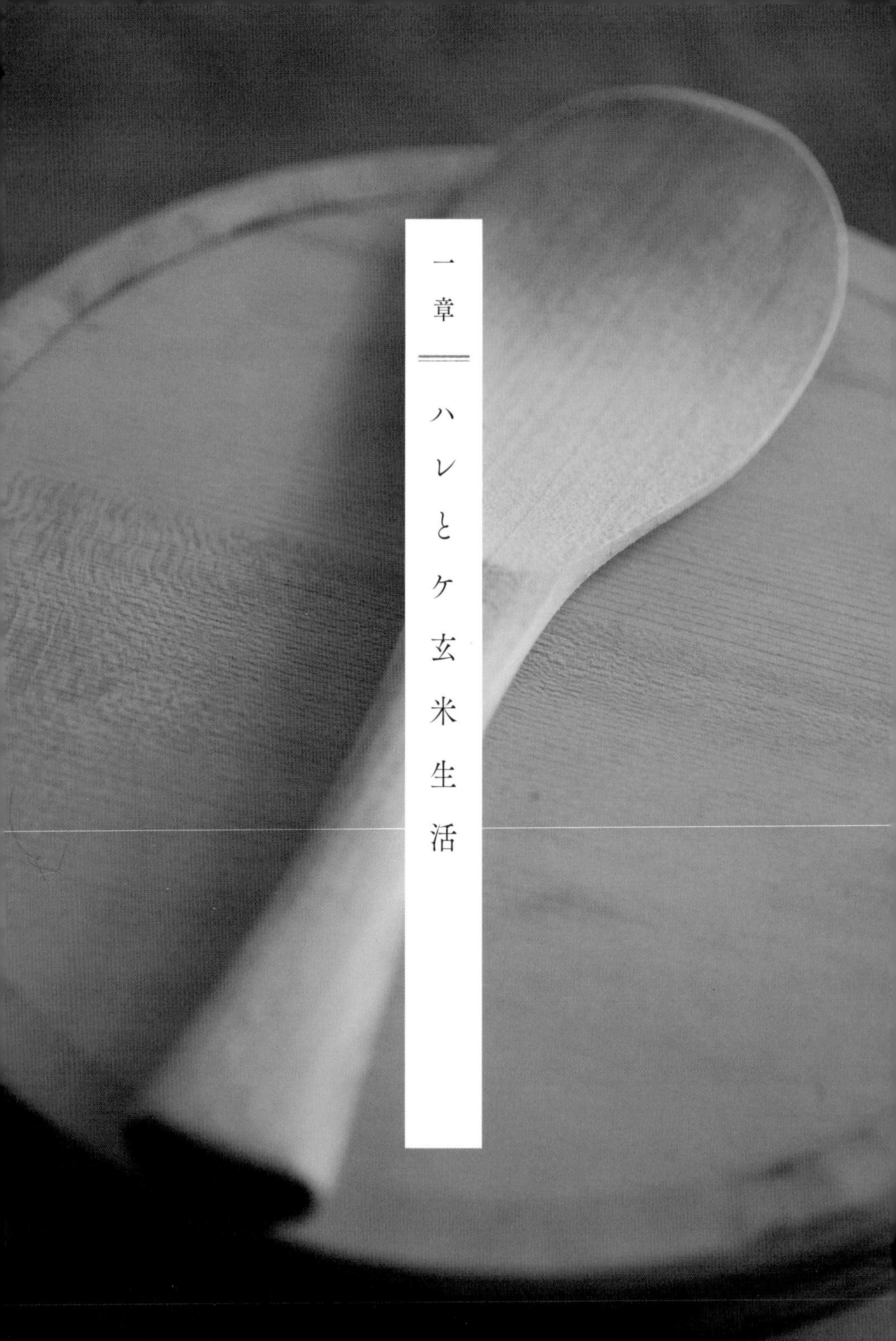

一章 ハレとケ玄米生活

「ハレとケ玄米生活」の目的は、**〝好きなものを食っても呑んでも一生太らずに健康をコントロールできるようになる〟**ことです。

コントロールできるとは、体重、体形、体調、美容が仮に多少崩れたとしてもその原因を自分で理解し、すぐに無理なく戻すことができるということです。

具体的には**体重が2、3キロ増えても1週間もあれば簡単に戻せる、風邪っぽいと感じてもこじらせずに治せる**、ということです。

この生活を始めてしばらくすると、太っている人は自然に痩せ、ピタッとある一定の体重に落ち着きます。それはその人がもっとも能力を発揮できるベスト体重で、免疫力が高まり、病気になりにくく、治りやすい健康体。代謝もよくなるので、太りにくく、冷えや便秘からも解放されます。また、肌つやもよくなり、若々しくもなるでしょう。さらには、頭痛、不眠、寝起きが悪い、肩こり、口臭・体臭、疲れやすいなどの悩みが、嘘のように改善されていきます。

これは奇跡のような出来事ですが、あなたが持っている本来の力を発揮しやすい状態になっただけで、これが健康ということなのです。

「ハレとケ玄米生活」とは、**ダイエット、美容、不調改善など、すべてに通ずる〝健康の根っこ〟をつくる方法**です。だいたいの悩みはこれで解決されます。現代はこの〝根っこ〟があまりに崩れているのに、細かい〝枝葉〟を気にし過ぎなのです。根っこが腐っていては花は咲きません。

では早速始めましょう！

極意一

食事をハレ（快楽食）とケ（基本食）に分け、メリハリをつける

●心と体のバランスをとる先人のテクニック〝ハレとケ〟

日本人は伝統的に**〝ハレとケ〟**という生活のバランスをとるテクニックを持っていました。

ハレとは「晴れ」、ケとは「褻」と書きますが、**ハレ（晴れ）は冠婚葬祭や年中行事などの特別な日（ハレの日）で、ケ（褻）はそれ以外の普通の日常的な生活を指します。**

「ハレの日」は特別な日であり、普段そんなに口にすることのできない肉や酒、そのほか豪華な料理が並び、着るものや化粧まで特別でした。今でも「晴れ着」「晴れ舞台」という言葉は使いますね。

一方「ケの日」は、朝起きて、作業着を着て仕事をし、ご飯と味噌汁、ちょっとのおかずと漬け物程度の食事をして寝る、というほとんど毎日同じ生活を繰り返していました。

さすがに「ケの日」ばかりだと、気分も滅入って日常生活を営むためのエネ

ルギーも枯れてしまいます（ここから「ケガレ*」という言葉が生まれたとする民俗学者もいます）。そこで定期的に飲めや歌えやの宴を行ない、「ハレの日」を通じて気晴らしをし、疲れた心と体を回復させていたのです。この「ハレの日」があるからこそ日常の仕事を頑張れたのです。

　そして、この「ハレとケ生活」が結果として、**質素な食生活で健康を保ち、たまの呑み食いでストレスも溜まらない**という、絶妙な生活のバランスだったのです。

　加えて、人間の営みである農業や自然環境にも負荷を与えない、極めて合理的で持続可能なライフスタイルだったのです。

*褻枯れ＝穢れ。汚れ、不浄のこと。ケばかりだと心が枯れてしまうことから、この意になったという説がある。

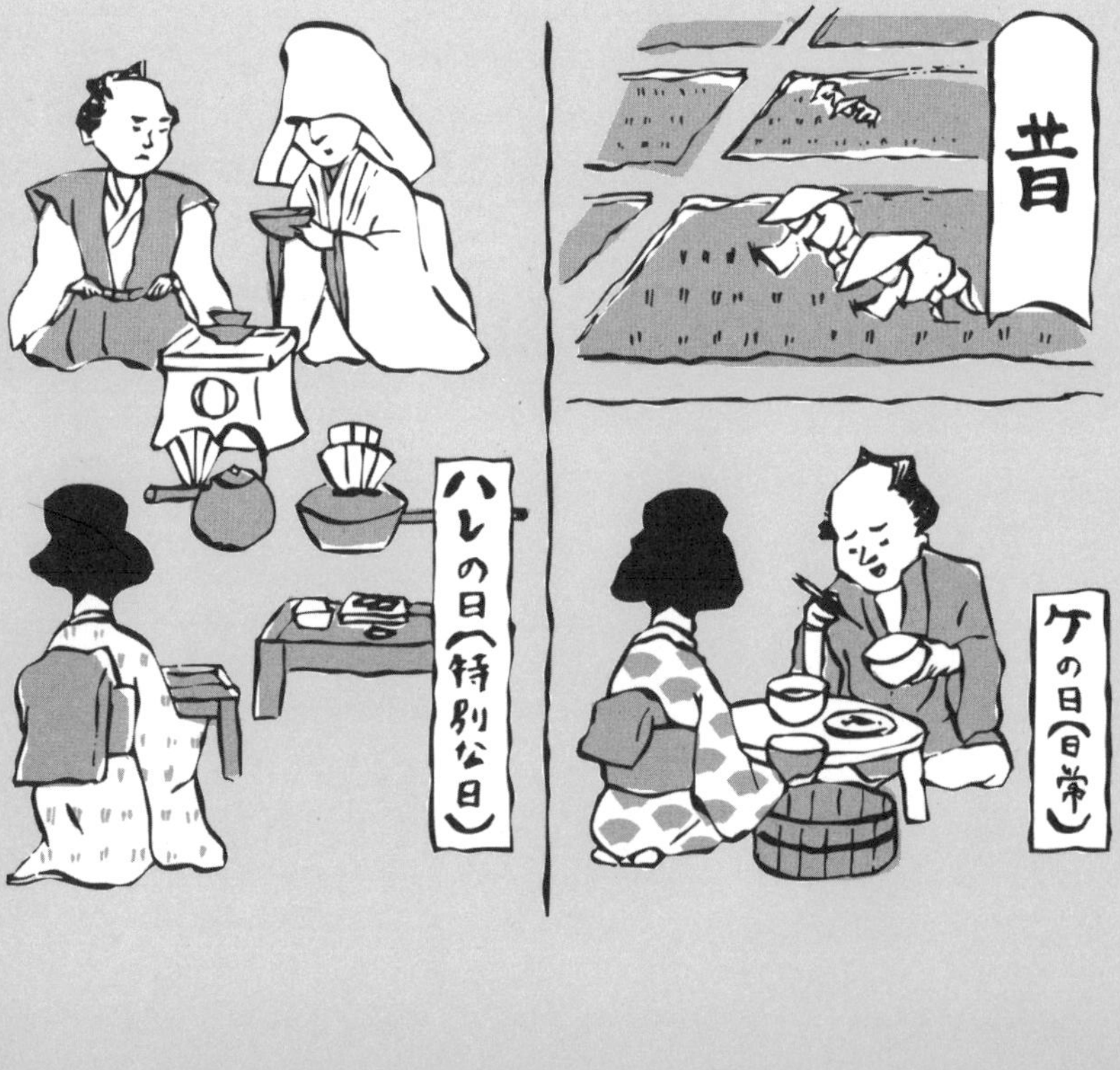

●現代は毎日がハレの日

ちょっと昔であれば、「今夜はご馳走よ！」という感じで、家族揃ってすき焼きや焼き肉、お寿司を食べた記憶があると思いますが、現代はそれすらなくなってしまい、高級な食事が格安で毎日のように食べられるようになりました。

現代は、食べ物も着るものもハレとケの区別がなくなってしまい、両方が中途半端になってしまっています。

本来、貴重で高級であるべきものを毎日安く食べたいという人間の欲望が大量生産技術を進化させたわけですが、その結果、さまざまなところに矛盾や歪みが生まれ、それが肥満や不健康、ＢＳＥや鳥インフルエンザなどの蔓延につながり、農業や伝統産業の衰退にも影響が及んでいます。

つまりは、**毎日が「ハレの日」では人間も環境も持たない**、ということ。これがやっと分かってきたのが現代なのです。「おいしいかおいしくないか、食べたいか食べたくないか」この基準だけで自分の食べるものを判断していては未来はないということです。ペットに好きなものを好きなだけ食べさせたら太って病気になって死んでしまうのは小学生でも分かるはずです。

もちろん、昔の人が自分たちの健康や農業、環境のことを考えて「ハレとケ」のライフスタイルを送っていたわけではありません。肉も酒も砂糖もとても貴重で年に数回しか食べられなかった（買えなかった）のです。そりゃー食べられるものなら毎日でも食べたかったでしょう！

ではこれからどうするか？　昔のように毎日質素に過ごすのではつまらない。先人たちが培った「ハレとケ」をヒントに、テクニックとしてとり入れるのです。「ハレ」の食事が体に悪いからダメ、ではなく「ハレとケ」のメリハリがないから体に悪い、のです。

つまり、**ハレの日を楽しむため（好きなものを呑み食いするため）にケの日（普段）は玄米中心のライフスタイルにする**、これが現代版「ハレとケ玄米生活」であり、**我慢がなくて誰でも続けられる最先端の食事術**なのです。

余談ですが、服装に関しても同様に「ハレとケ」をとり戻すべきでしょう。夏のスーツほど滑稽なものはないですし、健康を差し置いてまで毎日パーティーのように着飾っている女性も美しいとは言えないでしょう。男女ともたまにいつもと違った晴れやかな格好をするからこそ新鮮に感じるのです。

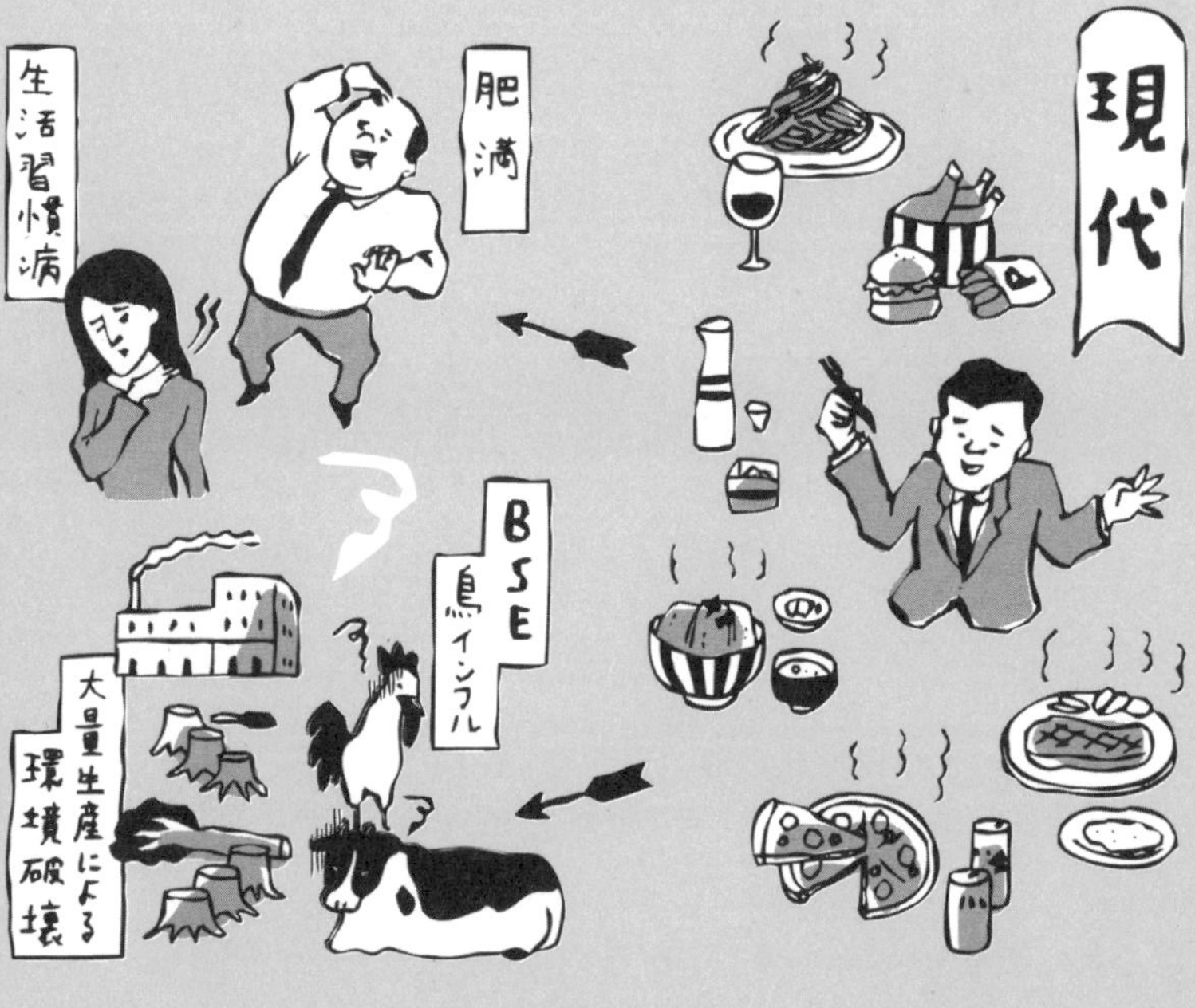

極意二

玄米をケの食（基本食）の主役にする

●ケの食事（基本食）で〝健康の根っこ〟をつくる

「ハレとケ玄米生活」をする上で、土台となるケの食事は非常に重要であり、ダイエット、健康、美容、すべてに通ずる**〝健康の根っこ〟**をつくるので**「基本食」**と呼ぶことにします。

とにかく、現代の食・健康・美容などの悩みの多くは、この「基本食」が崩れてしまったことに根本的原因があります。戦後、我々日本人の食生活やライフスタイル、価値観までもが欧米化したことにより、昔から脈脈と受け継がれてきた日本人の食習慣が完全に忘れ去られてしまった結果です。

野生の動物を見てみてください。健康に気をつかったり、ダイエットをしたり、そもそも肥満の動物はいないでしょう。**我々ヒトという動物も、〝普通に正しい食事〟をしていれば太るはずも、健康に悩むはずもないのです。**たかだか健康でいるために努力や時間やお金なんて必要ないのです。

まずはこの〝普通に正しい食事〟をちゃんとすべきなのに無農薬や無添加、オーガニックにこだわったり、サプリに頼ったり、新しい健康情報に飛びついたり、とにかく「枝葉」ばかりを気にして、優先順位を間違えているのです。

まずは我々が食べるべき「基本食」とは何なのか、それがなぜ健康の本質をつくる食事といえるのか、しっかり理解していただきたいと思います。

● 注目すべきはカロリーよりも「割合と質」！

まずは**〝なぜ太るのか〟**のメカニズムを理解することが大事です。

みなさんは太らないために何を気にしているでしょうか？

食事のカロリー、量、糖質でしょうか？　肉や揚げ物を控える、野菜をたくさん食べる、といったことでしょうか？　正解も一部ありますが、視点を少し変える必要があります。

太るか太らないかはカロリーや量ではなく、〝代謝できるかどうか〟で決まります。

食べること＝太る、痩せる＝食べないことではないのです。

「代謝」とは簡単に言うと、**「食べたものを消化・分解して必要な栄養素を体内にとり入れ、活動するエネルギーにする。不要なものを体外に排泄する」**という一連の生命活動のことです。

代謝できればカロリーが高くても、量を食べても太らないのです。

代謝とは？

食べ物を生きるための栄養として使い、不要なものを排泄する一連の作業。

これが滞りなく行なわれれば健康でいられる

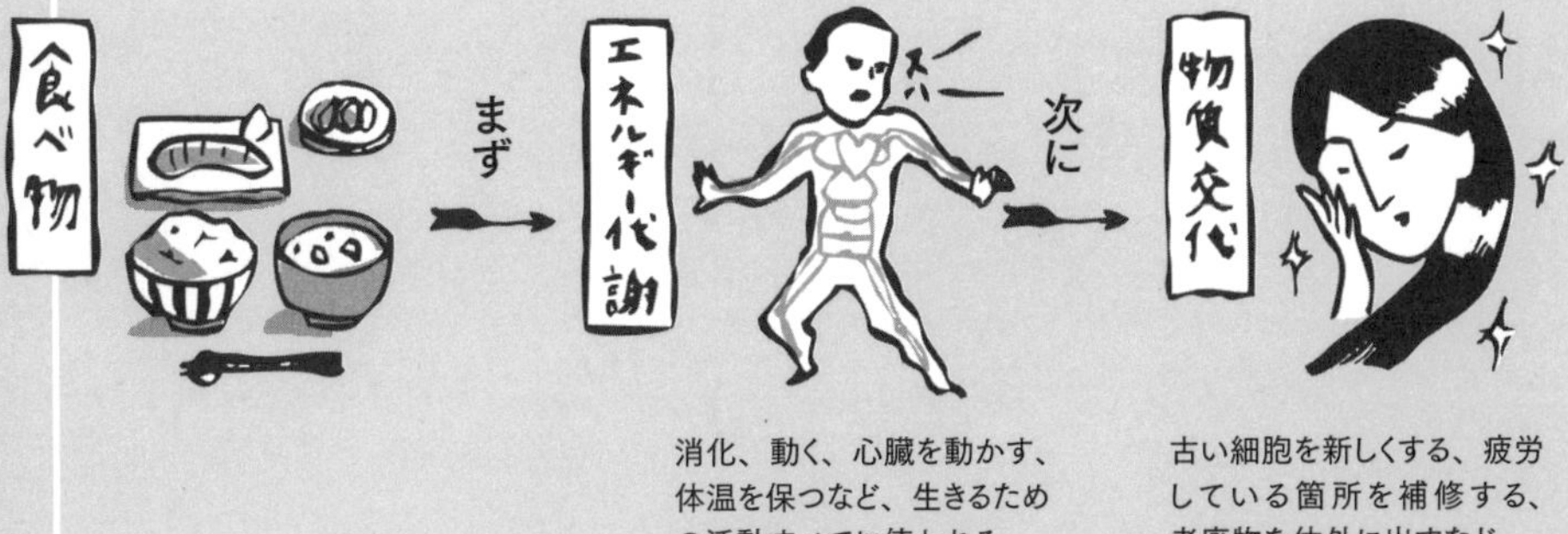

消化、動く、心臓を動かす、体温を保つなど、生きるための活動すべてに使われる

古い細胞を新しくする、疲労している箇所を補修する、老廃物を体外に出すなど

そして、これは単に太る痩せるだけの話ではありません。しっかりと代謝ができるということは、脂肪はもちろん、老廃物も溜まらないということ。きれいでサラサラな血液が体中を巡り、新陳代謝もよく免疫力も高く、風邪や病気に強い健康状態で、素肌美人でもあるということです。

ダイエットするにも健康や美容のためにもこの状態が大前提。代謝や血行をよくすることにつながらない理論や方法は、一時的に不健康に痩せてすぐリバウンドする類のものでしょう。

食事のカロリーを気にする人は多くいますが、カロリーは、戦後すぐの物不足の時代から経済発展と同時に増えていきましたが、80年代に入ると逆に肥満が問題になって減少していき、現代はなんと戦後すぐとほぼ一緒(下図参照)。ところが、肥満は増えているのです。

この事実からも、**カロリーだけを気にすることがいかに無意味**か分かると思います。もうカロリーなんて判断基準は捨ててください。大事なのは代謝できるかどうかです。

そしてこの**〝代謝できるかどうか〟**のポイントは、食べ物の**「割合と質」**です。この2軸が満たされてはじめてきれいに代謝が行なわれます。

これからは「割合と質」で食べ物を見るようにしましょう。

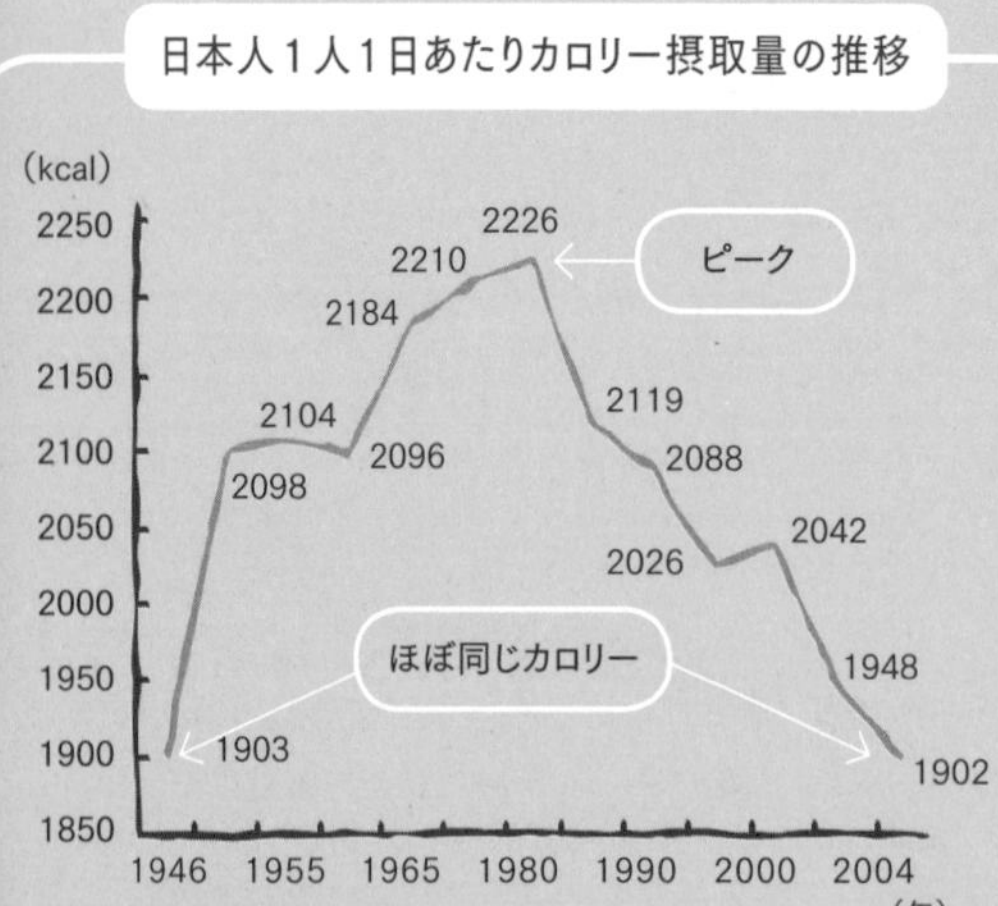

厚生労働省「国民栄養調査」より

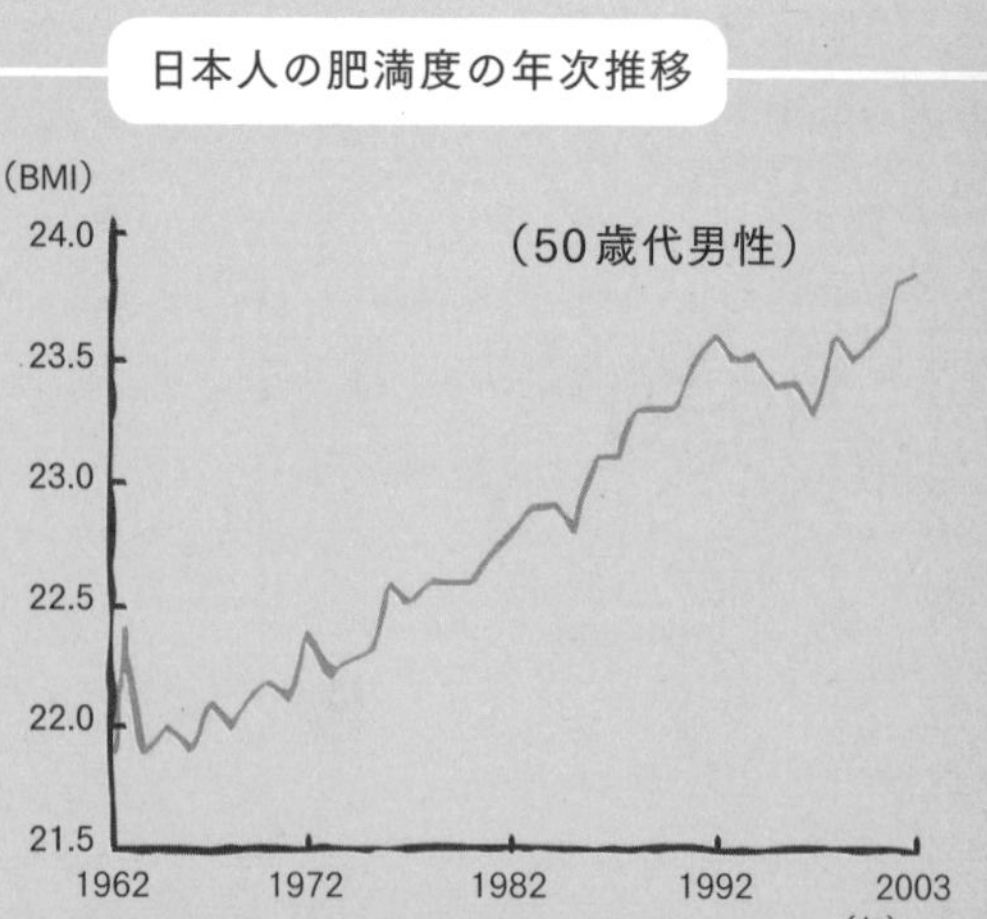

厚生労働省「国民栄養調査」より

●食べる「割合」の黄金比

まず「割合」ですが、よく「なんでもバランスよく食べましょう」などと言われますが、実際はよく分かりませんね。ひと昔前までは「一日30品目」という指標がありましたが、それを守ろうとしたらおかずだらけになりますし、作物が少ない冬はさらに難しいということで、消えていきました。では、本当の意味のよいバランスとはなんでしょう?

きれいに代謝される黄金比はずばり、米6：野菜3：肉(魚・卵)1。

栄養素で言うと、炭水化物65：脂質20：たんぱく質15ですが、具体的な食材の方が分かりやすいと思いますので、米6：野菜3：肉1で覚えてください。

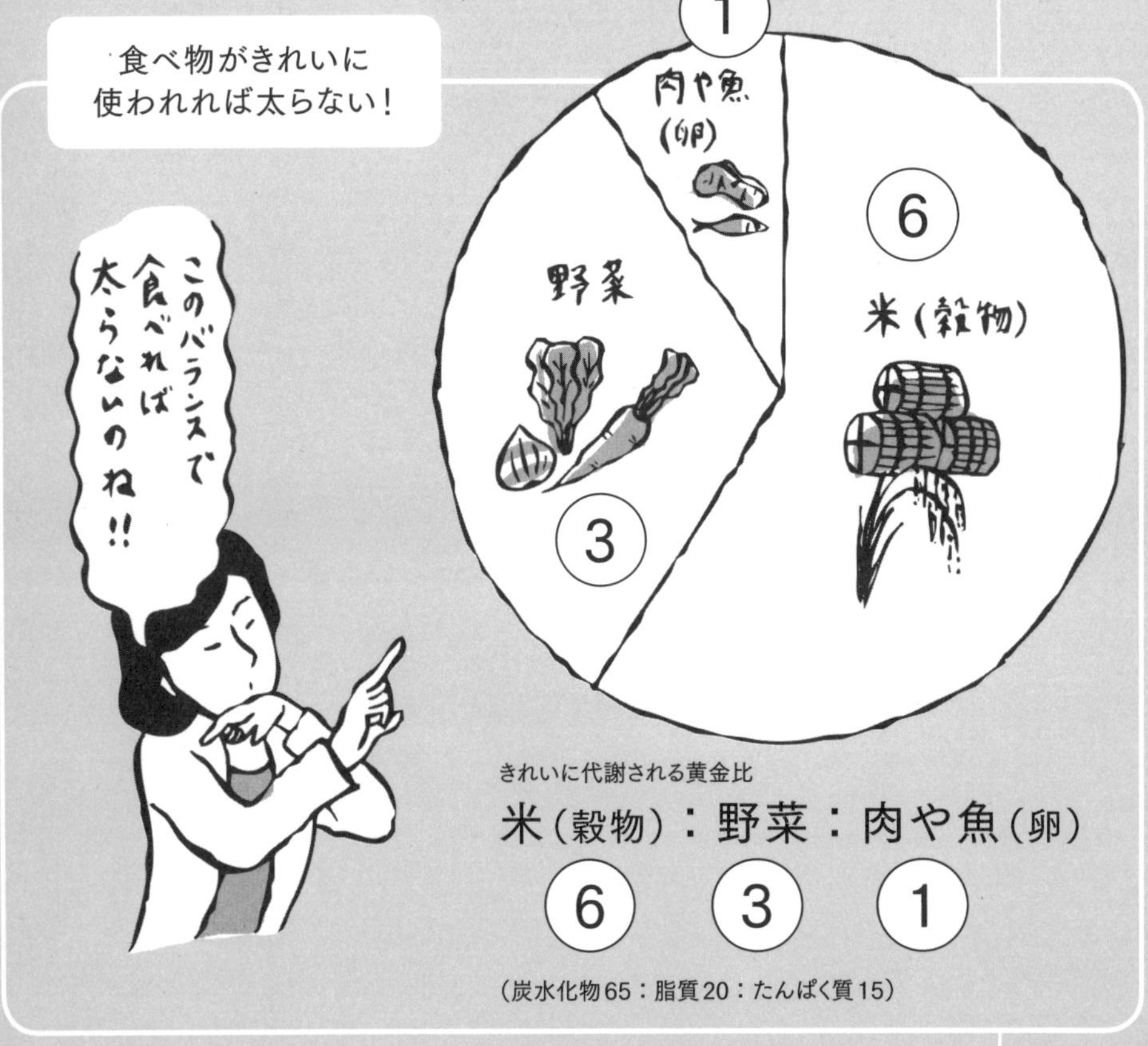

●食べるバランスは歯の構造と消化酵素から明白

なぜ米6：野菜3：肉（魚・卵）1が「きれいに代謝される」黄金比かというと、それは私たちの体が教えてくれます。

まず歯の構造に注目してみましょう。みなさんは自分の歯が何本で、何種類あって、それぞれどんな働きを持つか分かりますか？

歯はその動物が食べるべきものを食べやすい構造に設計されています。

肉食動物は獲物を殺し、肉を引きちぎるために犬歯という尖った歯を持ち、草食動物は草や穀物を噛み切るために前歯の門歯があり、すりつぶすためにほとんどが臼歯を持ちます。

では人間はどうでしょうか？

人間は肉も草も穀物も食べる雑食ですが、その割合は**穀物をすりつぶす臼歯が62・5％、植物を噛み切る門歯が25％、肉を噛みちぎる犬歯が12・5％。**

つまり、このバランスで食べるべきだというのが、長い歴史の中ででき上がった自然界のルールなのです。

また、食べ物を消化する「消化酵素」にも同様のことが言えます。

肉食動物は大きな生肉を消化できるだけの強力な消化液が体内から出ますし、草食動物も草や穀物に合った消化酵素になっています。

雑食の人間は複数の種類の消化酵素を出しますが、中でも**米をはじめとする穀物**

やいも類などの炭水化物を消化するための酵素「アミラーゼ」の活性がもっとも高いのです。

このように、厳しい自然界で子孫を残し続けるには、どの動物も何千年もかけて食べるものが決まり、それに合った体のしくみになっているのです。**体のしくみに合わせて食べれば、当然、きれいに代謝できる**ということです。ペットショップでウサギのエサ、亀のエサ、金魚のエサなど、その動物専用のエサが売っているように、ヒトにも食べるべき物があるのです。

もうひとつ加えるなら、人間が地球上でここまで繁栄できたのは、穀物を主食にしてきたからにほかなりません。アジアは米、欧米は麦やとうもろこし、南米ではいも、そのほか豆の地域もあり、地球上のほとんどの地域・民族で、種類は違えど、その土地で穫れる穀物を主食にしてきました。

このことからも、人間の主食は穀物しかなり得ないということが分かるでしょう。

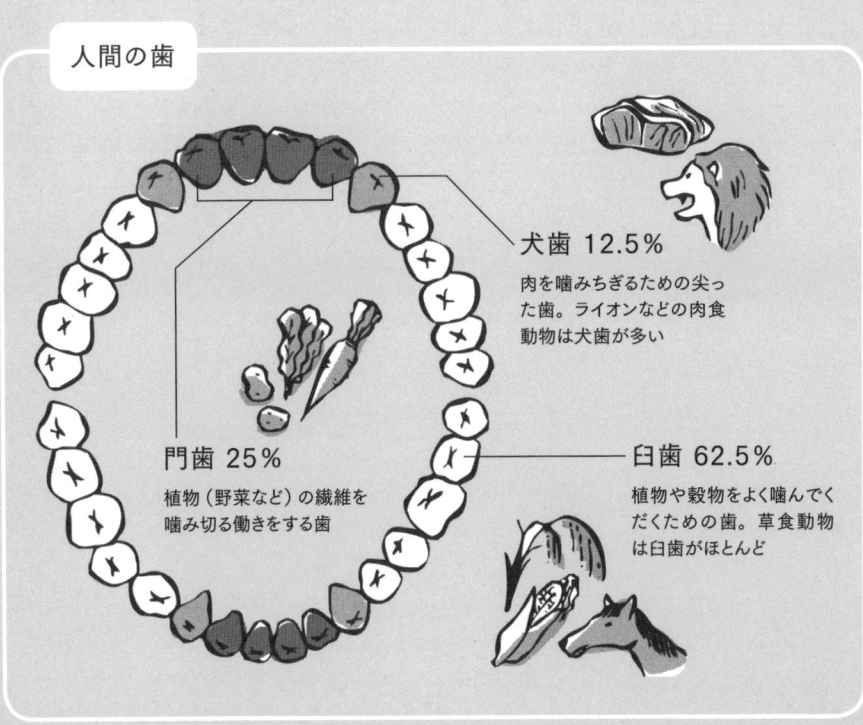

●カロリーとは無関係の栄養素が〝代謝〟を左右する！

次に「割合と質」の**「質」**についてです。

「質をよくする」というのは、「高級にする」という意味ではありません。

食事の質は**「ビタミン、ミネラル、食物繊維、酵素がその食事にどれだけ含まれているか」**で決まってきます。

質の良し悪しが、〝代謝できるかどうか〟を左右するのです。

そして、なんとこの「ビタミン、ミネラル、食物繊維、酵素」は、カロリーとは無関係なのです。

左図にご注目ください。この食事、カロリーは一緒です。

違うのは、食べ物の「割合」（米：野菜：肉の比率）と「質」、つまりビタミン、ミネラル、食物繊維、酵素の含有量。**同じカロリーでも、代謝できるかどうか（＝脂肪や老廃物が溜まらないか）は雲泥の差です。**

このことからも、食べ物の良し悪しの指標がカロリーという世の常が、いかにおかしなことかがお分かりいただけるでしょう。

食事を選んだり作ったりするときは、割合とあわせて質、つまり「ビタミン、ミネラル、食物繊維、酵素」がちゃんと入っているかどうかをチェックすることが重要なのです。

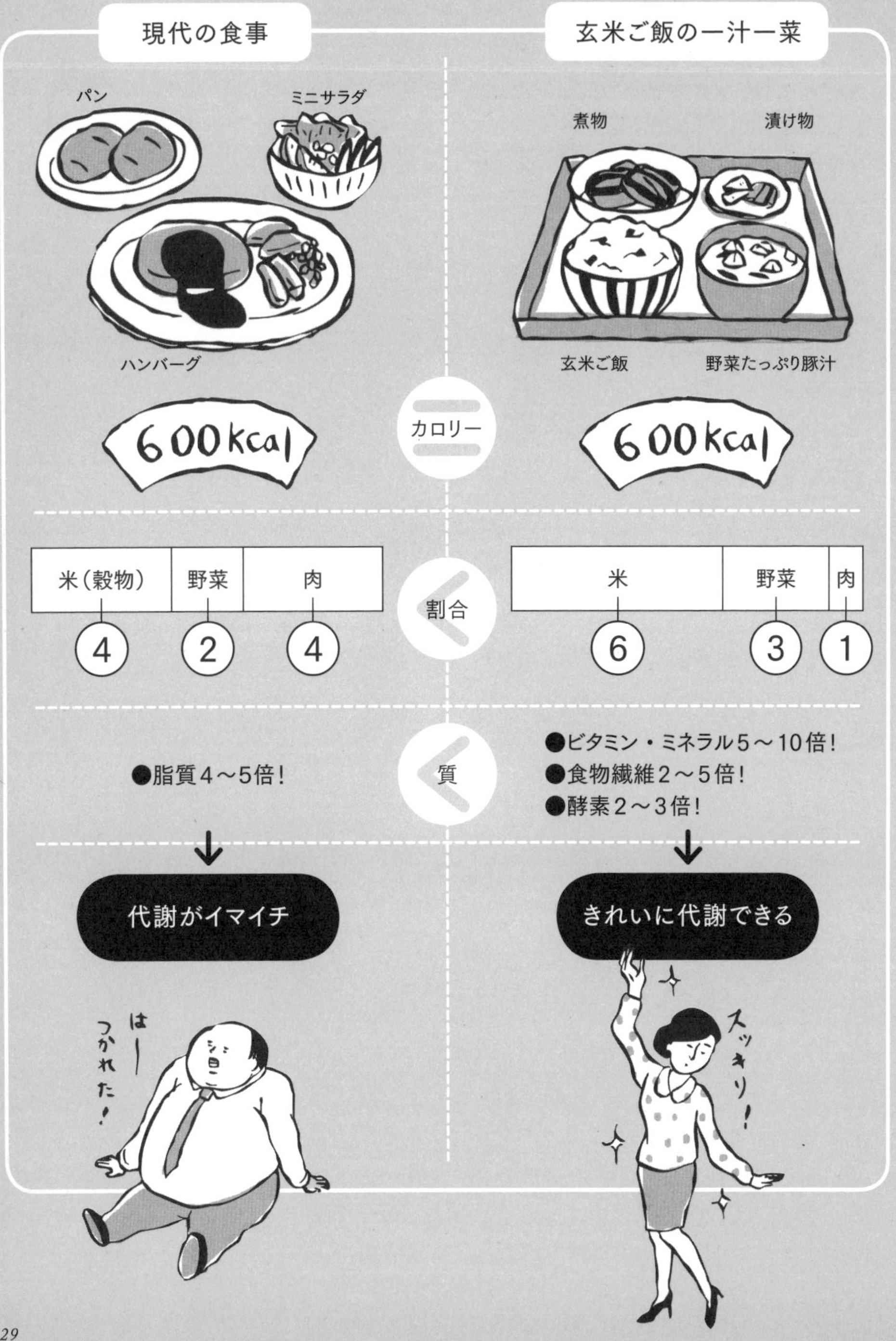
現代の食事
玄米ご飯の一汁一菜
パン
ミニサラダ
ハンバーグ
煮物
漬け物
玄米ご飯
野菜たっぷり豚汁
600kcal
カロリー
600kcal
米（穀物）
野菜
肉
4
2
4
割合
米
野菜
肉
6
3
1
●脂質4～5倍！
質
●ビタミン・ミネラル5～10倍！
●食物繊維2～5倍！
●酵素2～3倍！
代謝がイマイチ
きれいに代謝できる
はーつかれた！
スッキリ！

さて、食事の質を左右する「ビタミン、ミネラル、食物繊維、酵素」は副栄養素と言われますが、それぞれの働きを細かく覚える必要はありません。「ビタミン○が○○に効く！」「○○には鉄分が○倍含まれる！」といった情報が蔓延していますので、どうしても気になりますが、それも健康の枝葉の話。全体が見えなくなってしまうので覚えようとしなくていいのです。

ざっくりと、**「ビタミン、ミネラル、食物繊維、酵素が足りないと脂肪や老廃物を蓄積しやすく、内臓にも負担をかけてしまう」**と理解しておきましょう。あとは、〝肉脂、砂糖、アルコール〟を分解・消化・代謝するのにこれらが多く消費されてしまうということ。また、これらをたくさん摂って無駄遣いしない食生活にすると、体は新陳代謝・修復作用に力を注げて、若々しくいられる、ということを頭に入れておきましょう。

ビタミン、ミネラル、食物繊維、酵素がどんな食材に入っているかも、ここで一緒に覚えてしまいましょう。

野菜、いも、海藻、きのこ、発酵食品（味噌、納豆、漬け物など）、玄米です。色鮮やかな野菜にはビタミンが多いですし、海っぽいものにはミネラルが、筋っぽいものには食物繊維が、発酵食品は酵素や乳酸菌が多い、くらいの知識で十分なのです。

食べる量全体の半分近くがこれらの食品だったら〝質〟が高い食事と言えるでしょう。

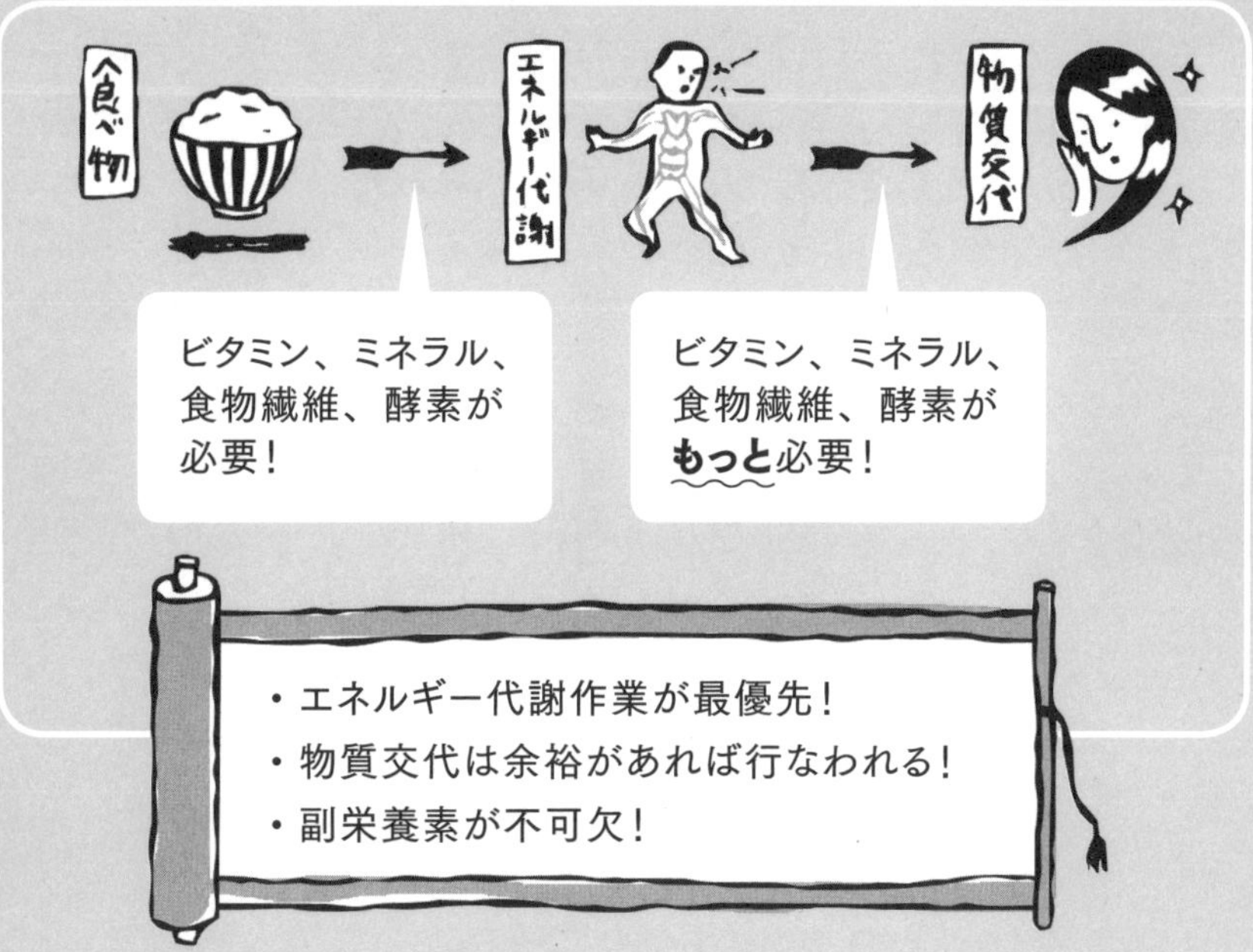
食べ物
エネルギー代謝
物質交代
ビタミン、ミネラル、
食物繊維、酵素が
必要！
ビタミン、ミネラル、
食物繊維、酵素が
もっと必要！
・エネルギー代謝作業が最優先！
・物質交代は余裕があれば行なわれる！
・副栄養素が不可欠！

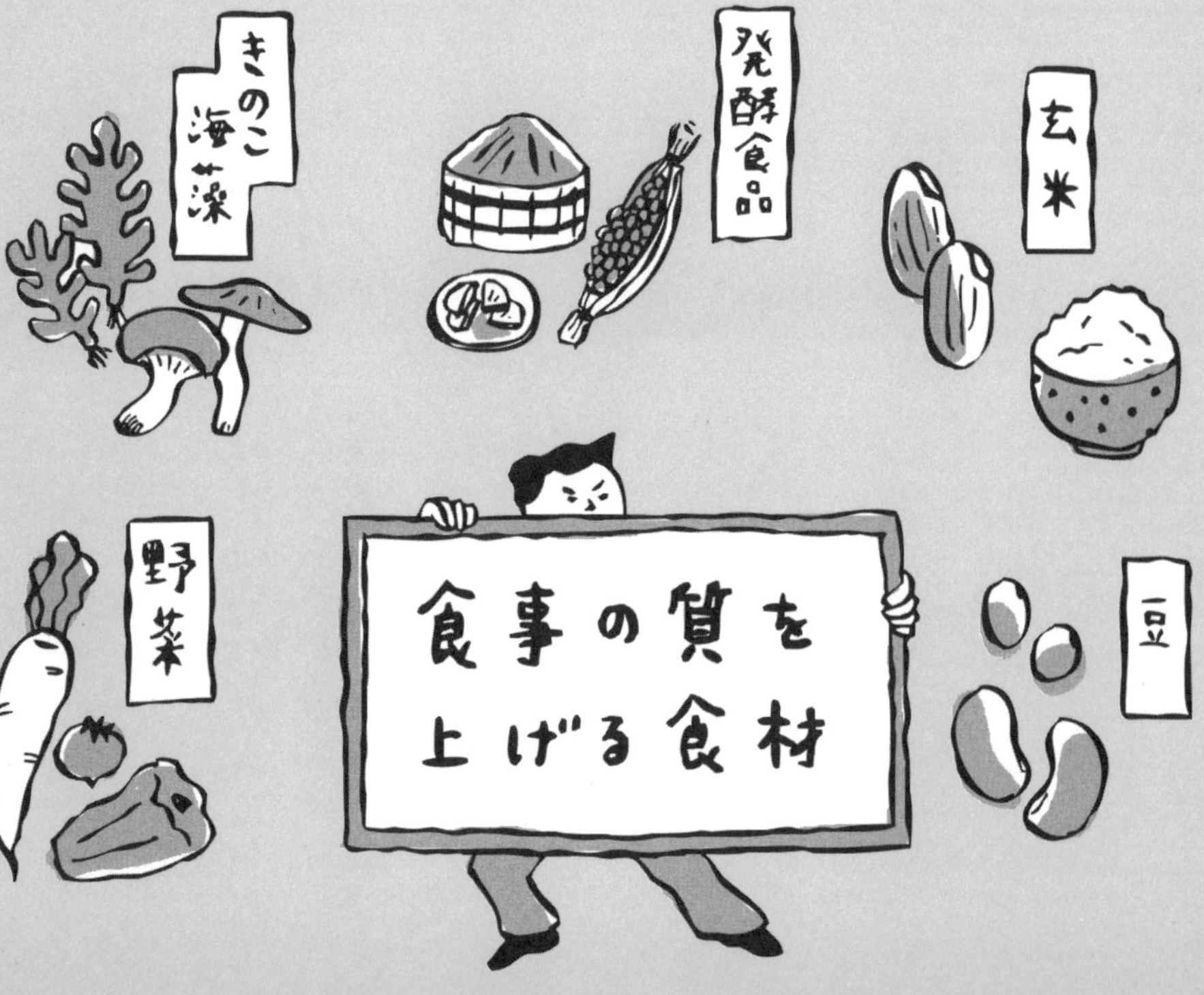
きのこ
海藻
発酵食品
玄米
野菜
食事の質を
上げる食材
豆

よく燃えるマッチ棒を作りましょう

「割合と質」の話をもう少しイメージしやすいように、我々の食べている食事をマッチ棒だと仮定してみましょう。

「割合」は米6：野菜3：肉や魚1という燃えやすい木の棒。これが燃料になります。そして**「質」(ビタミン、ミネラル、食物繊維、酵素)はてっぺんの着火剤**の部分と考えます。

「割合と質」の両方が満たされた食事だと、マッチ棒がしっかりと完全燃焼して、脂肪も老廃物も溜まらず、体温も高くて免疫力も代謝力も高く、極めて健康体で過ごせます。

ところが、どちらかが不十分だと、不完全燃焼を起こします。6：3：1の「割合」がよくないと木は燃えにくいですし、「質」が足りないと火力に勢いがなくなるというわけです。代謝がうまくいかないと、当然太りやすくなり、口臭や体臭が強くなったり、肌荒れの原因になったりもします。

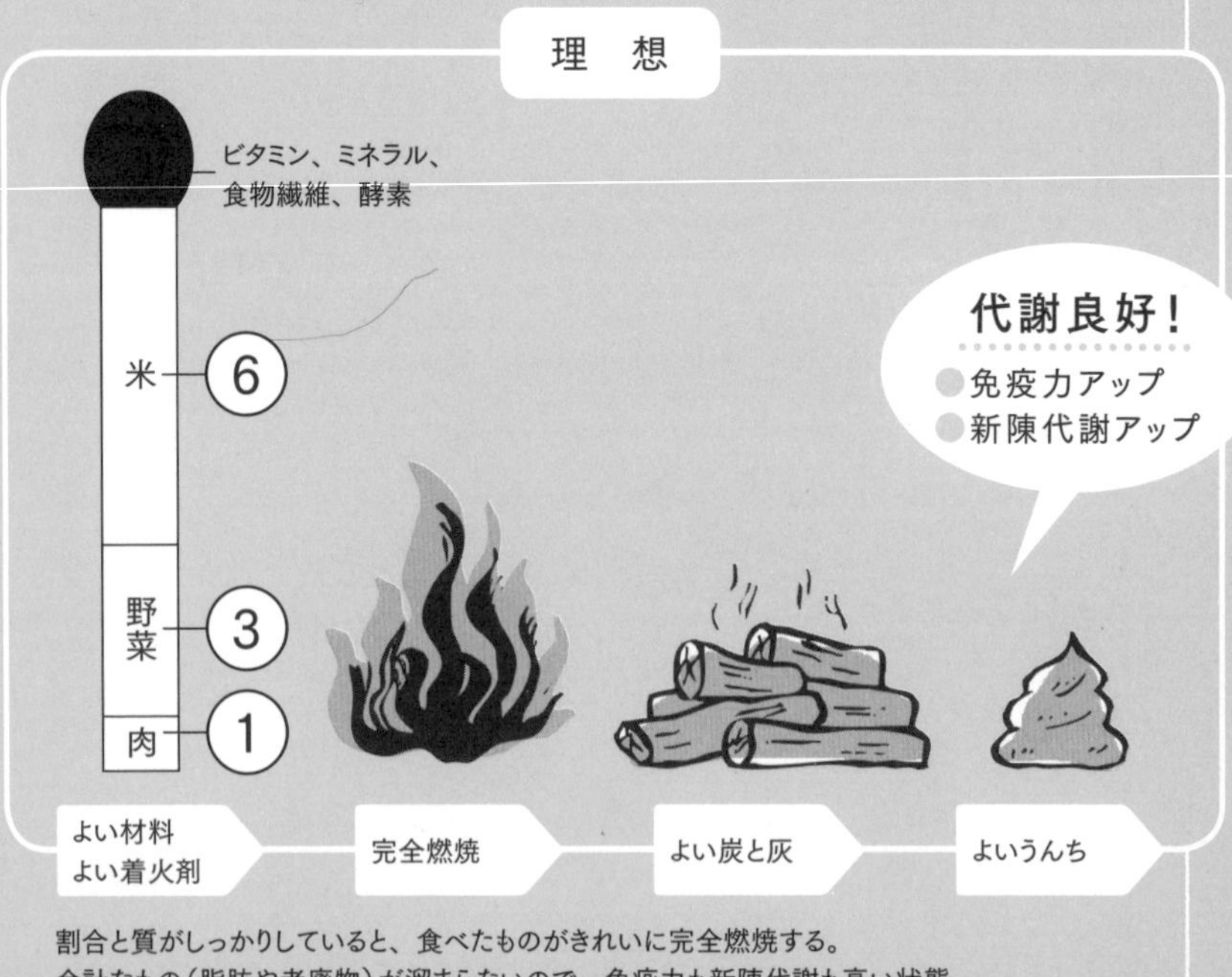
理想
ビタミン、ミネラル、
食物繊維、酵素
米
6
野菜
3
肉
1
代謝良好！
免疫力アップ
新陳代謝アップ
よい材料
よい着火剤
完全燃焼
よい炭と灰
よいうんち

割合と質がしっかりしていると、食べたものがきれいに完全燃焼する。
余計なもの（脂肪や老廃物）が溜まらないので、免疫力も新陳代謝も高い状態。

男性に多いパターン

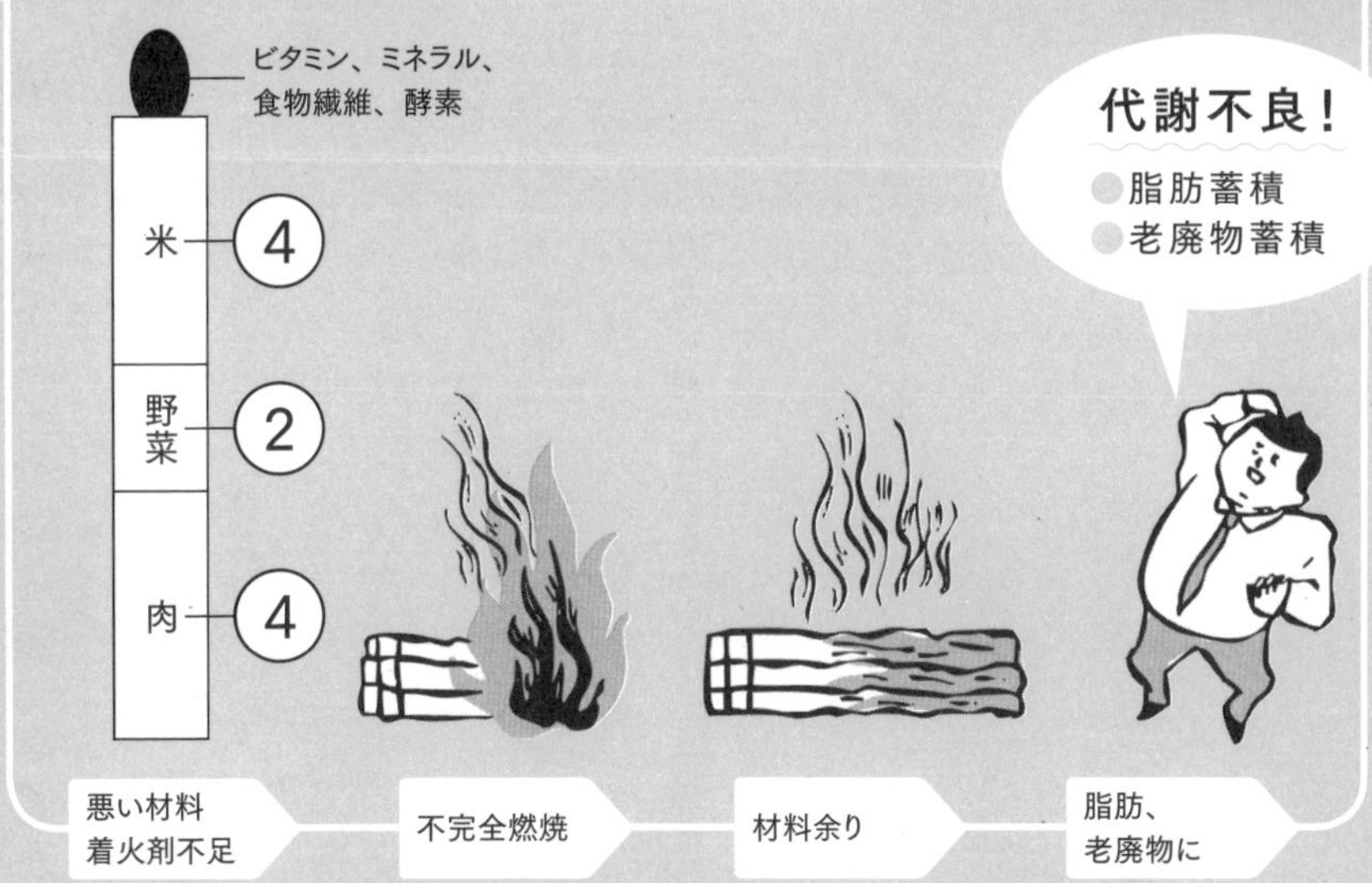

一般的な現代食、とくに男性に多いパターン。野菜が少ないので着火剤が不足し、燃料はあるものの不完全燃焼を起こす。脂肪と老廃物が蓄積して、メタボ一直線。

痩せたい女性のパターン

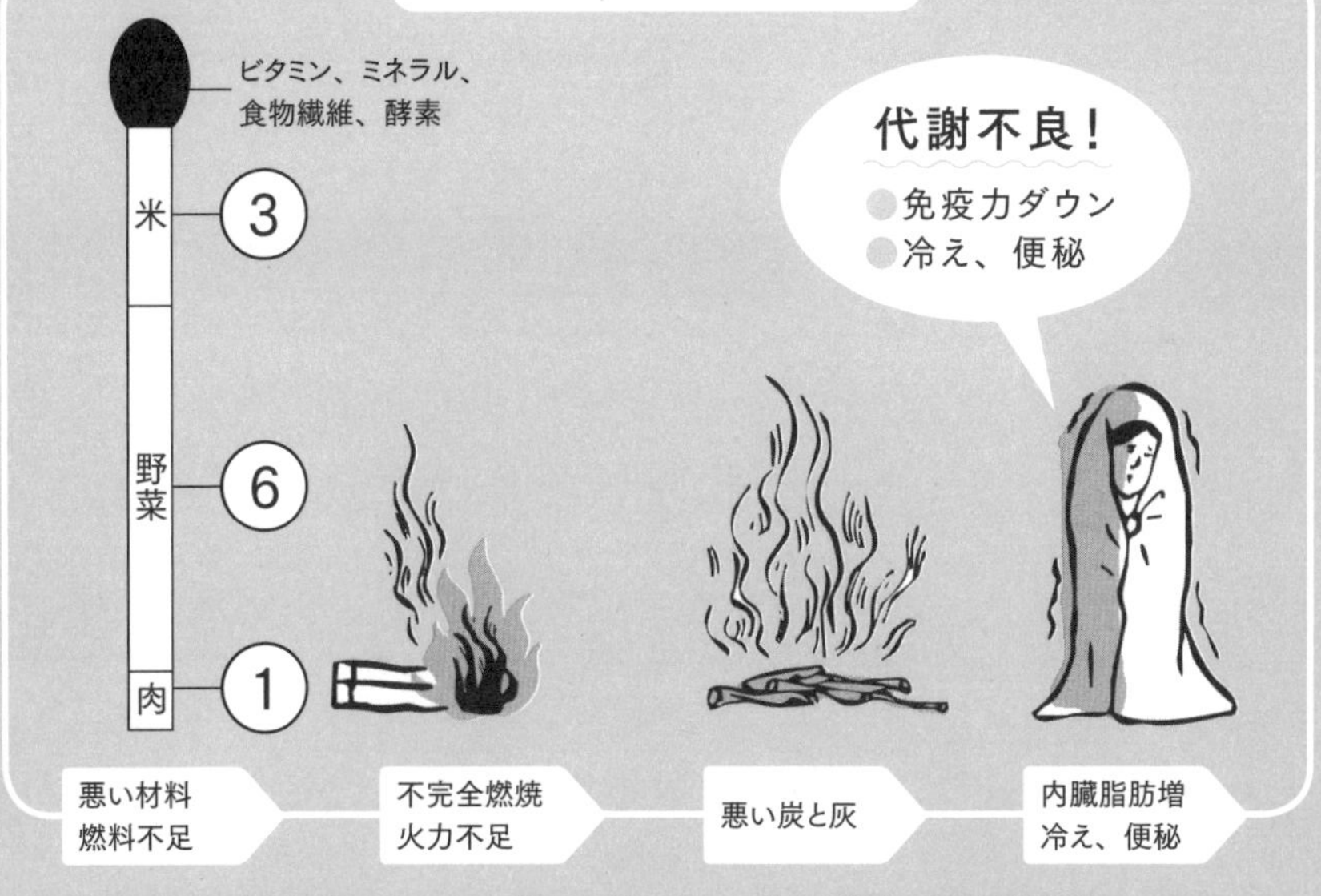

ダイエット中の女性に多いパターン。質は悪くないものの割合が悪く、食事量が少ないために代謝不良に。痩せていても常に冷えていて免疫力も低く、疲れやすく便秘しがち。

●「玄米」は「割合と質」を兼ね備えたパーフェクトフード！

ここまでの話で、正しい食事のポイントが分かってきたと思います。

これからは、食事を選ぶとき、作るときにはまず、割合がちゃんと米6：野菜3：肉（魚・卵）1になっているかを見てください。

そして次にその質はどうかをチェックします。「ビタミン、ミネラル、食物繊維、酵素」が入っているかどうか。この2軸で食べ物を考えるのです。

この両方が満たされてはじめて、きれいに消化・吸収・代謝されて健康状態が保てるのです。どちらかではダメ。カロリーや量でもないのです！

では、**割合と質、両方をクリアするのにもっとも効率がよい食べ物**はなんでしょうか？

もうお分かりですね。そう！ **「玄米」**です。

玄米は、ビタミン、ミネラル、食物繊維、酵素が豊富に含まれる大変〝質〟の高い食べ物。**玄米を6割以上食べればそれだけで「割合と質」をクリアしてしまうのです！**

なんとなく体にいいらしいからと玄米を食べている人も多いようですが、玄米は〝健康風〟なんかではなく、健康のために必要な「割合と質」をクリアするのにこれほど合理的な食べ物はないのです。

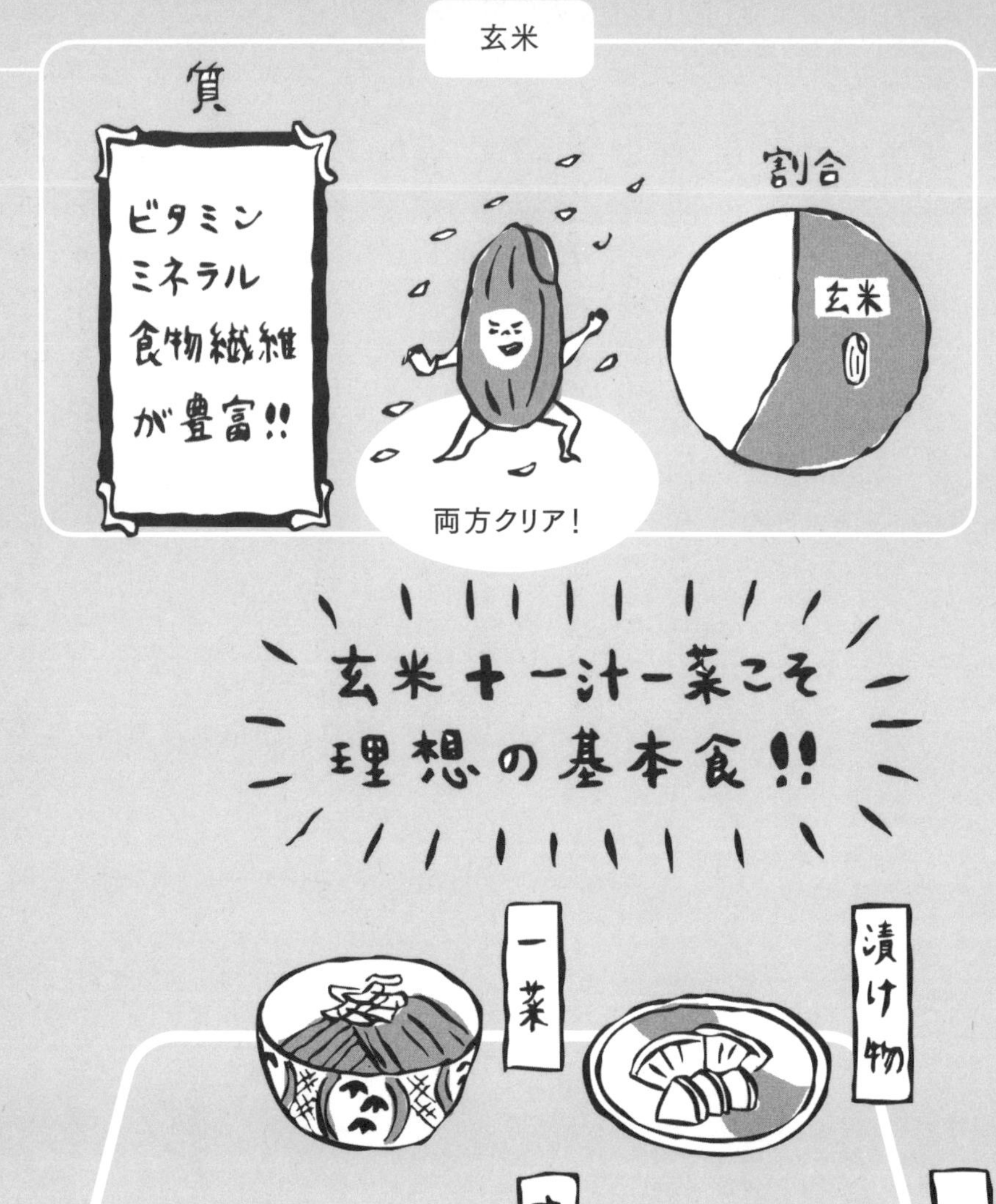
玄米
質
ビタミン
ミネラル
食物繊維
が豊富!!
割合
玄米
両方クリア!
玄米+一汁一菜こそ
理想の基本食!!
一菜
漬け物
玄米
一汁
6割なので
山盛り一杯

玄米を6割食べればシンプルな一汁一菜の食事でも「割合」と「質」を満たすことができる

●「白米」を食べるより「玄米」の方が合理的！

健康やダイエット、美容のためには「野菜を食べるのがいい」とはよく言われますが、野菜は何のために食べるのでしょうか？

答えは「ビタミン、ミネラル、食物繊維、酵素」を摂るためです。

たとえば、白米を主食にする場合、白米自体にはビタミン、ミネラル、食物繊維、酵素が少ないので、**米6：野菜3：肉（魚・卵）1の6が白米の場合、〝質〟をクリアするためには3割の野菜でしっかり副栄養素を摂る必要があります。**きちんと栄養の入った旬で無農薬の力のある野菜を選ぶ必要が出てくるでしょうし、それなりにお金もかかって、料理も大変でしょう。

一方、玄米は白米と野菜を一緒に食べているようなもの。食事とビタミン、ミネラル、食物繊維のサプリメントを一緒に食べているようなものな

玄米と白米の栄養比較

白米を100としたときの玄米の栄養量（参考・五訂食品分析表）

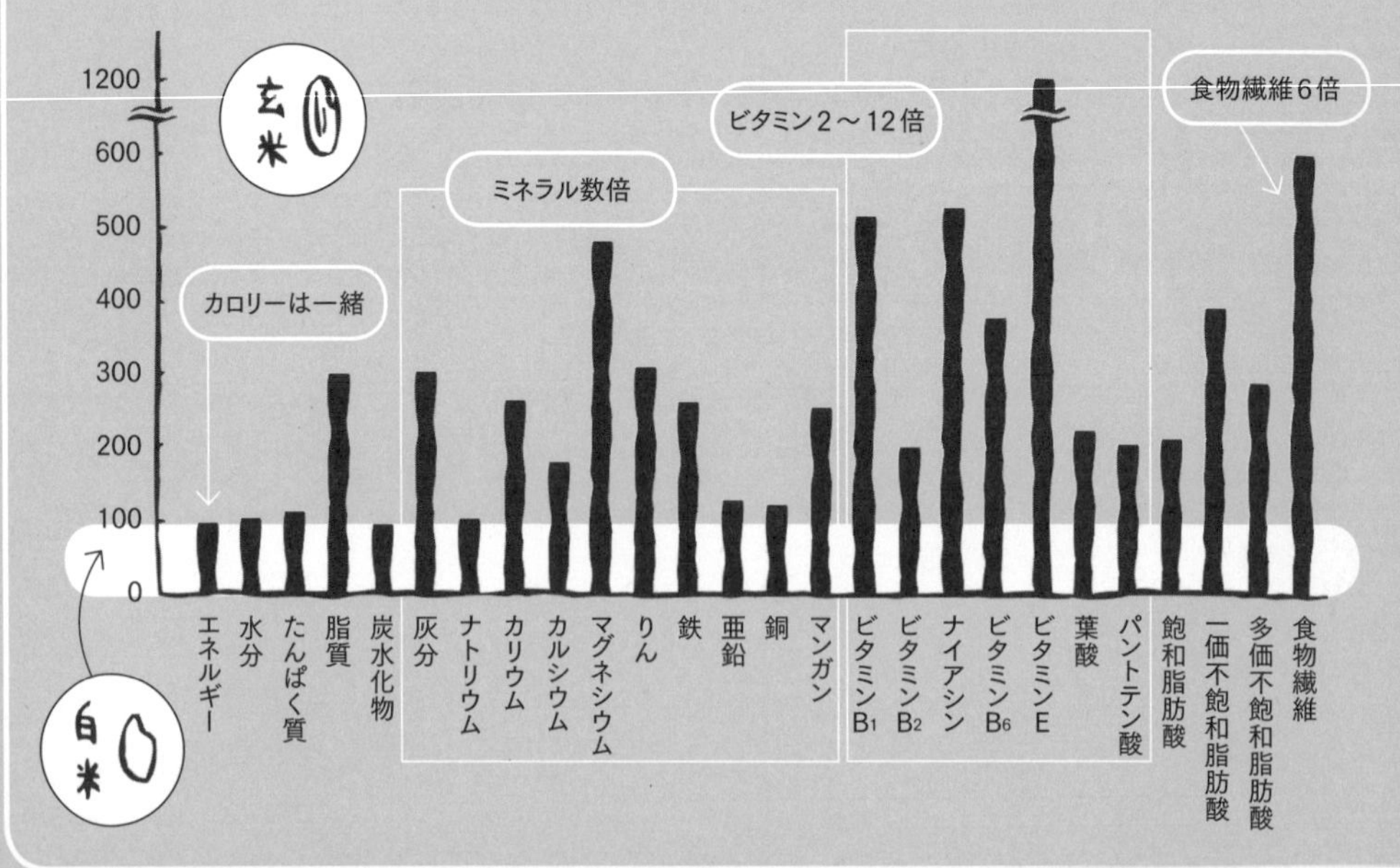

のです。つまり、**玄米さえ6割食べていれば、あとのおかずはそんなに気をつかう必要はなく、ある程度好きなものを食べても大丈夫**なのです。極端な話をすれば、「玄米と唐揚げ」と「白米＋サラダ＋肉」だったら、前者の方がいい食事と言えます。

このように、玄米は非常に効率のいい食べ物なのです。

もちろん白米でも、よい野菜でおかずを作れば同じ「割合と質」にできます。これを毎日ちゃんとできるならば、玄米を食べなくてもいいのです。

ただ、仮に呑み食い大好きな私が、主食を白米にして体重、健康を保てと言われたら、正直、かなり難しいです。献立には相当気をつかいますし、自炊も大変になるでしょう。というわけで、迷いなく合理的な「玄米」を選びます。

ここで「でも玄米はおいしくないし、炊くのが面倒」と思う人もいるでしょう。でも大丈夫。この**玄米の問題を解決したのが「寝かせ玄米」**です。

これについては後ほど詳しくご説明します。

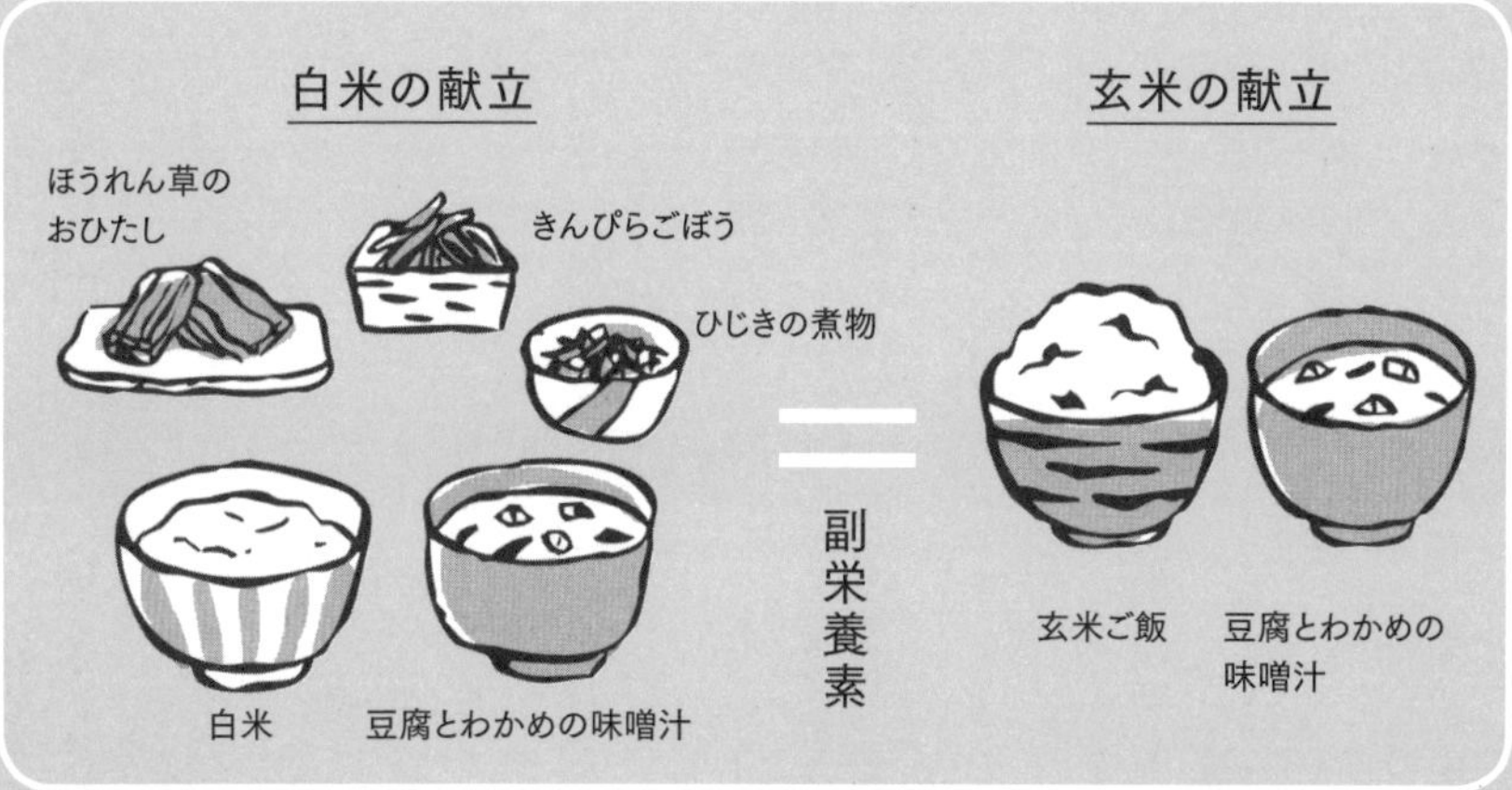

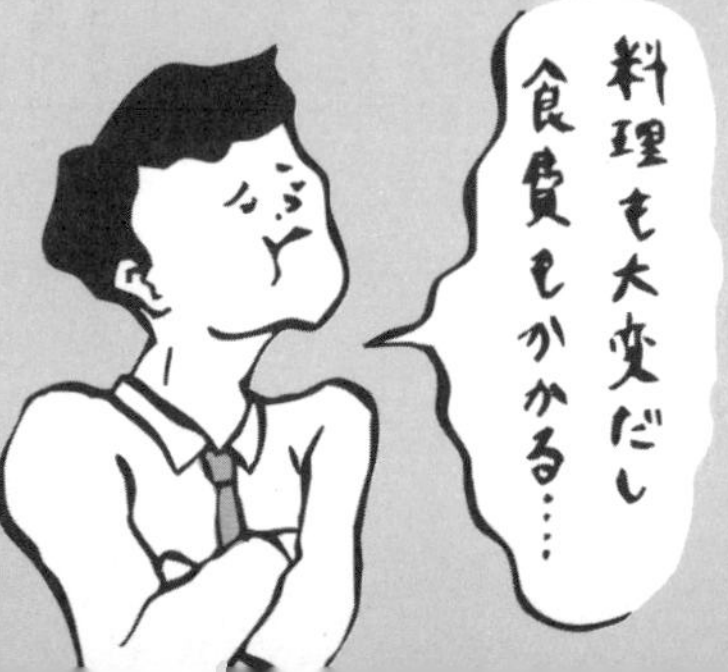

白米食で玄米食と
同じ栄養素を摂るには
おかずがたくさん必要！

極意三

ハレとケのバランスで健康をコントロールする

●ハレの食事（快楽食）は心のごほうび！

健康状態を保つ「基本食」とは、個々の食べ物の良し悪しでもなく、カロリーや量でもなく、本当の意味のバランス「割合と質」が重要だということはお分かりいただけたと思います。

そして、この「基本食」を食事の中心に置くわけですが、それがどんなにおいしくてもやっぱり**毎食「基本食」だと食事の楽しみも薄らぐので、ハレの食事を上手にとり入れて、バランスをとることも大事になってきます。**

つまり、「割合と質」を満たした〝体が喜ぶ食事〟と、おいしくて楽しい〝心が喜ぶ食事〟を上手に組み合わせて健康で豊かな生活を送りましょう！ということです。

ハレの食事は幸福感や高揚感、酩酊感や刺激で、何かしらの「快楽」をもたらしてくれるものなので、**「快楽食」**と呼びます。代表格は、**「肉脂、砂糖、アルコール」**です。

快感ホルモン「エンドルフィン」が出る食事なので、心がハッピーになって免疫力も高まり体の健康にもつながるわけです。

肉や酒やジャンクフード、ぎっとぎとのラーメンやスイーツだって、「体に悪いもの」ではなく、「たまに楽しむ快楽食」という風に考えればいいのです。

そうすれば、罪悪感もなく心から楽しむことができるでしょう。

焼き肉やスイーツの食べ放題に行ったり、朝まで呑んだりしたって、それが〝たまに〟であれば大丈夫。体はきちんと回復してくれます。

むしろ好きなことを我慢してストレスを抱える方がよっぽど不健康です。

ただし、「快楽食」にはとんでもない神さまのいたずらがあります。

食べて〝快感〟なのに、量や頻度が過ぎると太ったり、病気になるのです。

しかも、快楽食は「もっともっと!」と量や頻度を欲する麻薬的なものです。

それに追い討ちをかけるように、現代はいつでもどこでも格安で「快楽」を得られるので、我々はいとも簡単に〝快楽地獄〟に堕ちてしまうのです。

実際、「滋味深い味」より、「体に悪いもの」の方がおいしく感じるものです。

市販の食品も、「塩、砂糖、油、乳製品」や「化学調味料(旨み調味料)」がたっぷり入っている方が売れます。リピートもします。

このように、快楽食は**「心の健康」**のために必要ですが、大きな**「健康リスク」**でもあり、**「許容範囲はあるが限界もある」**ということを頭に入れ、うまくコントロールして付き合わないといけないのです。

●80点をとり続けるテクニック

ここからが大きなポイントです。この本を読んでいるあなたは、呑み食いが好きな人ですね？　快楽食はゼロにできませんね？　楽しみながら健康を〝維持〟できればいいと思っていますね？

だったら、**100点をとる必要はないのです。**基本食のプラス点と快楽食のマイナス点で、トータル80点を目指せばいいのです。100点をとる方法を知っていながら、人生を愉しむために自分でコントロールしてあえて80点をとり続けるなんて、なんだか格好いいと思いませんか？

では、どれぐらい快楽食を食べていいかですが、たとえば基本食を食べて10点、快楽食を食べてマイナス5点として、1週間で80点以上の食生活をしていれば健康を維持できると考えます。一日2食の人は週に14回食事をしますが、基本食を10回食べて100点、快楽食を4回食べてマイナス20点で合計80点。そうすると週に4回快楽食を楽しんでも健康を維持できる、そんなイメージです。

つまり、**基本食の回数が多いほど貯金ができて、快楽食を食べたときのダメージを吸収できる、**ということなのです。

一日3食食べている人は、朝食抜きをおすすめしますが（詳しくはp.135へ）、どうしても食べたい人は、玄米おむすび1個や、季節の生ジュースなどごく軽いものにして残りの2食で考えてみてください。

また、8点くらいの基本食もあれば、マイナス2点やマイナス8点の快楽食もあるでしょう。現代の一般的な日常の食事は5点からマイナス5点くらいかもしれません。

「玄米6：野菜3：肉1」から離れるほど点数は低くなり、「肉脂、砂糖、アルコール」が増えるほどマイナスになります。逆にさらに体への負担の少ない「玄米8：野菜2：肉0」の食事であれば12点くらいのイメージで、このような食事が多ければ貯金は増えると思ってください。

だから、肉や酒やジャンクフード、スイーツやラーメンなどが好きな人、外食が多い人、美食家やグルメ野郎ほど、「快楽食」というリスクを抱えているので、「基本食」を徹底しなければ80点はキープできない、ということなのです。

逆に、それら快楽食をほとんど口にしない人は、「快楽食リスク」がほとんどないので、6点くらいの食事でもそれが14回で84点とれてしまうわけです。

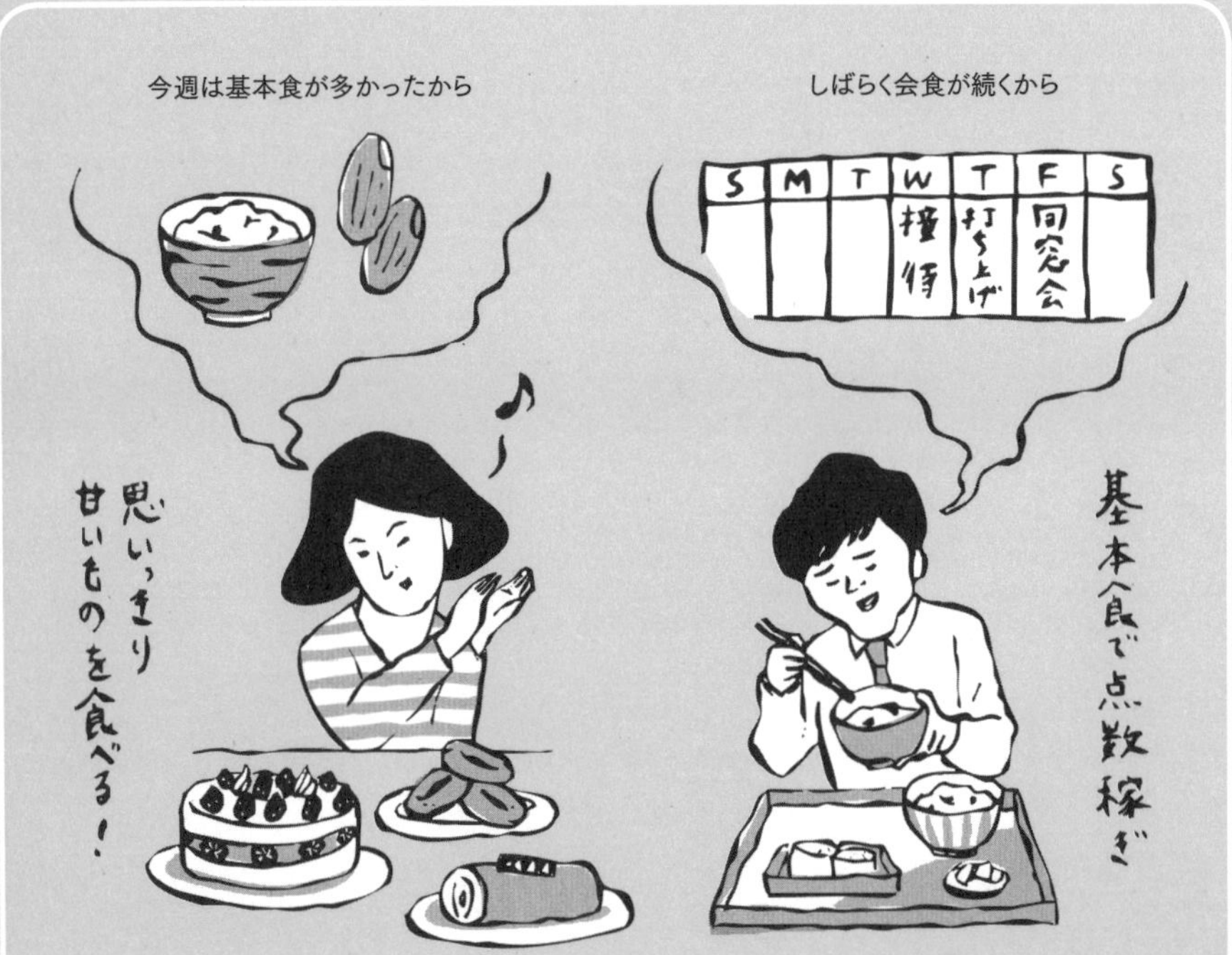
基本食で点数稼ぎ
思いっきり甘いものを食べる！

●譲れる「快楽食」と譲れない「快楽食」を決める

限られた「快楽食カード」を有効に使うために、まず自分の「譲れない快楽食」と「譲れる快楽食」を考えてみましょう。

あらためて**「快楽食」とは何かですが、基本食以外はすべて「嗜好品」で、一般的にみんなが大好きなものばかりです。**ホッとする、幸せを感じる、ストレス発散になるような大好きな「嗜好品」が誰にでもあると思います。

ハレとケの感覚がない現代人は、「快楽食」のカードに限りがあるという意識がないため、嗜好品をなんとなく口にしてしまっていると思います。それは、貴重な「快楽食カード」を無駄にバンバン使ってしまっている行為なのです。

中途半端な快楽食や、大して食べたいわけでもない快楽食に、その限られたカードを使ってしまうのがいかにもったいないことか！

貴重な「快楽食カード」は「本当に食べたい譲れないもの」に使うべきです。

たとえば、酒は絶対譲れないけど、コーヒーはそこまで……と思うなら、極力コーヒーを飲まないのです。そうすれば酒の量や頻度も増やせますし、お金もそこへ集中するので質の高い快楽食が食べられるという好循環が生まれます。

ちなみに私の場合は「酒、寿司、ラーメン」にカードを集中させるために、ほかの嗜好品は相当制限していますし、それ以外は基本食を徹底し、内容も「玄米8：野菜1：肉1」くらいにしてなんとか80点をキープしているイメージです。

快楽食とは？

小

快楽度・体への負担

食べ物	飲み物
寿司	コーヒー（ブラック）
チョコレート	焼酎
スナック菓子	日本酒
ラーメン	ワイン
ケーキ	ビール
アイスクリーム	梅酒
フライドチキン	甘いサワー
焼き肉	缶コーヒー（砂糖ミルク入り）
	コーラやジュース

大

肉脂や砂糖多・副栄養素少

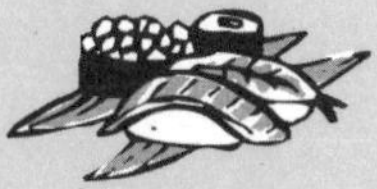
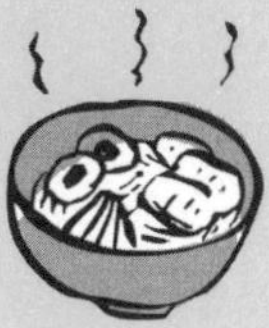

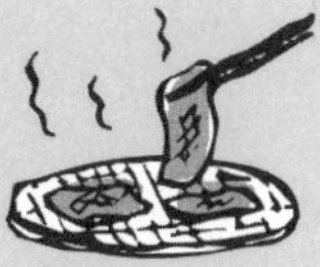

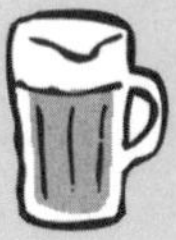
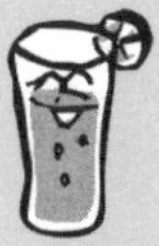
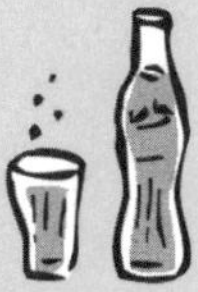

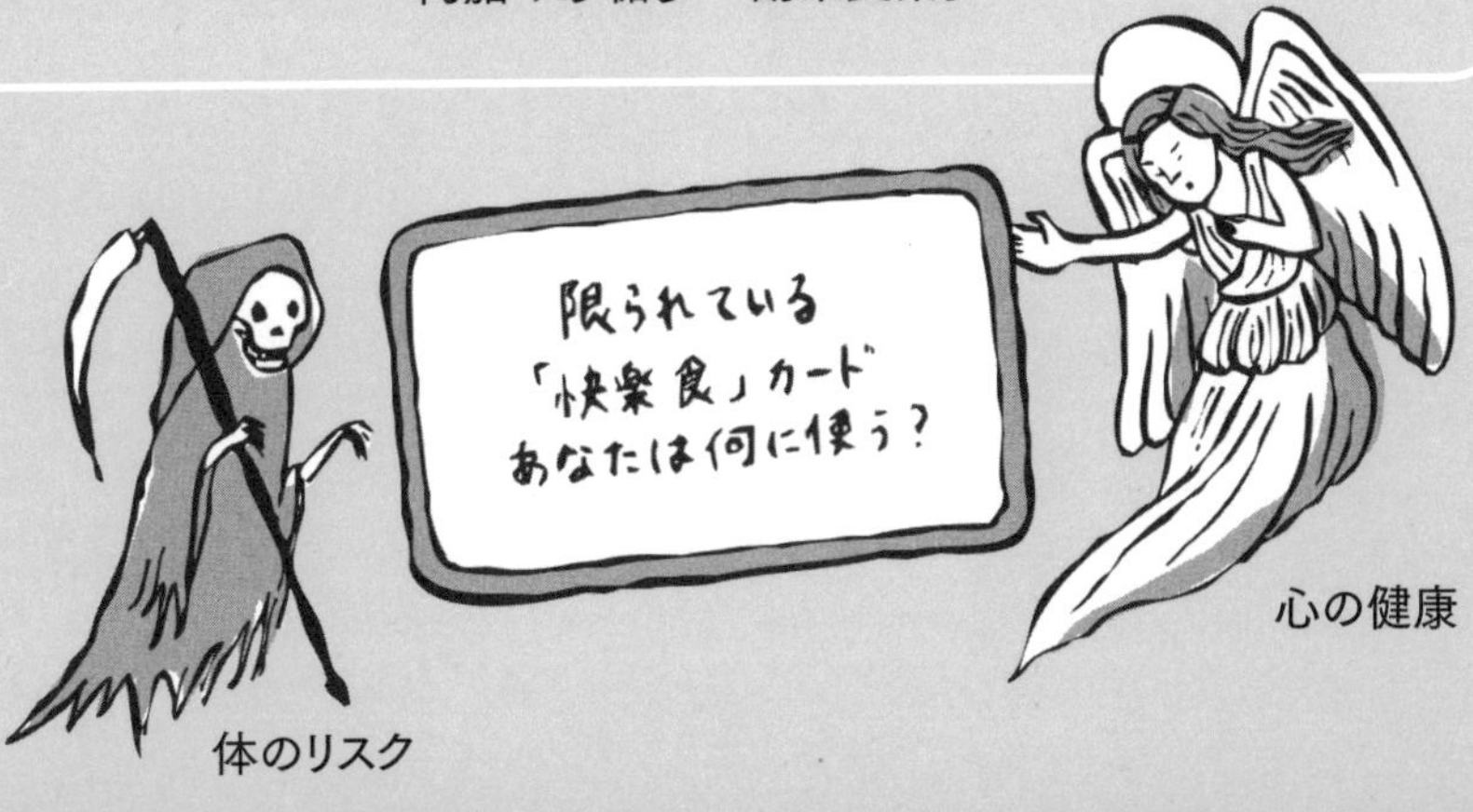

●ハレが過ぎたときに回復する方法

普段「ハレとケ玄米生活」を送っていても、どうしても呑み会が続いてしまった、旅行や出張でまったく玄米を食べられなかった、ストレスで快楽食をたくさん食べてしまった、なんてことはよくあることだと思います。

そうすると、体重が数キロ増えたり、口内炎やニキビができたり、肌の調子が悪くなったり、風邪っぽい症状が出たりします。これは、「快楽食」が過ぎたことに対して、「許容範囲超えてるぞ！ ヤバイぞ！」という体からの忠告です。

でも**〝初期症状〟のうちに対処すれば、1週間もあれば回復は可能。体重が2、3キロ増えたってすぐに戻すことができます。**

その方法は極めて簡単。

「ハレとケのバランスをほぼ〝ケ〟にする」だけです。

毎食をほぼ基本食にして快楽食のダメージを減らすのです。割合もより体への負担が少ない「玄米8：野菜2：肉0」くらいにしたり、いつもより早寝早起きするなどすれば、より回復は早いでしょう。これを1週間続けたら、体重の2、3キロは簡単に落ちますし、肌の調子もすぐによくなり、風邪っぽくても、薬などに頼らず自分で治せるのです。

このように、**ちょっと崩れたら軌道修正・修復する**、というような生活を続けていれば、ガンや糖尿病などの大病になる確率は格段に下がりますし、食や健康に対して受け身ではない、主体的な生き方ができるようになります。

●快楽食のダメージを減らす食べ方のコツ

「快楽食」は好きな呑み食いを存分に楽しむことが基本ですが、やはり体への負担、ダメージは避けられませんし、副栄養素もたくさん消費してしまいます。そこで、そのダメージを最小限にするコツをいくつかお教えします。同じ快楽食を楽しみながらでも、これを実践している人としていない人とでは、10年後の健康に大きな差が出てくるでしょう。

快楽食の代表といえば「動物性食品」、「砂糖」、「アルコール」ですが、それぞれに**消化・代謝を助けてくれるパートナー**が存在します。これを一緒に食べれば消化の負担が軽くなるので、体へのダメージが減らせるのです。

◎肉、魚を食べるときのコツ

肉はじゃがいも、しいたけ、果物と一緒に、魚は大根か玉ねぎを一緒に食べるといいでしょう。この組み合わせは定番メニューにもよく見られます。たとえばハンバーガーとポテト、ステーキとじゃがいも、肉じゃが、ぶり大根、カツオのたたきと玉ねぎスライス、焼き魚と大根おろし、刺身とつま……といった具合です。料理の添え物や組み合わせにはきちんと意味があり、先人たちが経験値から導き出した体の負担を減らす、解毒する知恵なのです。

それ以外にも、消化に必要な副栄養素を豊富に含む**「野菜、いも、豆、海藻、きのこ、発酵食品（味噌、納豆、漬け物など）、玄米」**をプラスするだけでも消化・代謝はずいぶん楽になります。

◎砂糖のダメージを減らすコツ

砂糖を使った甘いものを食べるときは、**「お茶」をしっかり飲む**ことです。お茶に含まれるミネラルが微力ながら消化・代謝の助けになり、血球のくっつき（血液ドロドロ）を多少抑えることができます。特に、**番茶、ほうじ茶、玄米茶**がいいでしょう。


また、食べるタイミングですが、**空腹時に食べない**こともポイントです。

空腹時の血糖値が下がっているところに白砂糖のような吸収しやすい糖質が入ると、急激に血糖値が上昇します。すると体はびっくりしてすい臓からインシュリンを大量に出し、今度は必要以上に血糖値を下げてしまいます。低血糖状態は人間にとって危機なので、今度は血糖値を上げるために、興奮ホルモンのアドレナリンを出します。するとイライラしたり、情緒不安定になったりします。気分屋の彼氏や彼女をお持ちの方、心当たりはありませんか？

またこれが日常的に続くと、低血糖症→糖尿病のリスクになります。特に飲み物は吸収が早いので気をつけましょう。飲み物は水かお茶が基本です。子どものおやつも、甘いものは食後に少しがいいでしょう。

◎アルコールのダメージを減らすコツ

アルコールの消化・代謝にも「ビタミン、ミネラル、食物繊維、酵素」はたくさん使われますので、一緒に食べるつまみに気をつけるといいでしょう。つまみには動物性食材を食べ過ぎないようにしたり、動物性食材のパートナー(p.45参照)を一緒にちゃんと食べ、「野菜、いも、豆、海藻、きのこ、発酵食品(味噌、納豆、漬け物など)、玄米」のつまみも食べるようにします。

とはいえ、「快楽食」は「心の栄養」のために必要なものですから、ストレスを溜めずに無理なくおいしく楽しむことが一番です!

◎間食はどうすればいいか?

玄米をもりもりしっかり食べる基本食をしていると間食はあまり必要なくなってきますが、どうしても食べたくなったときは、**玄米おむすび**、**玄米甘酒**、**干しいも**、**甘栗**、**ナッツ**など、副栄養素を多く含むものを食べるのがいいでしょう。市販のお菓子は、とにかく砂糖、脂質が多く、添加物もたくさん入っているので控えた方が無難。また、気軽に食べられる「バランス栄養食」系の食品・飲料も、たくさん栄養が入っているのは確かでしょうが、同時に砂糖、脂質をたくさん摂ることにもなるので要注意です。

ハレとケ玄米生活の1週間

ケ 基本食　ハレ 快楽食

ハレとケ玄米生活を実践中のTさんの1週間の食事例です。
こんなイメージで基本食と快楽食のバランスをとり、健康をコントロールしましょう！

	朝	昼	夕	間食	合計
月	なし	**手作り弁当** ▶寝かせ玄米、焼き魚、青菜のごま和え 12点	**寝かせ玄米＋一汁一菜、ビール** ▶豚汁、青菜のおひたし 8点	**大福1個** −2点	18点
火	寝かせ玄米おむすび	**焼き肉定食（外食）** ▶白米、カルビ、ハラミ、焼き野菜、味噌汁、漬け物 −5点	**寝かせ玄米＋味噌汁、ビール** ▶昨日の残りの豚汁、キムチ 8点		3点
水	生野菜ジュース	**寝かせ玄米おむすび** ▶ちりめん山椒、インスタント味噌汁 12点	**家で晩酌** ▶ビール、枝豆、冷奴、松前漬け、買ってきた刺身 −3点		9点
木	なし	**手作り弁当** ▶寝かせ玄米、鶏の唐揚げ、きんぴらごぼう 10点	**寝かせ玄米＋おかず、ビール** ▶ブリの塩焼き、大根おろしたっぷり、塩辛 8点	**ケーキ1個** −3点	15点
金	寝かせ玄米おむすび	**豚骨ラーメン（外食）** −5点	**飲み会（中華）** ▶バンバンジー、餃子、八宝菜、チャーハン、ビール、紹興酒 −8点		−13点
土	なし	**寝かせ玄米おむすび** ▶梅干し 12点	**寝かせ玄米＋一汁一菜** ▶粕汁、青菜のごま和え、にんじんのナムル 12点		24点
日	玄米甘酒	**寝かせ玄米＋味噌汁** ▶昨日の残りの粕汁 12点	**寿司** ▶寿司16貫、ビール、日本酒、しじみ汁 −5点		7点

合計 63点

（解説）お酒好きでほぼ毎日呑み、仕事の付き合いも多いTさん。呑み会や会食の予定はそのままに、ケの食事をとにかく徹底してメリハリをつける、というのが彼の基本的な作戦です。比較的、ハレの食事が多かったこの週は、呑み過ぎた次の日は朝を抜く、ハレ食のみだった金曜の翌日はケの食を徹底するなど、メリハリを大きくつけてなんとか大崩れせずに済みました。やはり、理想は1回快楽食を減らすこと。こういうときは前後の週で調整しましょう！

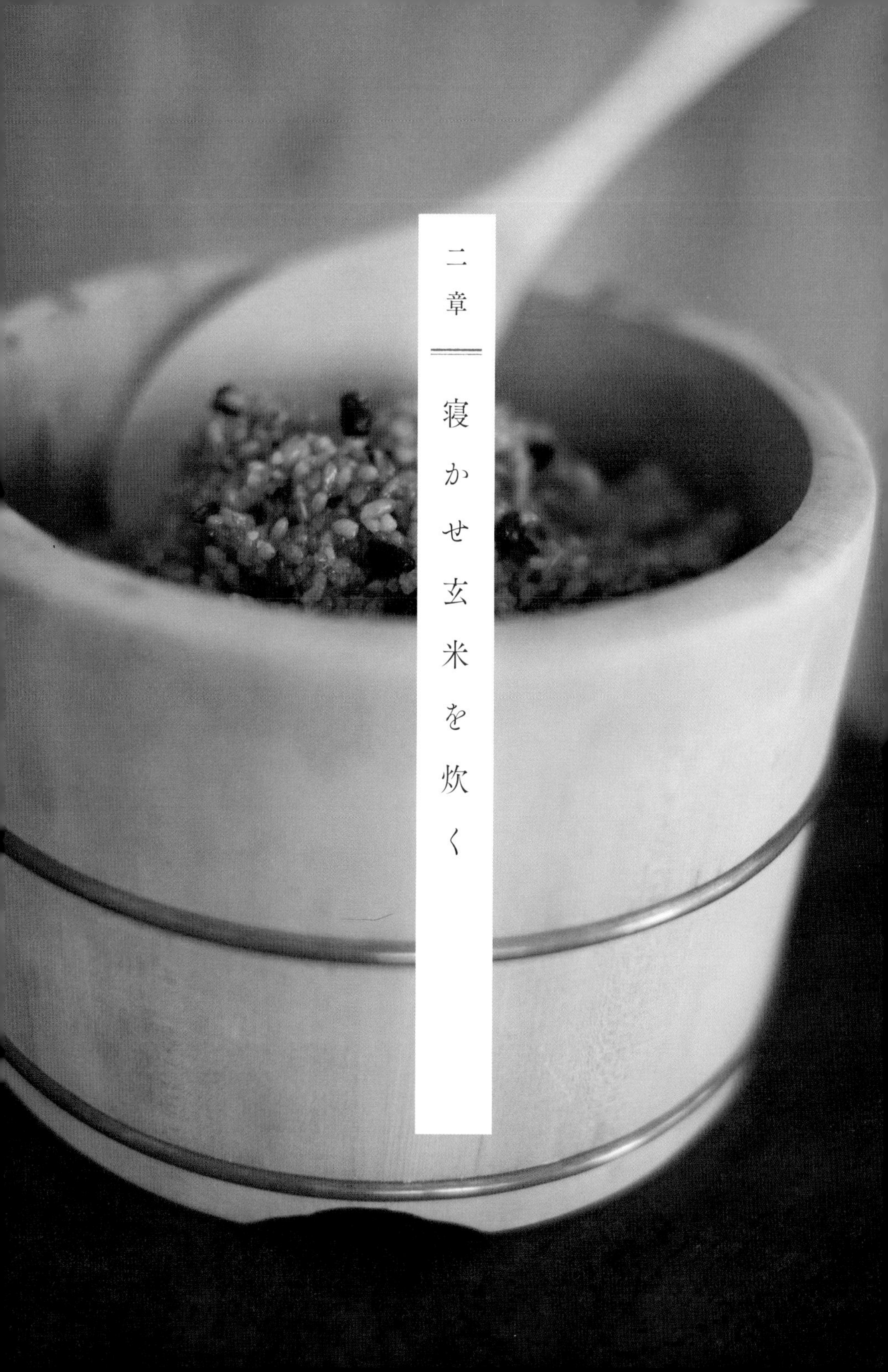

二章
寝かせ玄米を炊く

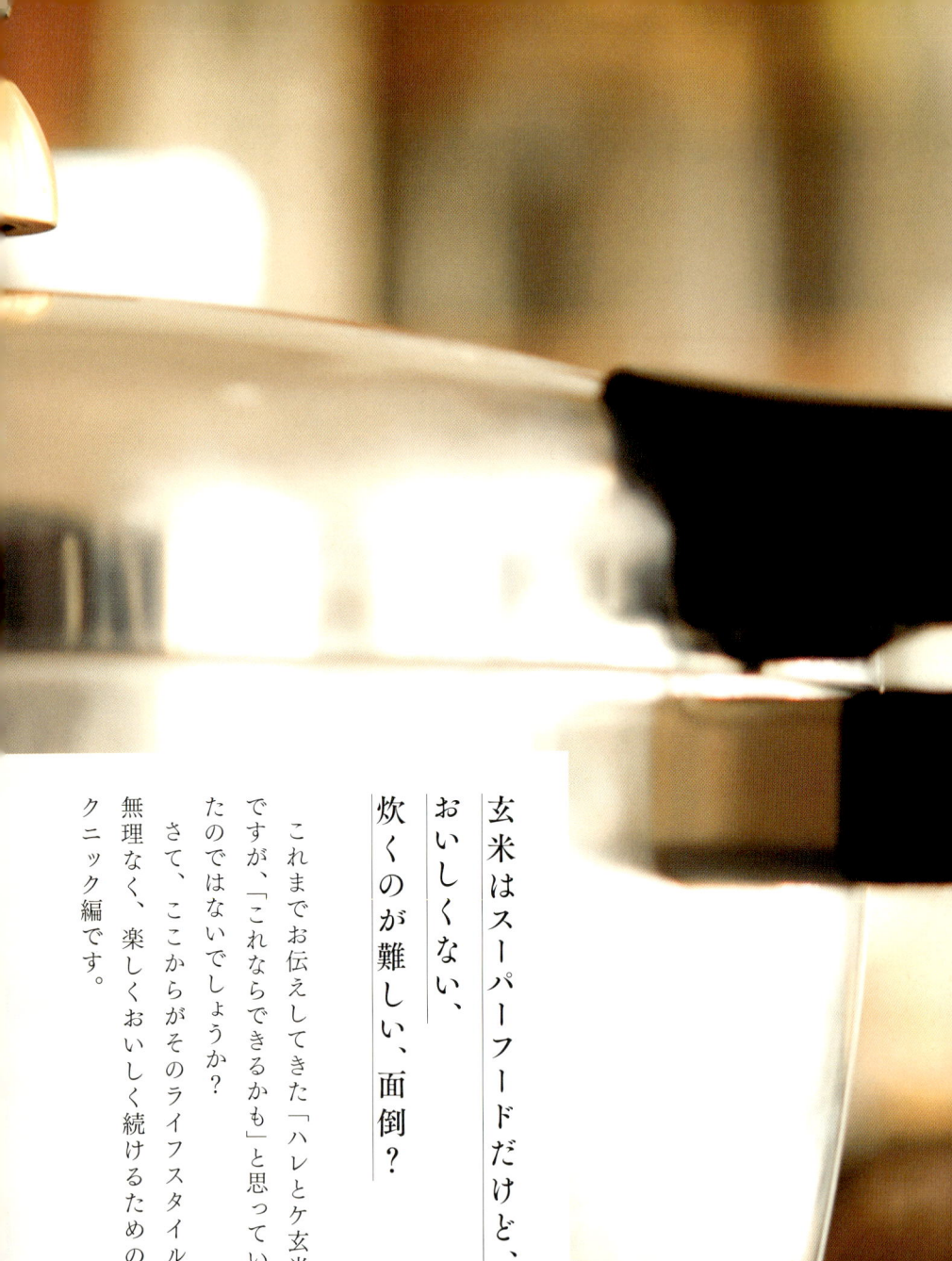

玄米はスーパーフードだけど、
おいしくない、
炊くのが難しい、面倒？

これまでお伝えしてきた「ハレとケ玄米生活」ですが、「これならできるかも」と思っていただけたのではないでしょうか？

さて、ここからがそのライフスタイルを一生無理なく、楽しくおいしく続けるための実践テクニック編です。

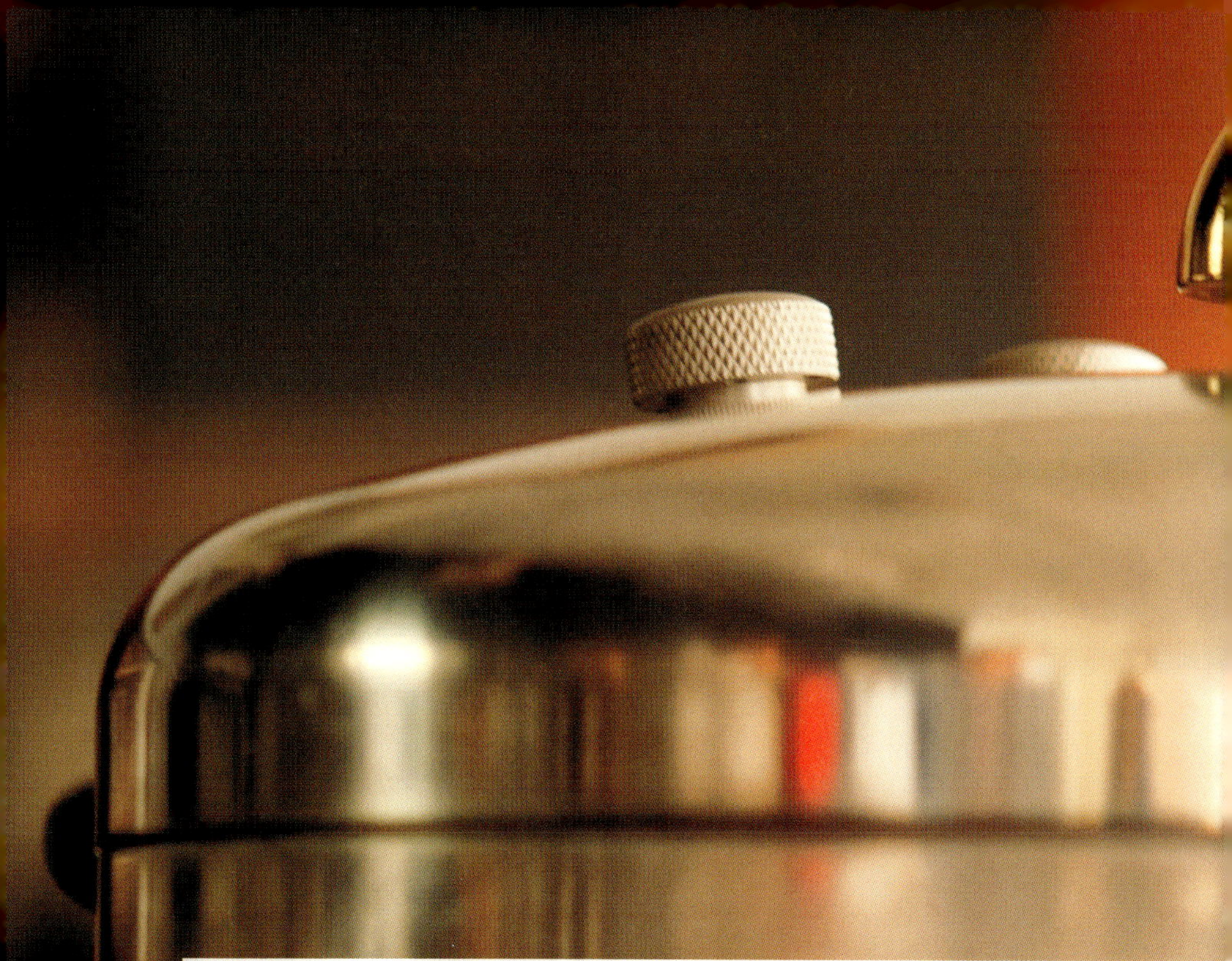

玄米は健康の土台をつくるスーパーフードですが、残念ながら、こんな声がまだまだ多く聞かれます。

「玄米はおいしくない」

「パサパサ、ぼそぼそしていて、臭い」

「炊くのが難しい」「手間がかかる」

「旦那（嫁）さんや子どもが嫌がる」

みなさんの中にも、同じように感じている人がいることでしょう。

でもご安心ください。この、玄米の「味の問題」「炊飯の問題」を一気に解決するのが、「寝かせ玄米」です。「おいしい、簡単、楽ちん」な「寝かせ玄米」は、これまで食べてきた玄米とは違います。

柔らかくてもっちもち、甘みと旨みがあって臭くない、「これが玄米!?」と誰もが驚くおいしさが自慢です。

さぁ早速作ってみましょう！

寝かせ玄米を炊く

一、圧力鍋で玄米を炊く
←
二、保温ジャーで保温する
←
三、4日寝かせた頃が美味

大まかな流れは、圧力鍋で玄米を炊き、保温ジャーで保温する、これだけです。白米は炊飯器で保温した翌日はおいしくないので、みなさん半信半疑だとは思いますが、玄米を寝かせるともっちり感や甘み、旨みが増して、これが本当においしいのです！

炊いてから1日、2日と日を追うごとに食感や味わいが変化していきますが、3日目を超えたぐらいからもっちり感と旨みが普通の玄米とは別物になっていきます。

寝かせ玄米は一度にできるだけ多めに炊いて、保温しながら（寝かせながら）毎日食べ、4日〜1週間くらいで食べきってまた炊くというサイクルをおすすめします。炊飯が週に1、2回で済むのも楽です。

また、玄米を柔らかくもっちり炊くには圧力鍋は必須アイテム。炊飯器や土鍋で炊けないこともないですが、味はいまひとつ。圧力鍋は炊飯以外の料理にも使えて便利なので、一台あるといいでしょう。扱いも難しいことはありません。

材料（6合分）

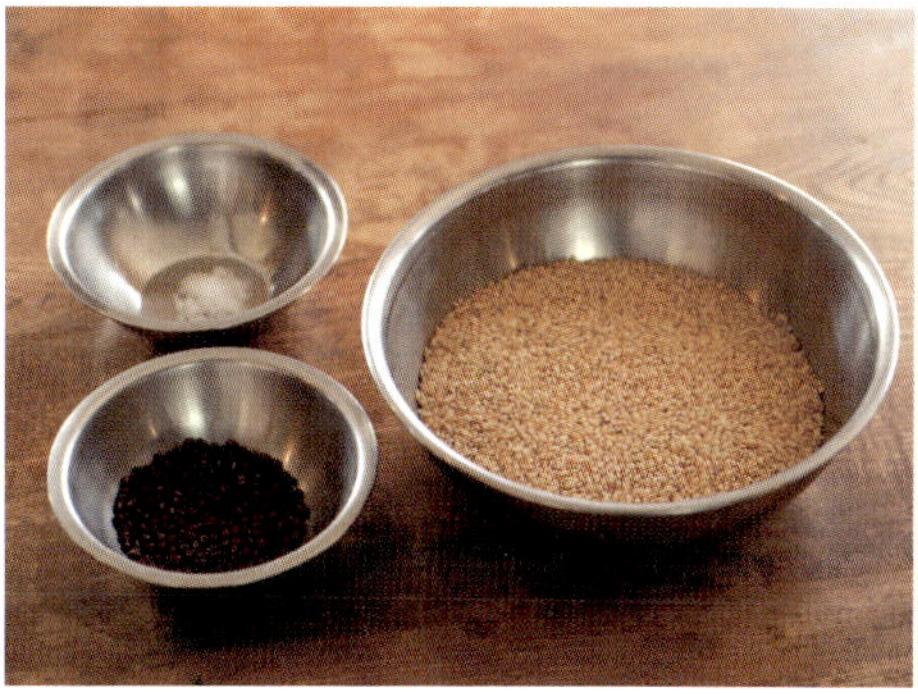

玄米…6合（882g）
小豆…42g
塩…5g

●玄米1合は約147gです。玄米1合につき小豆は7g、塩は1g弱を目安に入れます。
●塩を入れると玄米に含まれるカリウムが中和されて苦みがなくおいしく炊き上がります。もちろん自然塩に限ります。
●酒を入れても旨みと甘みが出ておいしくなります。玄米1合につき1mlを目安に。「純米酒」の表示がある日本酒を選びましょう。

道具

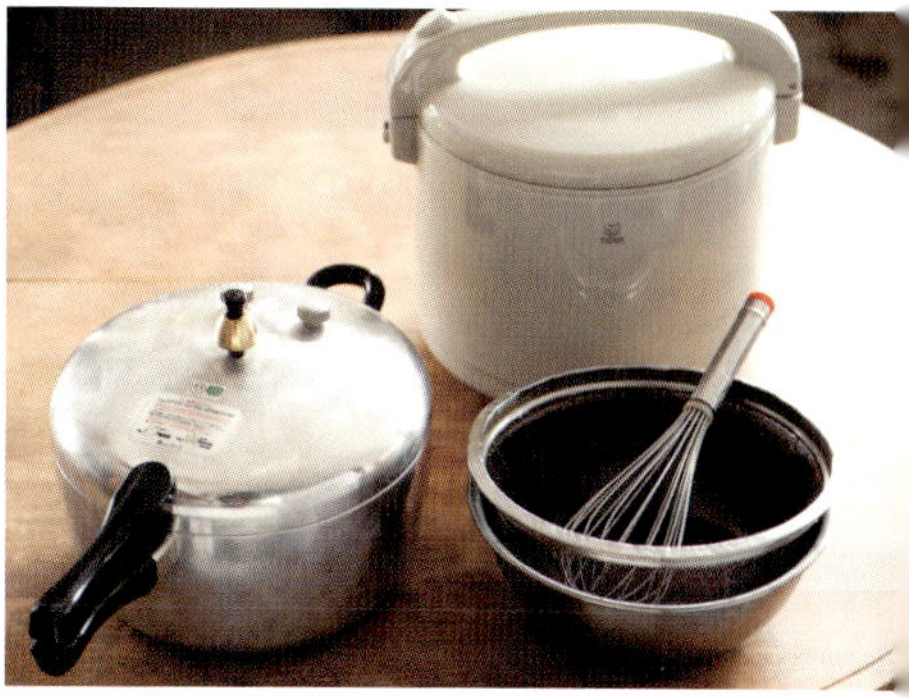

- □ 圧力鍋
- □ ザル
- □ 保温ジャー
- □ 泡立て器

●圧力鍋はヘイワのマジックブラウン6.0Lを使用。内鍋付きで、内鍋と外鍋の間に水を入れることでもっちもちに炊き上がります。
●保温ジャーは保温専用ジャーを使用していますが、炊飯器の保温機能を使えばOK

【玄米炊飯比較】

	もちもち柔らか	火加減等手間	香り
寝かせ玄米	◎	○	◎
一般の圧力鍋	○	△	○
土鍋	△	×	○
炊飯ジャー	△	◎	△

玄米を炊く

1 玄米を洗う

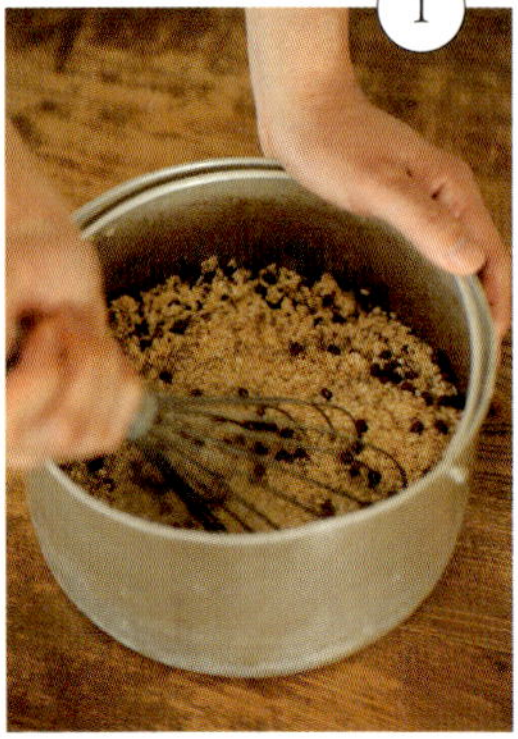

玄米と小豆を内鍋に入れて洗う。1回目の水はすぐに捨て、再び水を注ぎ、泡立て器でがじゃがじゃとかき混ぜるようにして3～4回洗う。

●最初の水をもっとも吸収するので、1回目の水はすぐに捨て、きれいな水に替えます。
●洗う水も浄水器を通した水などきれいな水を使いましょう。
●泡立て器を使って混ぜることで玄米の表面に傷がつき、水分が浸透して柔らかく炊き上がります。
●泡立て器を使うと、冬場に手が冷たくならずに済みます。

2 浸水させる

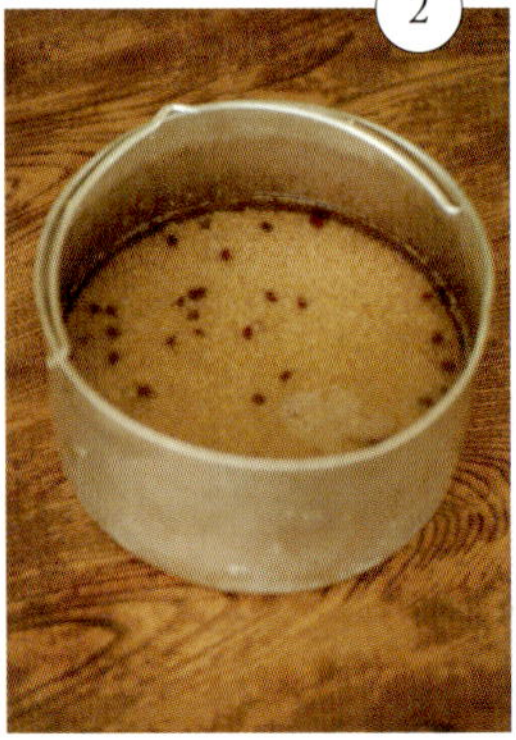

玄米が隠れる量の水を入れて1時間浸水させる。

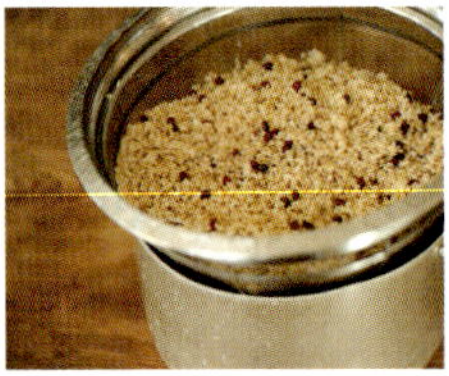

その後ザルにあげて水気をしっかり切る。

3 スタンバイ

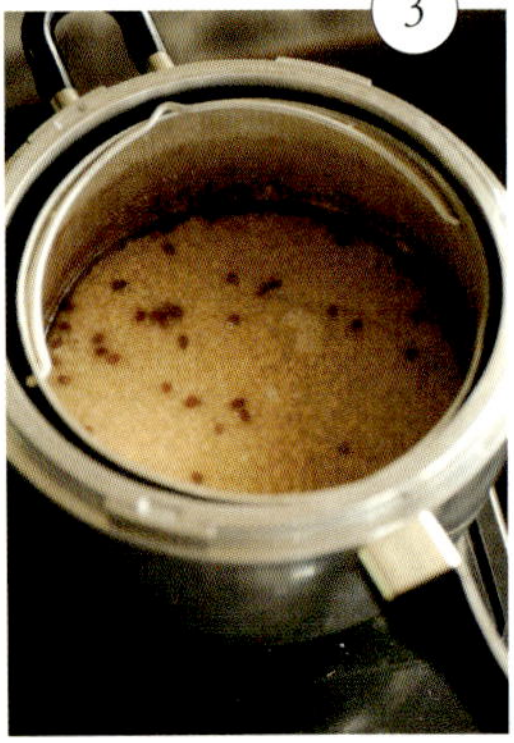

内鍋に移して水920mℓと塩を入れ、塩と小豆が均等になるよう泡立て器でかき混ぜる。圧力鍋本体に水600mℓを入れ、その中に内鍋を入れる。

【参考】

玄米3合
内鍋の水460mℓ、本体の水600mℓ
玄米4合
内鍋の水610mℓ、本体の水600mℓ
玄米5合
内鍋の水765mℓ、本体の水600mℓ

火にかける

4

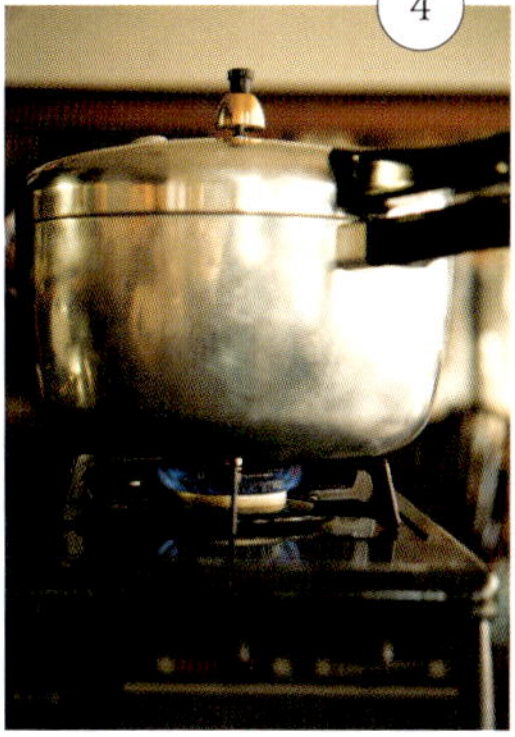

ふたをして中火にかけて圧力がかかるのを待つ。おもりは重い方（金色）を使う。

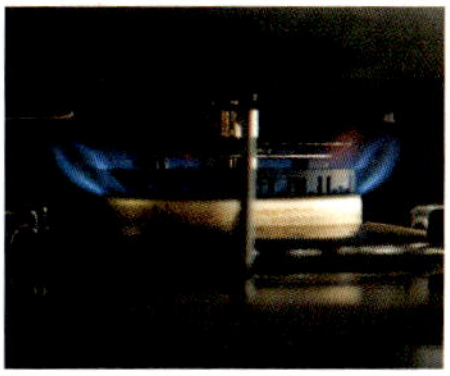

おもりが揺れ出すまで30分かかるのが理想の火加減。

加圧する

5

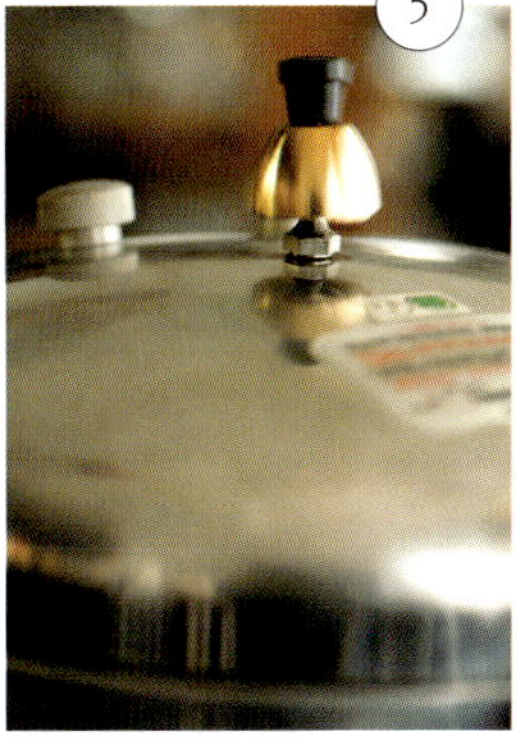

おもりが「シュシュシュシュ」と安定して揺れ出してから30分炊く。火は中火のまま。

●ヘイワのマジックブラウンシリーズの圧力鍋はガスコンロの自動消火センサーを活用した構造のため、炊飯が終わったら自然に火が消えます。中火にかけて30分後におもりが揺れ出し、その後30分で自然に火が消えるのが理想の火加減です。

炊き上がり

6

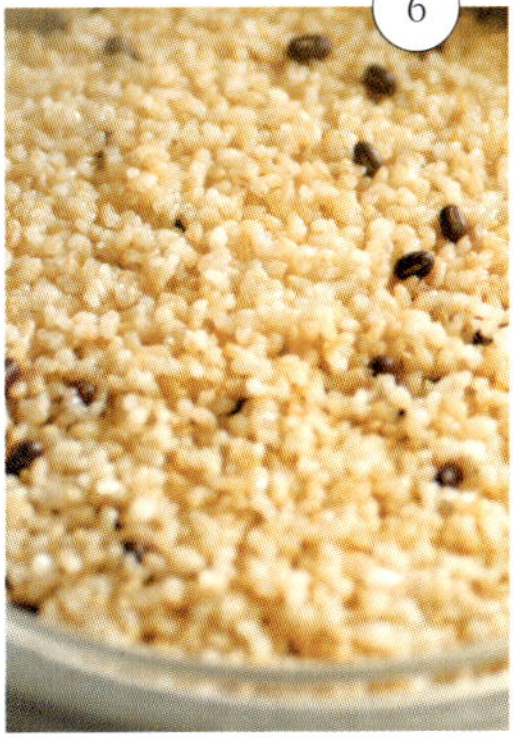

60分ほどそのまま置き（蒸らし時間）、圧力が抜けたらふたを開ける。

別の圧力鍋を使う場合

圧力鍋の容量に合わせて玄米と水の分量を調整し、①～④までは同様にして炊き始める。

※一般的な圧力鍋に内鍋はありません。
※水加減は玄米1合（180mℓ）に対し1.3～1.5倍が目安です。
※圧力鍋によって差がありますので水加減や加圧時間は調整してください。

5

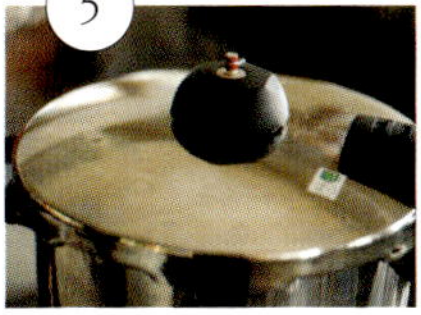

圧力がかかったサインが出たら、弱火にして20分加圧する。最後に数十秒強火にして火を止める。

6

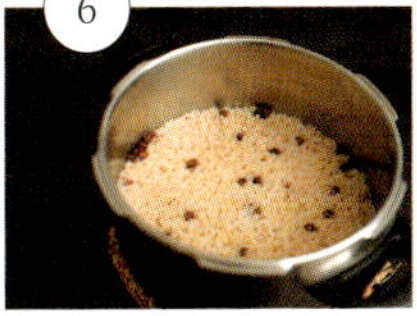

15分ほどそのまま置いて蒸らし、圧力が抜けたらふたを開ける。

保温する

保温ジャーに移す

7

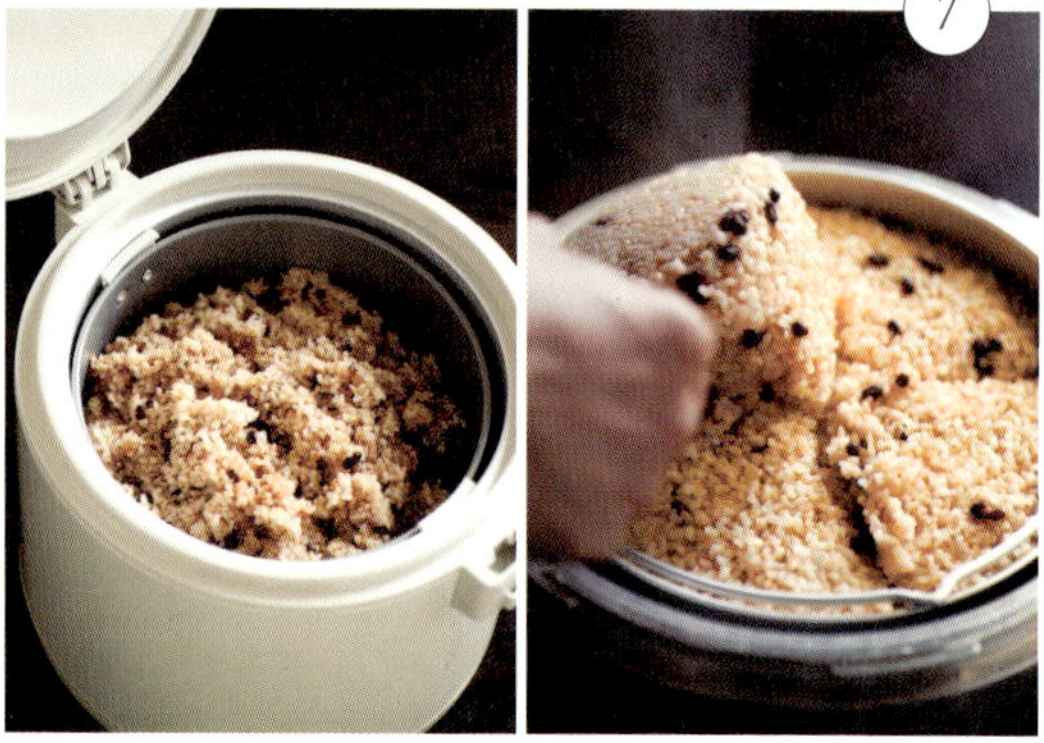

十字にしゃもじを入れて均一になるように混ぜ返し、保温ジャーに移す。

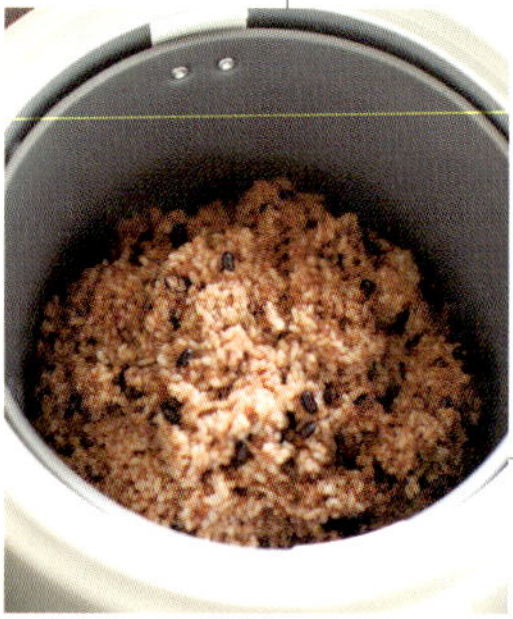

保温のコツ

❶1日1回、しゃもじで上下を返します。
❷保温ジャーの側面に触れないように山のようにしておくとカピカピになりにくいです。

寝かせ玄米生活スタート

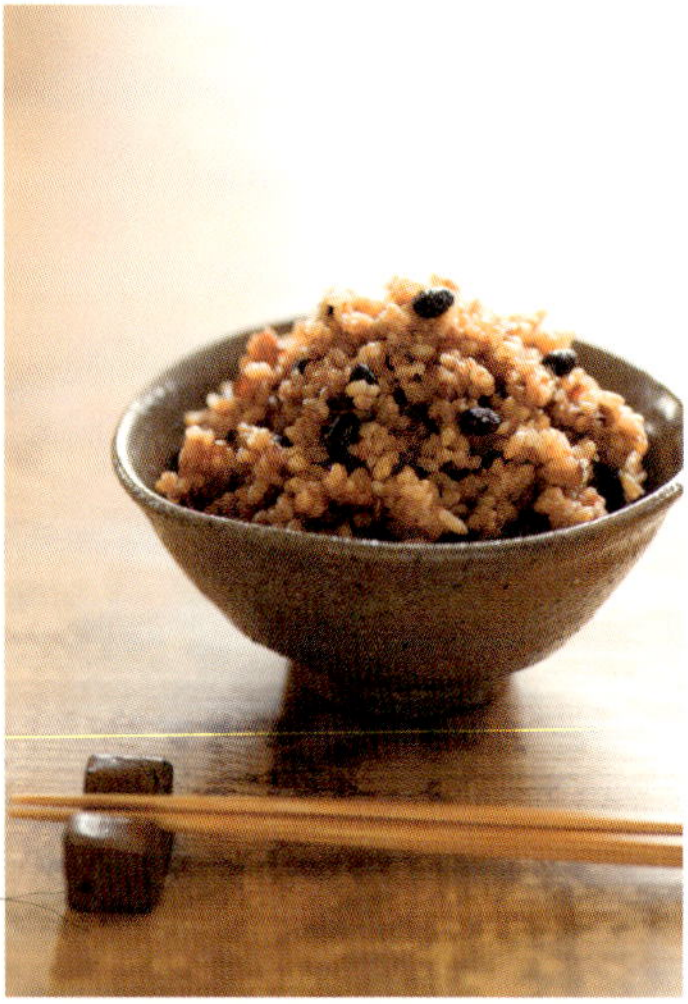

炊きたてをすぐに食べてももちろんおいしく、食べきるまで寝かせ続けて1週間くらい経っても大丈夫。

熟成比較

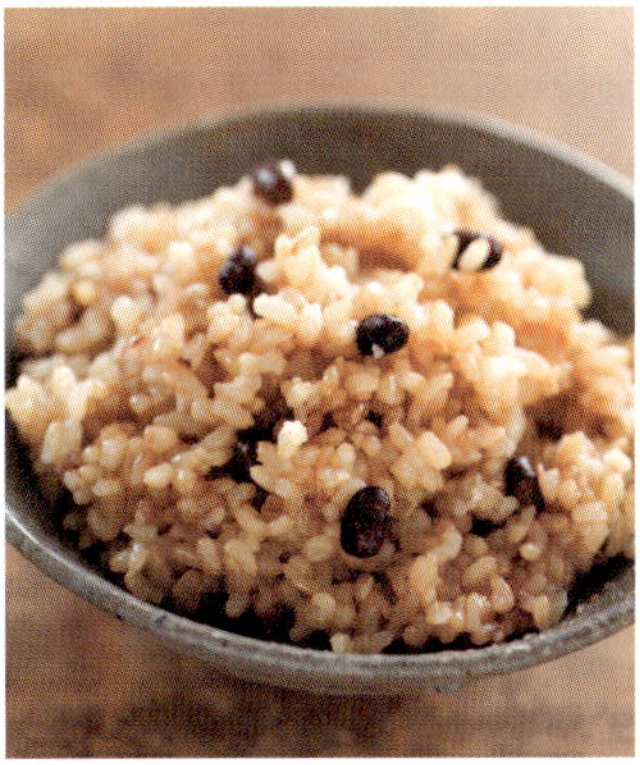

1日目

色はクリーム色であっさりした味わい。炊きたてももちろんおいしい。

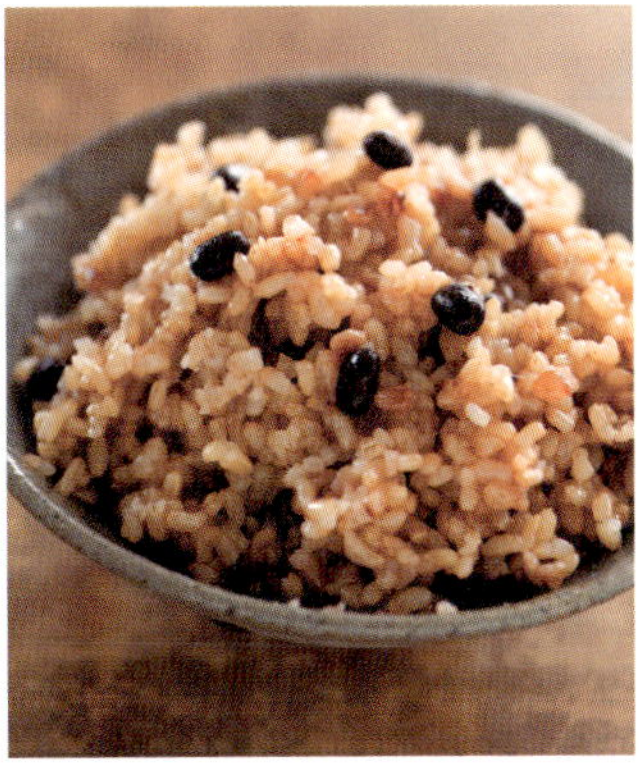

2日目

1日目よりコクが増している。このぐらいが好みという人も。

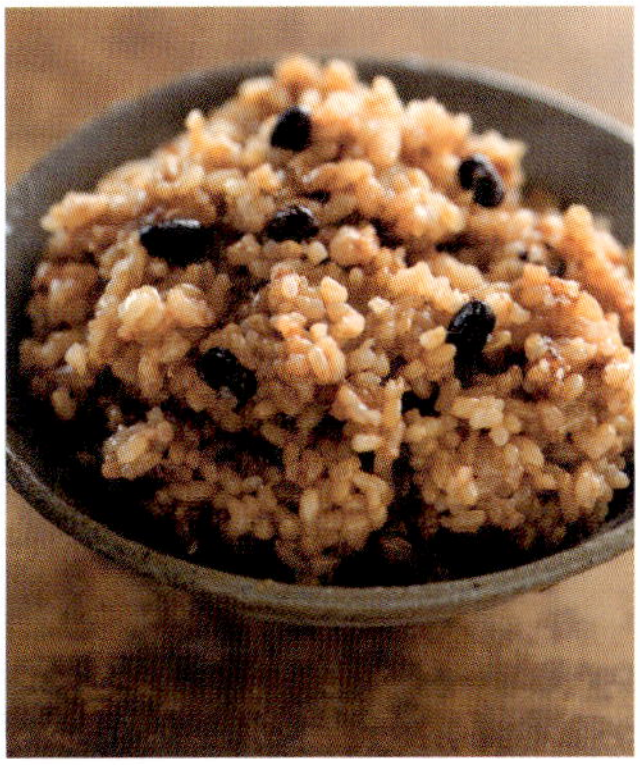

3日目

小豆の色が移ってくる。もちもちした食感も強くなってくる。

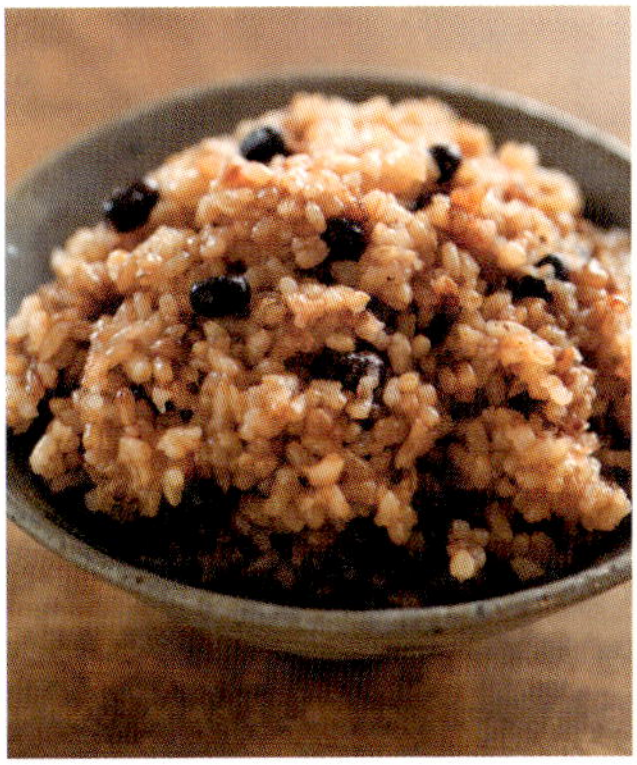

4日目

旨み、甘みが増し、噛むごとに味わい深くなる。好みもあるが、香り・味わい・食感のバランスがちょうどよくなるのが4日目。

圧力鍋がない場合

土鍋で炊く

土鍋は陶器で炊く分それなりにおいしくできますが、圧力鍋のように柔らかくもちもちにはなりません。浸水も6時間以上必要です。

【材料】

玄米…3合　小豆…21g　塩…ひとつまみ

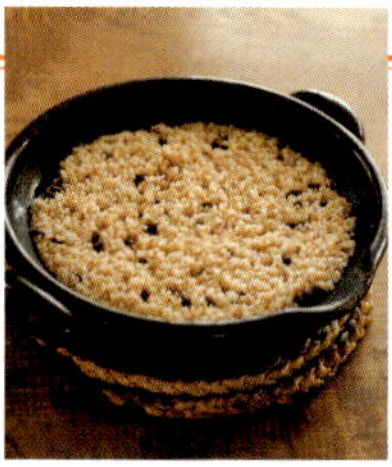

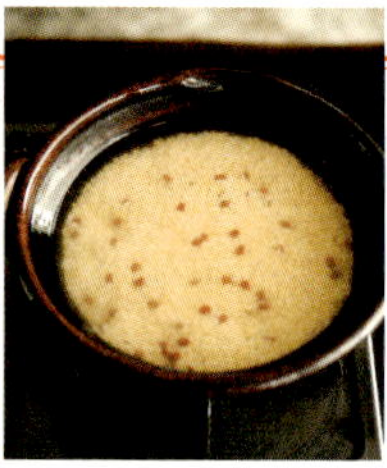

【炊き方】

1. 洗って6時間以上浸水させた玄米の水気をよく切り、1.5～2倍量の水、小豆、塩とともに土鍋に入れてふたをして中火にかける。沸騰したら数分そのままにして米を対流させ、沸騰を維持する程度の弱火にする。
2. 菜箸などで、蒸気の抜ける穴をふさぎ、40分ほど弱火で炊く。
3. 最後に数十秒強火にして火を止め、15分ほど蒸らしてからふたを開け、かき混ぜる。

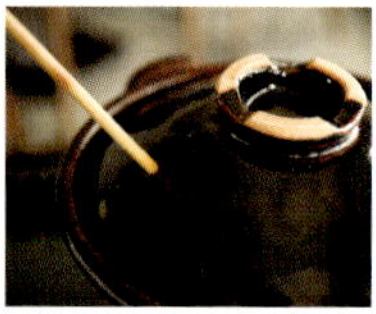

密閉状態にすることで圧力鍋と近い状態をつくります。

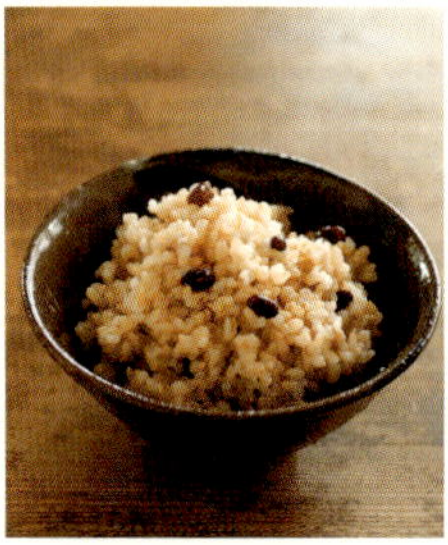

炊き上がり

玄米独特の歯ごたえが残り、圧力鍋で炊く玄米とは別物。おこげが好きな人は炊飯器よりおすすめ。

[保存法]

炊き上がったら保温ジャーに移すか、炊飯器の保温機能で保温し、数日で食べきるか冷凍を。

炊飯器で炊く

6時間以上浸水させ、炊飯器の「玄米モード」を使って炊きます。お持ちの炊飯器に玄米専用の炊飯コースがない場合はかなり固くなるのであまりおすすめしません。

【材料】

玄米…3合　小豆…21g　塩…ひとつまみ

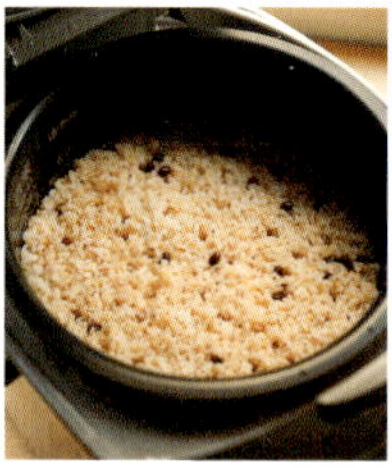

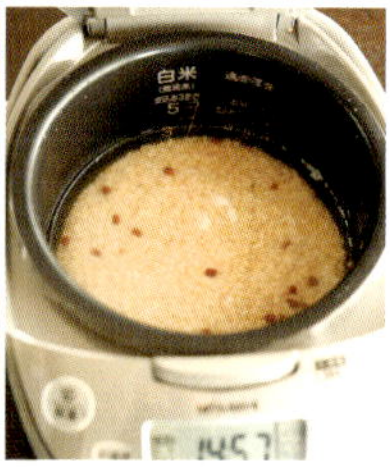

【炊き方】

1. 洗って6時間以上浸水させた玄米の水気をよく切り、小豆、塩とともに炊飯釜に入れ、内側の目盛りまで水を注いで「玄米モード」で炊く。
2. 炊き上がったらふたを開けてかき混ぜ、15分ほど蒸らす。

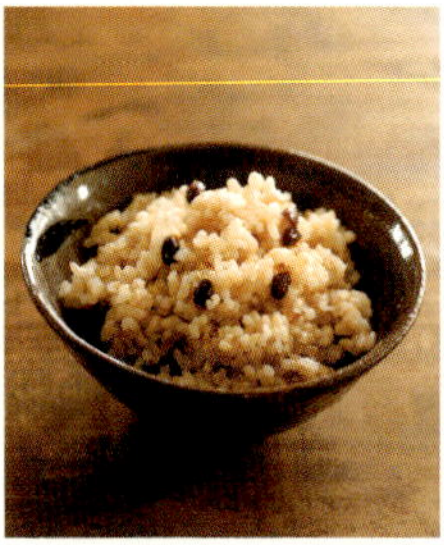

炊き上がり

見た目には分かりませんが、パサパサ、ぼそぼそとした食感です。

[保存法]

炊飯器で保温しながら数日で食べきるか、冷凍しましょう。

寝かせ玄米Q&A

寝かせ玄米の炊き方や
食べ方・楽しみ方について
よく聞かれる疑問をまとめました。

Q どうして寝かせるとおいしくなる?

圧力鍋で炊いた玄米は炊きたてでも十分おいしいものですが、寝かせて3日目を過ぎたあたりから、もちもち感、甘み、旨み、香ばしさがアップして、まったく別物の玄米ご飯に変化していきます。その理由としては、寝かせることで余分な水分が飛んで粘度が強くなるのと、小豆のたんぱく質がアミノ酸化し、甘みやコクが増していることが考えられます。

また、このような玄米を「酵素玄米」「発酵玄米」などと呼ぶことがあるようですが、酵素が増えたり、発酵したりするかどうかは正直よく分かりません。120℃以上で炊飯し、70℃以上で保存するのでなんとなくその名前には違和感があります。

ただ、ひとつ言えるのは寝かせることで確実に「おいしくなる」こと。

とにかくおいしく玄米を毎日食べることが大事なので、その方法として「寝かせ玄米」をお試しください!

Q 寝かせると固くなるのでは?

保温ジャーに移した後、1日1回ひっくり返して混ぜること、玄米が側面につかないように山にしておくことを守っていれば、固くなることはありません。数日経って表面の乾燥が気になる場合は、濡れぶきんやラップをかけておくと防ぐことができます。

また、どうしても固くなってしまう場合は、炊き上がりから固い場合が考えられます。圧力鍋で炊いても固い場合は、圧力不足や水量不足などが考えられますので機種にあわせて調整してください。

Q 寝かせると臭くなるのでは？腐るのでは？

臭くなることはありません。白米だと炊きたてが一番おいしいので想像もつかないと思いますが、玄米は寝かせることで旨みや甘み、香ばしさが増して一層おいしく、香りもよくなります。

また、保温ジャー内の温度は年中一定ですので、夏でも腐ることはありません。ただし、ジャーのふたを長時間開けっ放しにしたり、汚れたしゃもじを使ったりした場合は当然傷む可能性も出てくるので気をつけましょう。

Q 寝かせないとダメ？

そんなことはありません。寝かせ玄米は、とにかく「誰もが毎日おいしく食べられること」を目的とした究極の玄米ご飯なのでおすすめですが、自分好みの玄米ご飯を食べればいいのです。あっさり味のぷちぷちした玄米ご飯が好きという人もいますし、4日目より炊きたてが好きだから寝かせずに冷凍しちゃう、という人もいます。

なにより毎日玄米を食べることが重要なので、自分の好みを見つけてください。

Q おすすめの玄米はある？

玄米の品種や銘柄は基本的には好みです。寝かせ玄米は「この玄米でないとダメ」ということがなく、あくまで炊き方・食べ方の提案です。p.54 - 55でご紹介している炊き方であれば、どんな玄米でも最高においしく炊き上がるはずです。

もちろん、玄米自体も、種類によって甘いもの、あっさりしたもの、もちもちしたものなど、いろいろと個性がありますので、自分の好みを見つけるのもいいでしょう。

また、炊飯器や土鍋で炊く場合は、どうしてもパサパサになりがちです。その場合は、「ミルキークイーン」という餅米に近い品種がおすすめです。もちもちに炊き上がりやすいので、これを100%で炊いても、何割か混ぜてもいいです。

Q なぜ小豆と塩を入れるの？

これは、おいしさと栄養価を上げるためです。

まず塩ですが、塩を入れると玄米に含まれるカリウムが中和されて苦みがなくおいしく炊き上がります。また精製塩ではない自然塩を入れると海のミネラルを摂ることができます。

小豆は、一緒に炊くことで甘みや香ばしさが加わります。さらに、玄米はそれだけで必要な栄養素のほぼすべてが摂れる「パーフェクト食」ですが、たんぱく質とカルシウムを付加するとより完璧になります。小豆は玄米の3倍のたんぱく質を含むので、小豆を入れることにより、完璧に近づきます。また、小豆の利尿作用なども期待できます。

Q 雑穀を入れてもいいの？

もちろんOKです。むしろ雑穀には玄米にはない栄養素も含まれますし、玄米よりも原種に近いものが多いので野生の生命力や活力もいただけます。好みに応じて単品の雑穀、五穀や十五穀など、いろいろと試してみてください。ただし、玄米だけ、玄米と小豆よりも高価なご飯にはなります。

Q 冷凍しても大丈夫？

白米同様、冷凍しても大丈夫です。1食分くらいずつを、ラップで包むか保存容器に入れて、粗熱を取ってから冷凍します。解凍の方法は電子レンジ加熱が手軽でいいと思いますが、使いたくない人は蒸すか湯煎にしてください。自然解凍はおいしくないので一度熱を通す必要があります。

Q 玄米の量に対して、水の量が少ないように思いますが大丈夫？

おすすめしているヘイワの圧力鍋は内鍋が付いていて、その内鍋と外鍋の間に水を入れるしくみになっています。これが水蒸気となって熱と水分が加わることでもっちもちでおいしく炊き上がります。また、この構造が焦げつくのを防いでくれます。

普通の圧力鍋を使う場合は、玄米の1・3から1・4倍の水が必要です。

Q おすすめの圧力鍋はアルミ製ですが、大丈夫ですか？

アルミはアルツハイマーの原因であるという説があり、それを心配される方がいます。一方でアルミとアルツハイマーの関連性は見出せないという否定的な説もあります。本当のところは分かりませんが、アルミ製の調理器具は長年にわたって広く使われてきていて、たとえ弊害があるとしても排泄できるレベル、玄米を食べていればなおさら排泄できると考えています。もし、どうしてもアルミが気になる方は、アルミ製以外の圧力鍋を選ぶか、おすすめしている圧力鍋でも、陶器の内鍋が別売りで販売されているのでそちらを使うといいでしょう。

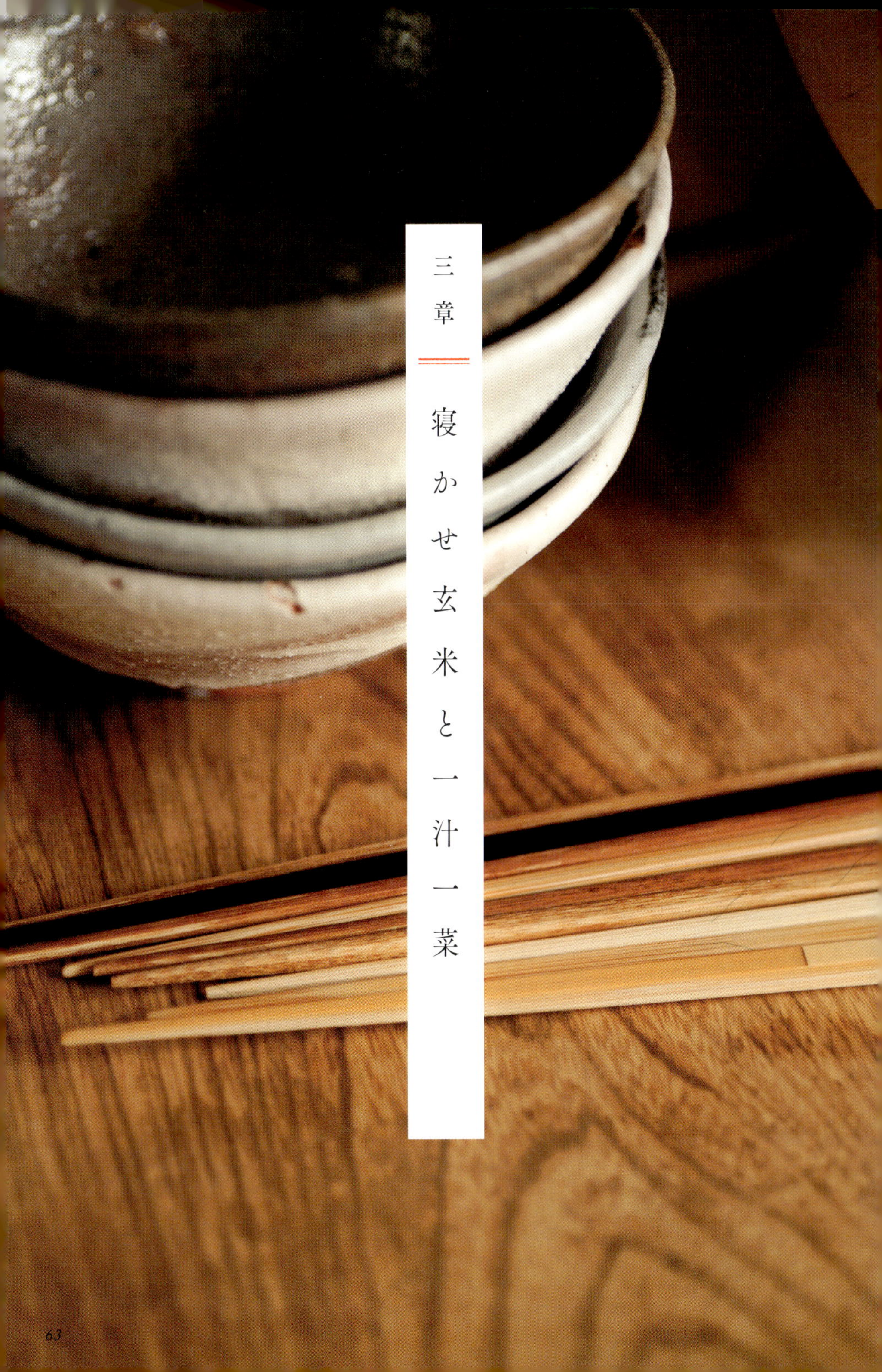

三章
寝かせ玄米と一汁一菜

寝かせ玄米の一汁一菜献立

一汁一菜とは、主食（玄米）に汁物と旬の野菜のおかず一品、これに漬け物を添えた日本人が何百年も続けてきた食事スタイルです。主食を数えないあたりに、いかに米をメインで食べてきたかがあらわれています。

一見質素で貧相に感じますが、主食を「玄米」にすれば「割合と質」は完璧で、しっかり代謝されて健康体を保てる実に理想的な食事といえます。

普段の食事をこうした「基本食」にすれば、たくさんのメリットがあります。

メリット

❶ 料理が楽→おかずの数が少ないので料理も後片付けも楽に済む

❷ 経済的→6割玄米でおかずもシンプルなので食費が下がる

❸ ゴミを減らせる→コンビニやスーパーで惣菜を買うことがなくなる

続けられるから健康の維持につながる

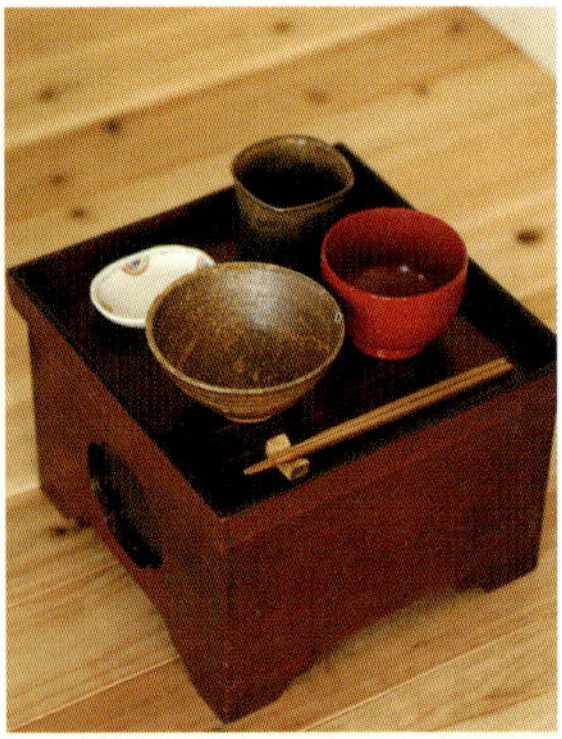

箱膳とは

室町時代に禅宗寺院で発祥し、江戸時代には庶民まで広く浸透した食事様式。箱の中には一汁一菜に使う一人分の食器が収まっていて、ふたを裏返して箱に乗せると、小さなマイテーブルになるというしくみ。家族は各々自分の箱膳を持っていて、使わないときは重ねて収納していた。部屋が狭く、食卓がなかった時代に生まれた合理的なポータブル食卓。

献立の考え方

漬け物

漬け物は一汁一菜には含まれないご飯のお供。家庭では、ひと晩程度漬けた浅漬けタイプが作りやすい。

●漬け物便利帖→p.106

一菜

旬の野菜で作る、和え物や煮物、炒め物などの副菜。難しく考える必要はなく、いくつかの味つけのパターンを覚えておいて季節の野菜で応用できるようになると迷わずに済む。また常備菜があると便利。

●副菜便利帖→p.92

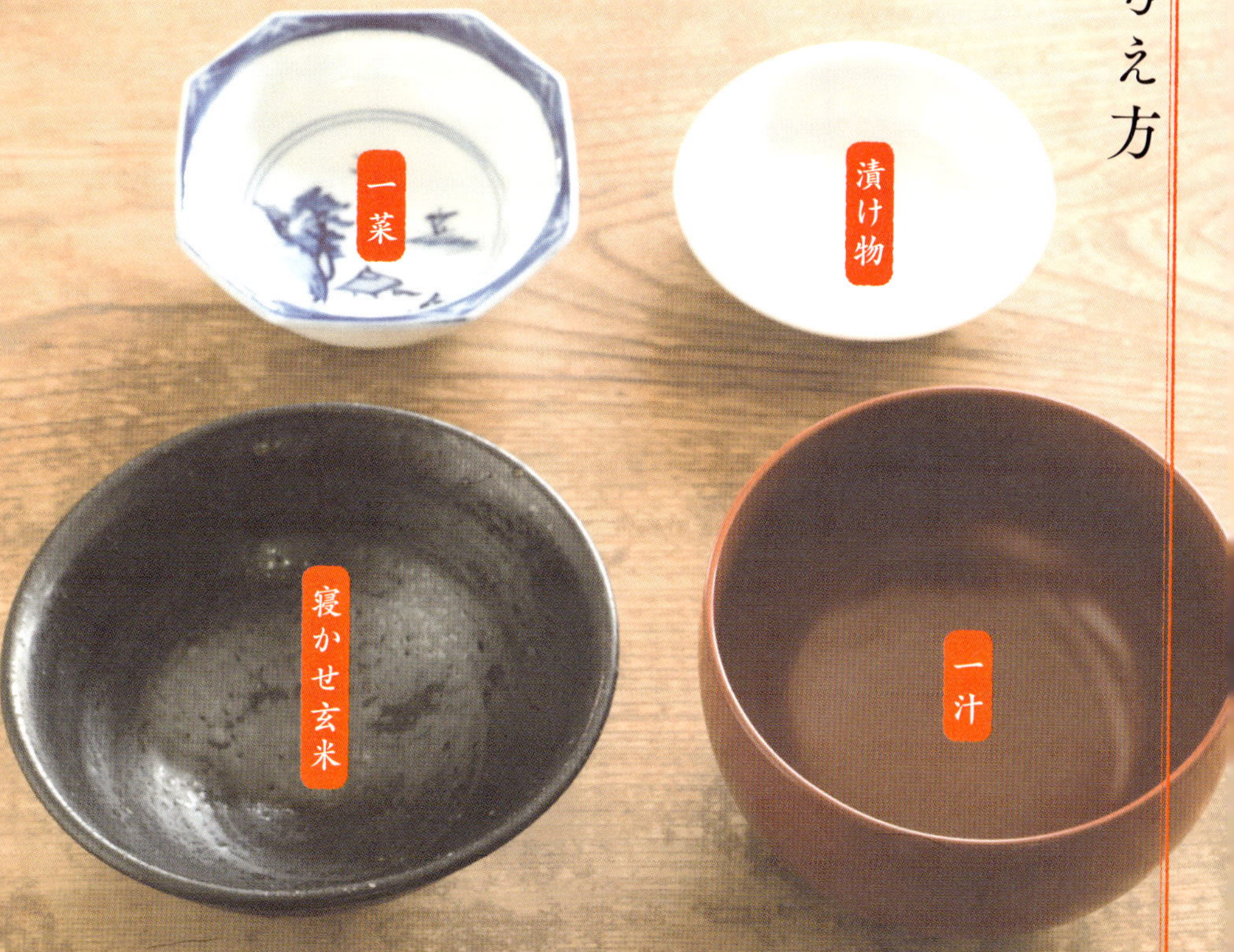

一汁

野菜がたくさん食べられる具だくさんの汁物。おかずにもなり、ご飯がすすむ鍋料理のようなイメージで作るとよい。具材は根菜・きのこ類・葉野菜・豆腐と何でもよく、肉や魚も少し入れて。

●汁物作りのポイント→p.86
●だしのとり方→p.110

寝かせ玄米

主食には、寝かせ玄米をたっぷりと。飯椀に大盛りでいただく。ごま塩をふっても、梅干しを添えてもおいしい。

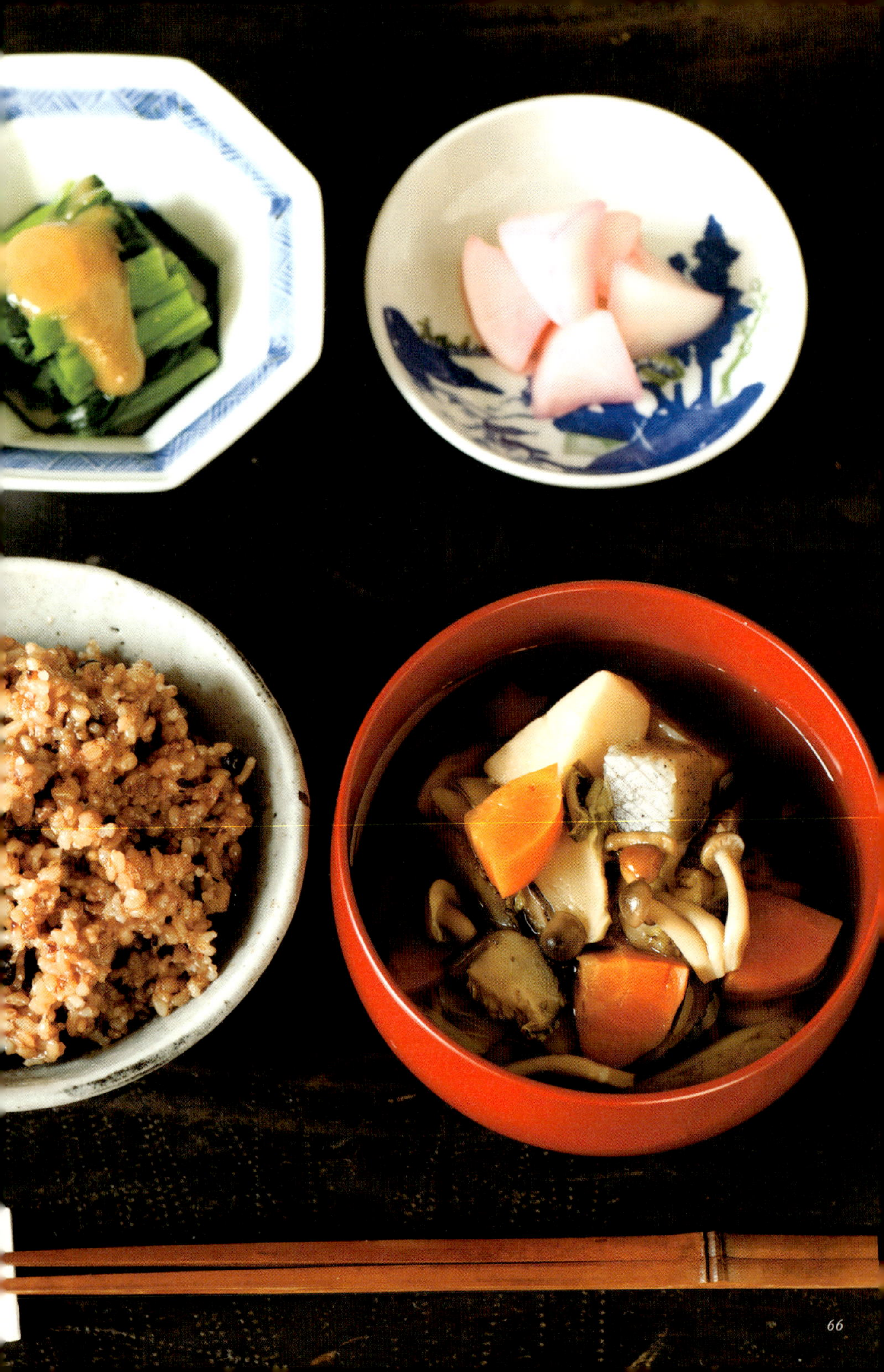

一汁一菜献立 1

一汁

のっぺい汁

東北の郷土料理。
なめこと里いものとろみで
冷めにくく、体が温まる汁。
滋養強壮にもなります。

一菜

ねぎぬた

ねぎは熱を通すと甘みとコクが出て
たっぷりいただけます。
イカやマグロを添えても美味。

漬け物

大根の梅酢漬け

↓レシピはp.108へ

一汁

【材料 4～5人分】
大根…1/6本
にんじん…小1本
里いも…4個
しめじ…⅓パック
なめこ…½パック
黒こんにゃく…½枚
長ねぎ…½本
だし汁…8～9カップ
a 酒…100mℓ
　みりん…40mℓ
　薄口しょうゆ…40mℓ
塩…20g

① 大根とにんじんは厚めのいちょう切り、里いもは皮をむいて縦半分に切り、水にさらす。しめじはほぐす。黒こんにゃくは表面に格子に隠し包丁を入れてサイコロ状に切り、水から茹でこぼす。長ねぎは斜め切りにする。
② 鍋にだし汁、大根、にんじんを入れて火にかける。しばらく煮たら、水気を切った里いもを加える。
③ 野菜に火が通ったら、**a**、こんにゃく、しめじ、なめこを加える。しばらく煮て長ねぎも加え、塩で味をととのえる。

一菜

【材料 2～3人分】
万能ねぎ…⅓束
ぬた味噌（作りやすい分量）
白味噌…50g
酢…大さじ⅔
砂糖…25g
みりん…小さじ1～2
辛子…適量

① 万能ねぎはたっぷりの湯で茹でて冷水にとる。2～3cm長さに切って水気を絞り、器に盛る。
② ぬた味噌の材料を混ぜ合わせ（硬い場合は少量の水でのばす）、①に適量かける。

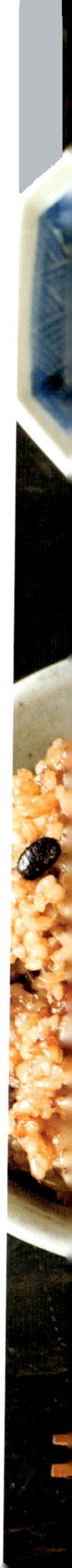

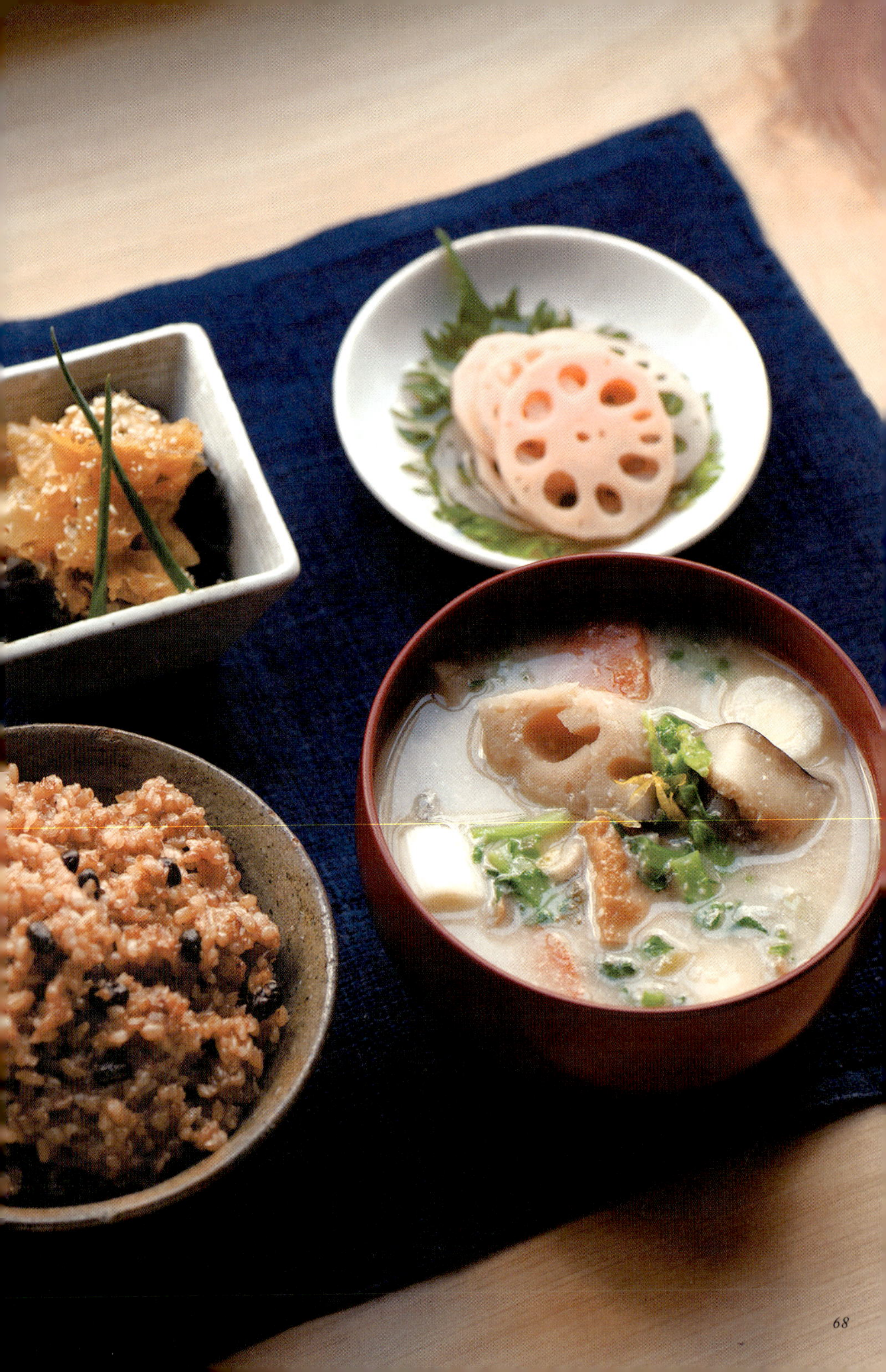

一汁

根菜粕汁

たくさん入った根菜の甘みと
粕のやさしい甘みで
体の芯から温まる汁。
寒い冬には最適です。

一菜

きくらげのオイスター炒め

黒きくらげは解毒や熱取り、
白きくらげは肌に潤いを与える作用が。
食物繊維もたっぷりで、
ぷりぷりの食感もいい。

漬け物

れんこんの梅酢漬け

→レシピはp.108へ

一汁

【材料 4〜5人分】
- 大根…1/6本
- にんじん…小1本
- れんこん…1節
- ごぼう…¼本
- 長ねぎ…½本
- 厚揚げ…1丁
- だし汁…8〜9カップ
- a 酒…100mℓ
  - みりん…40mℓ
  - 薄口しょうゆ…40mℓ
- b 酒粕…150mℓ
  - 白味噌…大さじ3
- 青菜（かぶの葉）…少々
- ゆずの皮…少々

① 大根とにんじんは厚めのいちょう切りにする。れんこんとごぼうは大き目のひと口大に切り、それぞれ水にさらす。長ねぎはぶつ切り、厚揚げはひと口大に切り、湯通しする。

② 鍋にだし汁、大根、にんじん、れんこん、ごぼうを入れて火にかける。野菜に火が通ったらa、厚揚げ、長ねぎを入れてしばらく煮る。

③ bを溶かし入れて味をととのえ、仕上げに青菜を入れて火を止める。お椀によそい、ゆずの皮を散らす。

一菜

【材料 2〜3人分】
- 黒きくらげ（乾燥）…20g
- 白きくらげ（乾燥）…20g
- ごま油…大さじ⅔
- にんにく…½片
- しょうゆ…大さじ1
- オイスターソース…大さじ1

① きくらげはそれぞれたっぷりの水につけて戻し、ひと口大に切る。

② フライパンにごま油とつぶしたにんにくを入れて火にかけ、香りが出たら黒きくらげ、白きくらげの順に入れて炒める。油が回ったらしょうゆとオイスターソースを入れてからめる。

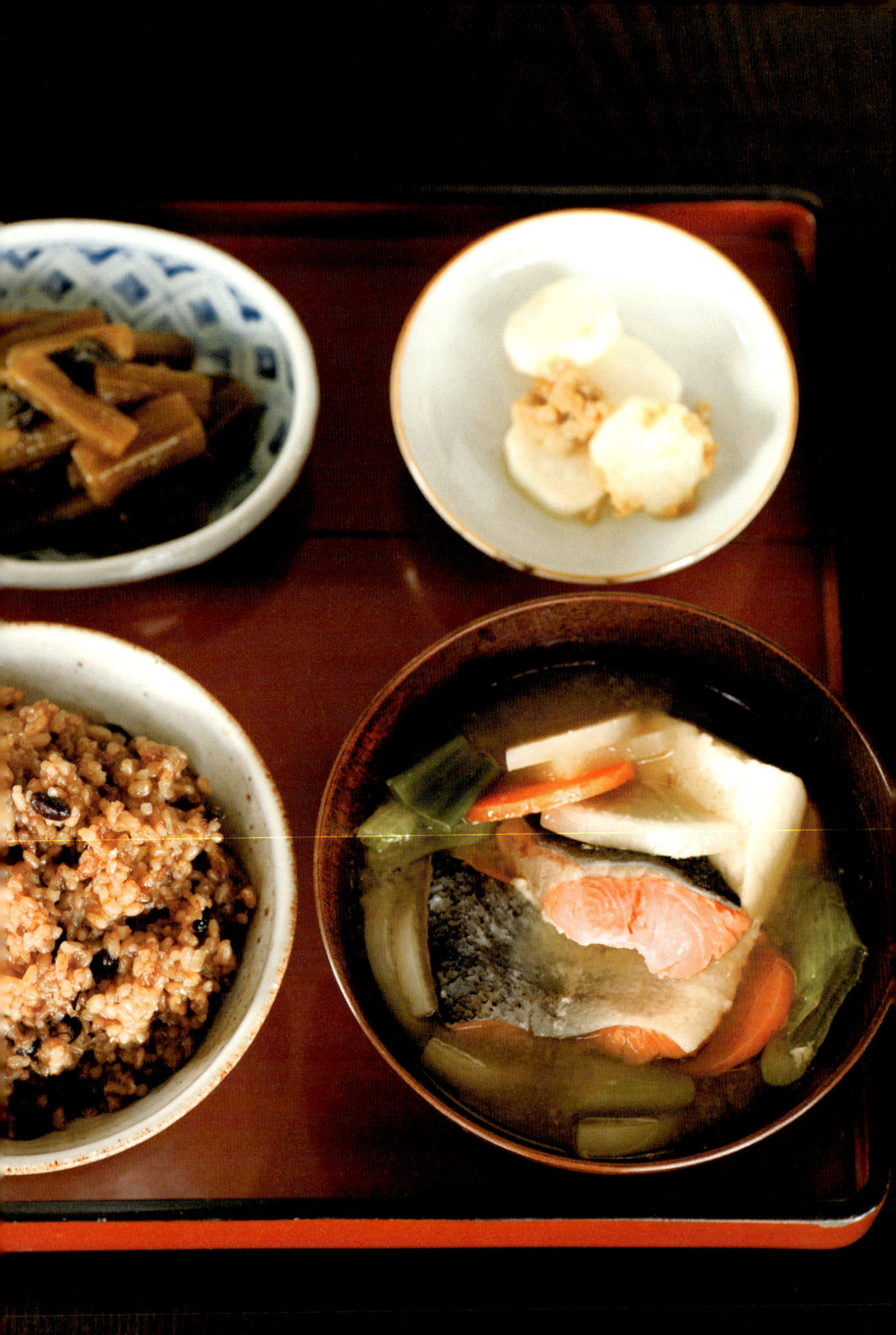

一汁一菜献立 3

一汁

石狩汁

北海道の郷土料理。
牛乳やバターを使わなくても
鮭の旨みと味噌のコクだけで
十分おいしい。

一菜

ふき煮

春の山菜の苦みは、活動的な季節へ
変わることを体に知らせる合図。
難しいイメージがありますが、
意外と簡単。

漬け物

長いもの味噌漬け

→レシピはp.109へ

一汁

【材料 4～5人分】

鮭…1～2切れ（150～200g）
大根…1/6本
にんじん…小1本
長ねぎ…½本
豆腐…½丁
だし汁…8～9カップ
a 酒…100mℓ
　みりん…40mℓ
　薄口しょうゆ…40mℓ
味噌…大さじ4～5

① 鮭は大きめのひと口大に切り、湯通しする。大根とにんじんはいちょう切り、長ねぎは斜め切りにする。豆腐は食べやすい大きさに切る。
② 鍋にだし汁、大根、にんじんを入れて火にかける。大根とにんじんに火が通ったら、湯通しした鮭とaを入れ、ひと煮立ちさせてアクをすくう。
③ 豆腐と長ねぎを入れて温め、味噌を溶き入れて味をととのえる。

一菜

【材料 作りやすい分量】

ふき…1束
a だし汁…500mℓ
　みりん…大さじ1～2
　しょうゆ…大さじ1～2
かつおぶし…ひとつかみ

① ふきは適当な長さに切り、たっぷりの湯でさっと茹でて筋を取る。3cm長さに切る。
② aでふきを煮て、ふきが柔らかくなり汁気がなくなってきたらかつおぶしを入れて混ぜる。

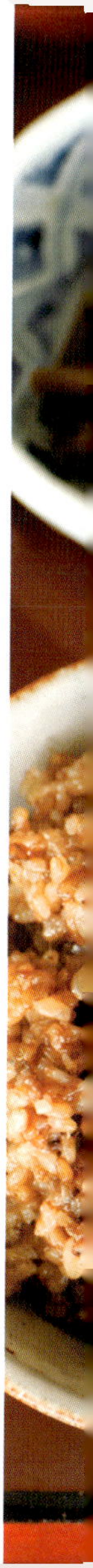

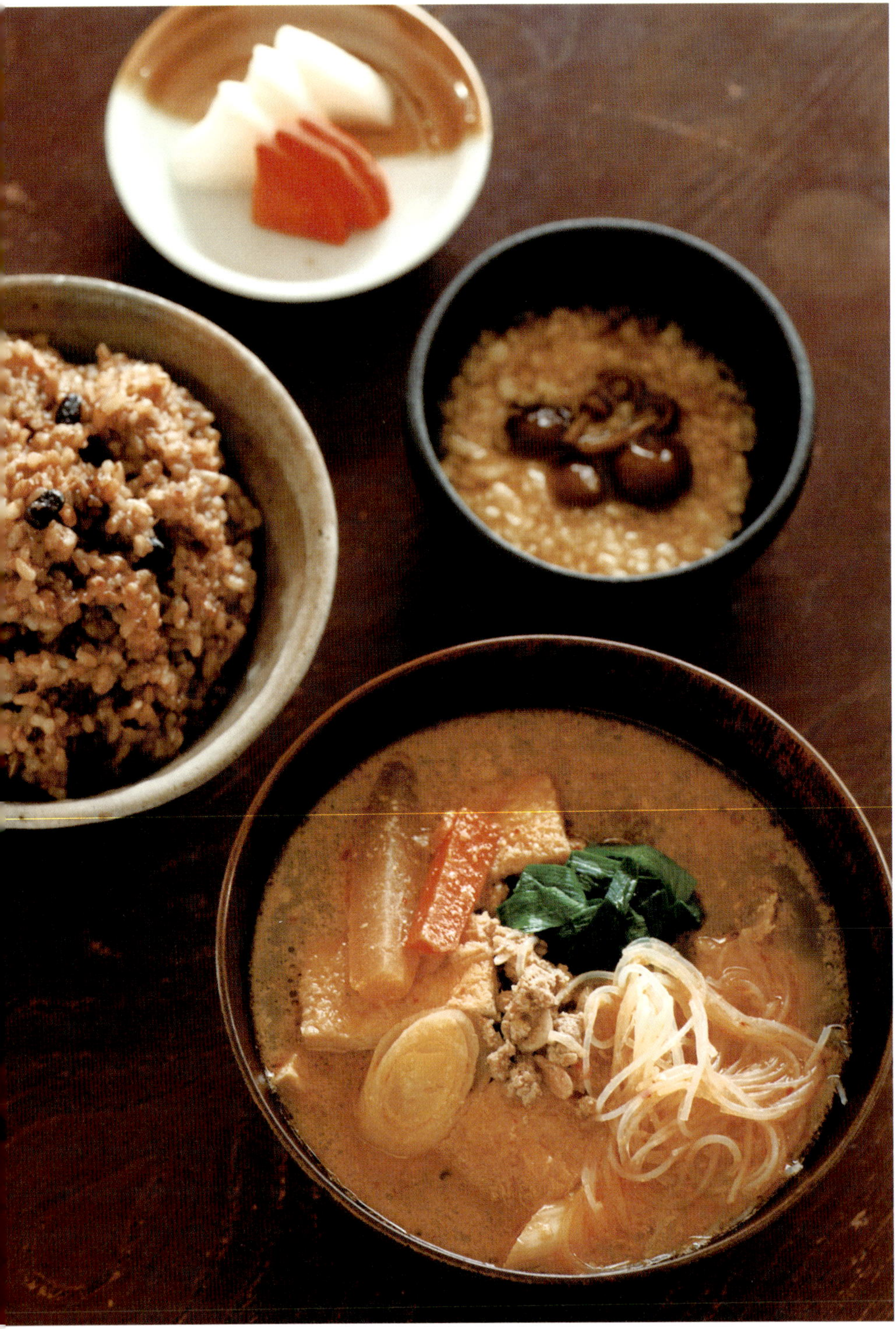

一汁

酸《サン》辣《ラー》湯《タン》

酸味と辛みがきいた
四川の代表的な家庭料理を
かつおだしを使って
和風にさっぱり仕上げました。

一菜

長いものたたき なめこべっこうあん

とろとろのべっこうあんは
玄米ご飯にかけても、
ほかの野菜や厚揚げとも好相性。

漬け物

大根とにんじんの ぬか漬け

→レシピはp.109へ

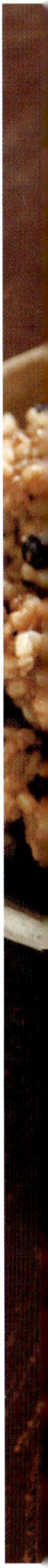

一汁

【材料 4～5人分】

大根…1/6本
にんじん…小1本
油揚げ…½枚
春雨（乾燥）…20g
白菜…1/6株
長ねぎ…½本
ごま油…大さじ2
にんにく（みじん切り）…10g
しょうが（みじん切り）…10g
豚ひき肉…80～100g
a 豆板醤…40g
　しょうゆ…75㎖
　砂糖…40g
　酒…100㎖
　みりん…40㎖
だし汁…8～9カップ
b 酢…20㎖
　ラー油…30㎖
黒こしょう…少々
卵…1個
ニラ…⅓束

① 大根、にんじんは大きめの拍子木切り、油揚げは大きめの短冊切りにしてそれぞれ湯通しする。春雨は湯につけて戻す。白菜はひと口大、長ねぎは斜め切りにする。
② 鍋にごま油を熱し、にんにくとしょうがを香りが出るまで弱火で炒める。ひき肉とaを入れて炒め合わせ、肉に火が通ったらだし汁、大根、にんじんを入れて煮る。
③ 大根とにんじんに火が通ったら春雨、白菜、長ねぎを入れてさらに煮る。全体に火が通ったらbを入れ、黒こしょうで味をととのえる。強火にして溶き卵を回し入れ、卵が浮いてきたらひと混ぜして火を止める。お椀によそい、さっと茹でて食べやすく切ったニラを入れる。

一菜

【材料 2～3人分】

長いも…15㎝
なめこ…1パック
だし汁…200㎖
しょうゆ…大さじ1～1と½

① 小鍋にだし汁としょうゆを入れて沸かし、さっと洗って水気を切ったなめこを煮て、火を止める。
② 長いもを粗みじんに切って器に盛り、冷めた①をかける。

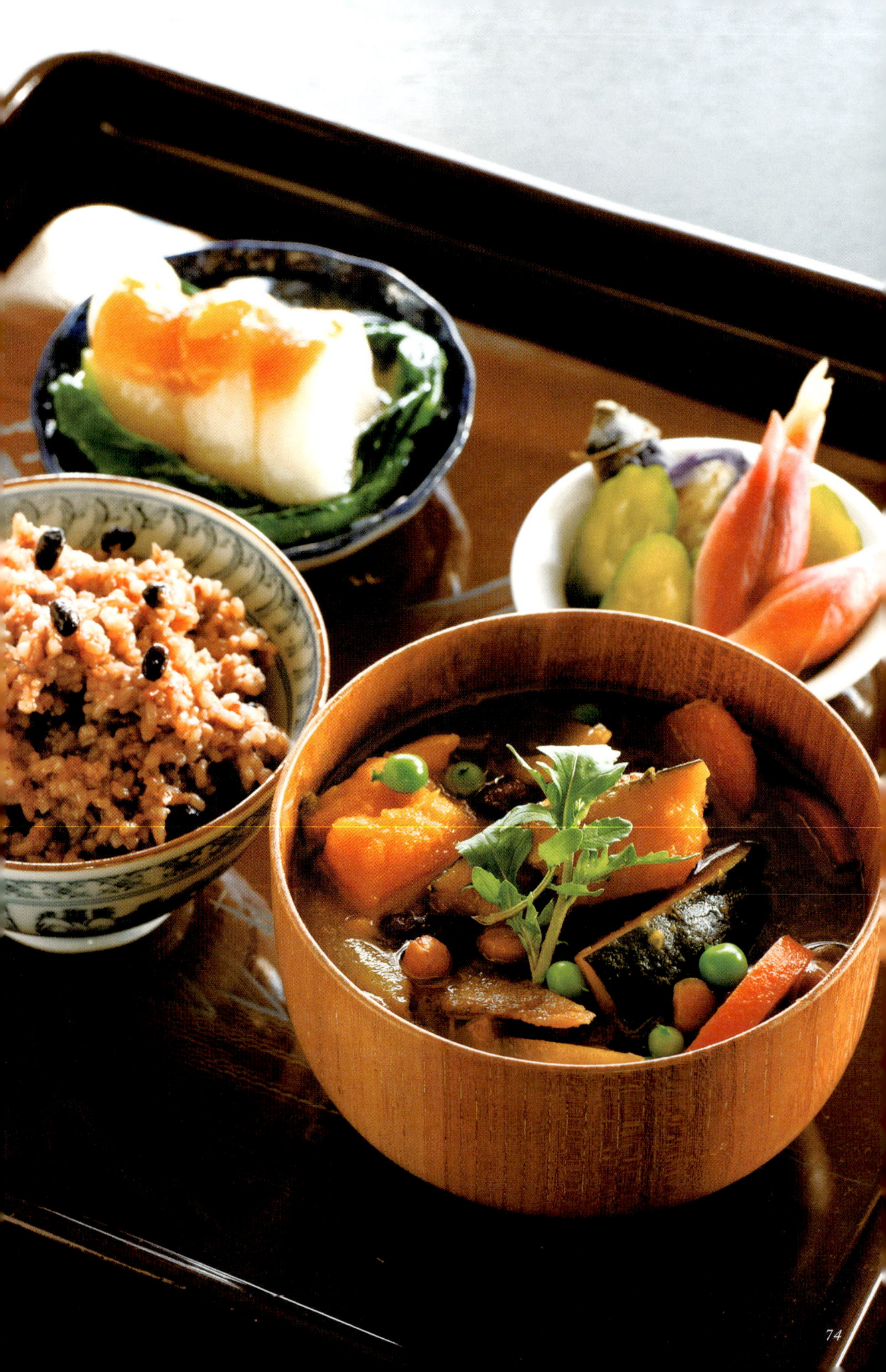

一汁一菜献立 5

一汁

かぼちゃカレー

かぼちゃの穏やかな甘みが
胃に優しいほっこり和風カレー。
崩れたかぼちゃや野菜が
自然なとろみになります。

一菜

ふろふき大根

弱火でじっくり煮込んで
だしをたっぷり吸わせた大根。
シンプルながら
奥深い味わいです。

漬け物

なす、きゅうり、みょうがのぬか漬け

→レシピはp.109へ

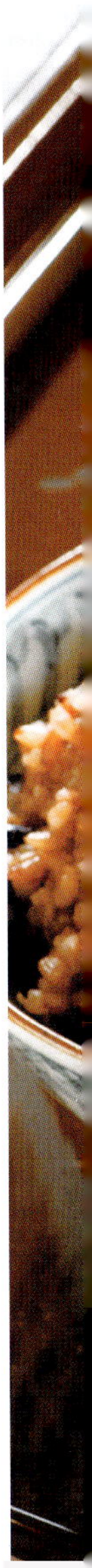

一汁

【材料 4〜5人分】

かぼちゃ…1/6個
玉ねぎ…1個
大根…1/6本
にんじん…小1本
鶏肉…150〜200g
ミックスビーンズ（水煮缶）…150〜200g
グリーンピース（水煮缶）…80g
サラダ油…大さじ2
にんにく（すりおろし）…10g
しょうが（すりおろし）…10g
a だし汁…8〜9カップ
　酒…100mℓ
　しょうゆ…50mℓ
　みりん…40mℓ
　塩…10g
b カレー粉…30〜50g
　オイスターソース…少々

1. かぼちゃは3cm角、玉ねぎはくし形切り、大根とにんじんは厚めのいちょう切りにする。鶏肉はひと口大に切る。豆は水気を切る。
2. 鍋にサラダ油とにんにく、しょうがを入れて弱火で香りが出るまで炒める。玉ねぎを入れて炒め合わせ、透き通ってきたら鶏肉、大根、にんじんを入れて炒め合わせる。
3. aを入れ、大根とにんじんに火が通るまで煮る。
4. かぼちゃとミックスビーンズを入れて、かぼちゃが煮えたらbを入れて味をととのえる。お椀によそい、彩りにグリーンピースを散らす。

一菜

【材料 2〜3人分】

大根…½本
a だし汁…500mℓ
　薄口しょうゆ…50mℓ
　みりん…20mℓ
酢味噌（ぬた味噌p.67を辛子を入れずに作ったもの）…適量
小松菜…適量

1. 小鍋にaを沸かし、1.5cm厚さに切った大根を入れて弱火で30分ほど煮る。
2. 器に大根とさっと茹でた小松菜を盛り、酢味噌をかける。

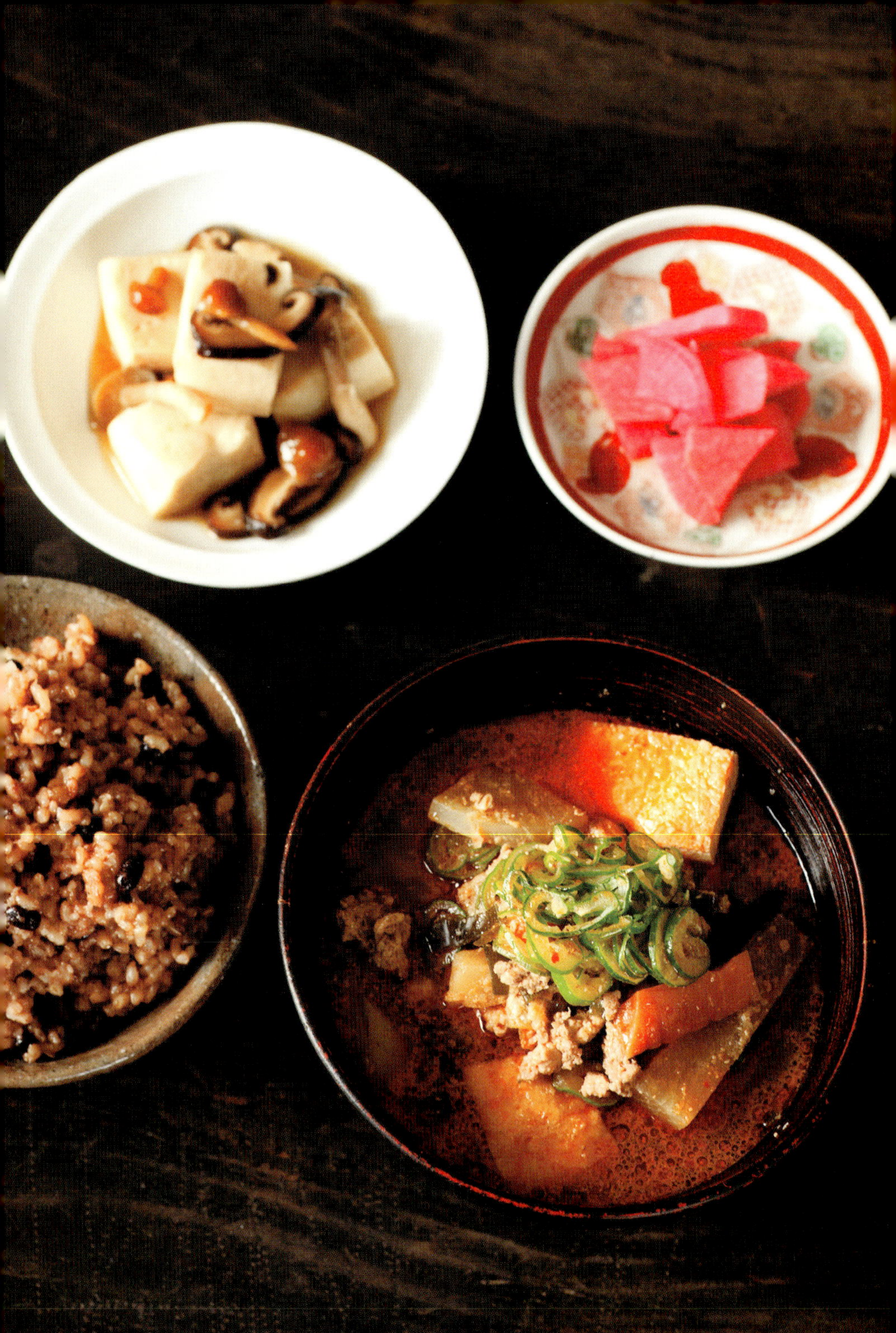

一汁一菜献立 6

一汁
坦々野菜汁
坦々麺のスープに、野菜をたくさん入れて煮ました。ごまの風味とスパイスの辛さでご飯がすすむ汁です。

一菜
高野豆腐のきのこあんかけ
だしをたっぷり吸わせた高野豆腐ときのこあん。主菜にもなります。

漬け物
赤カブのピクルス
→レシピはp.108へ

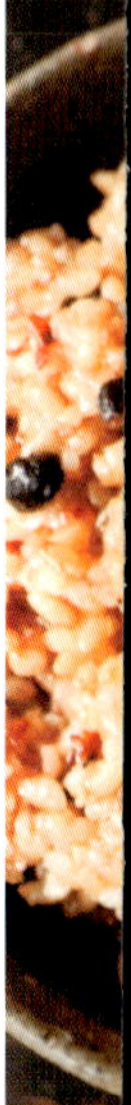

一汁

【材料 4～5人分】

- 大根…½本
- にんじん…小1本
- 油揚げ…½枚
- キャベツ…¼個
- 黒きくらげ（乾燥）…30g
- ごま油…大さじ2
- にんにく（みじん切り）…10g
- しょうが（みじん切り）…10g
- 合びき肉（豚・鶏）…150～200g
- 桜えび…40g
- a
  - だし汁…8～9カップ
  - 豆板醤…20～30g
  - しょうゆ…90㎖
  - 砂糖…40g
  - 酒…100㎖
  - みりん…50㎖
- b
  - 練りごま…40g
  - すりごま…30g
- 長ねぎ…½本

① 大根とにんじんは大きめの拍子木切り（またはいちょう切り）にして湯通しする。油揚げは大きめの短冊切り、キャベツはひと口大に切り、それぞれ湯通しする。きくらげはたっぷりの水につけて戻し、細切りにする。

② 鍋にごま油を熱し、にんにくとしょうがを弱火で香りが出るまで炒める。ひき肉と桜えびを加えて炒め、肉に火が通ったら**a**、大根、にんじんを入れて煮る。

③ 大根とにんじんに火が通ったら油揚げときくらげを入れ、**b**で味をととのえる。最後にキャベツを入れてさっと火を通す。お椀によそい、長ねぎの小口切りを盛る。

一菜

【材料 2～3人分】

- 高野豆腐……5枚
- しめじ…⅓パック
- しいたけ…1個
- なめこ…½パック
- a
  - だし汁…300㎖
  - みりん…大さじ1
  - しょうゆ…大さじ1
- b
  - だし汁…200㎖
  - しょうゆ…大さじ1～1と½
- 片栗粉、水…各大さじ2弱

① 高野豆腐はたっぷりの水につけて戻す。しめじはほぐし、しいたけは軸を落として薄切り、なめこは水気を切る。

② **a**を小鍋に沸かし、水気を絞った高野豆腐を入れて煮る。

③ 別の鍋に**b**を沸かしてきのこ類を煮て、水溶き片栗粉を入れてとろみをつける。

④ 器に高野豆腐を盛り、きのこあんをかける。

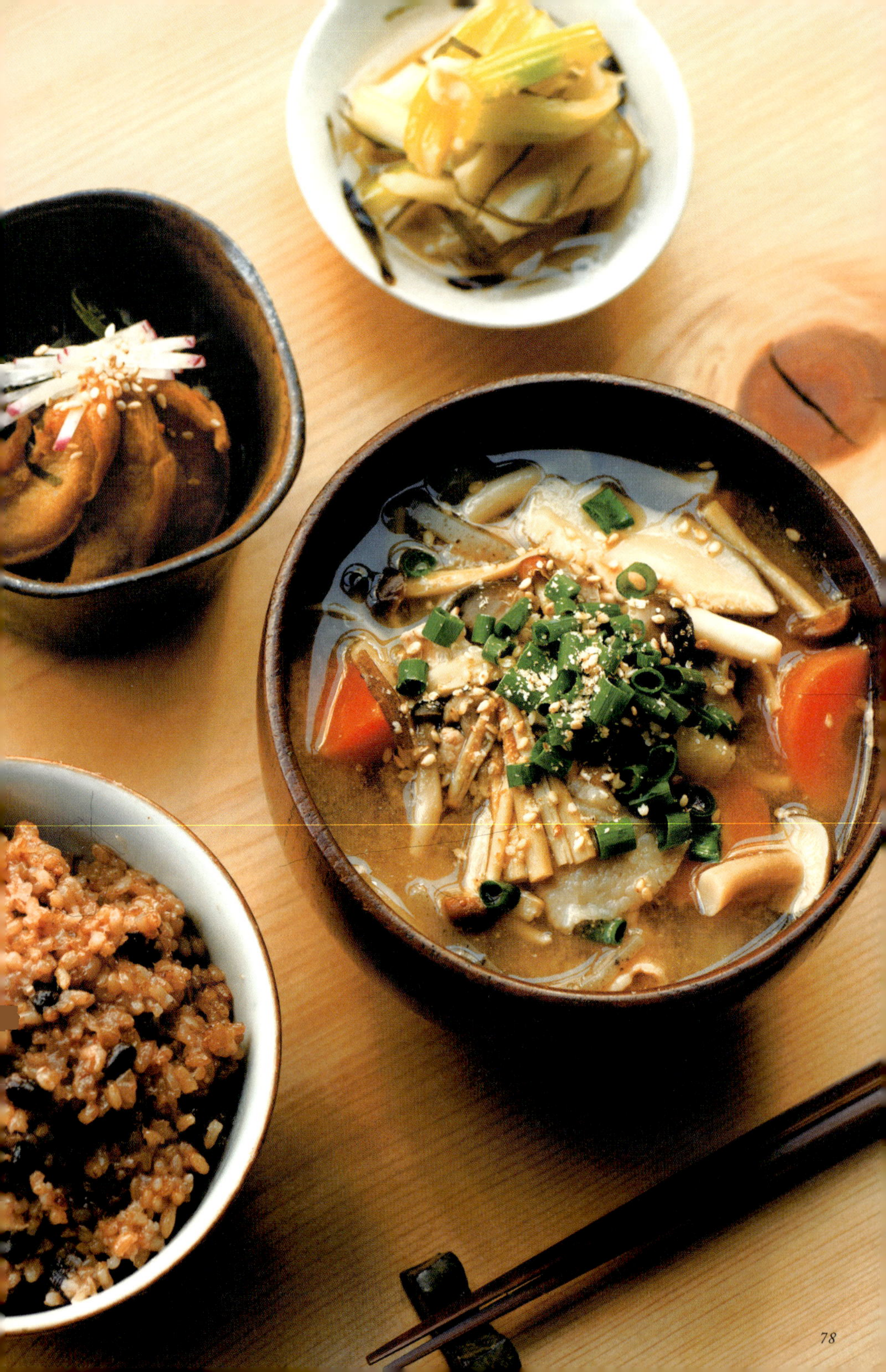

一汁一菜献立 7

一汁

きのこ豚汁

定番の豚汁にきのこをたっぷり加えてさらに香りよく。
きのこは数種類組み合わせると風味が複雑になっておすすめです。

一菜

切り昆布と車麩の煮物

ジューシーでボリュームのある車麩は肉を控えた献立でも満足度十分。
切り昆布の食感がアクセント。

漬け物

セロリのピクルス

↓レシピはp.108へ

一汁

【材料 4～5人分】
大根…1/6本
にんじん…小1本
しめじ、えのき…各½パック
エリンギ…2本
しいたけ…4個
板こんにゃく…½枚
豚バラ薄切り肉…200g
だし汁…8～9カップ
a 酒…100㎖
　みりん…40㎖
　薄口しょうゆ…40㎖
味噌…大さじ4～5
万能ねぎ、白ごま…各適量

① 大根とにんじんはいちょう切りにする。しめじとえのきは食べやすくほぐす。エリンギは長さを半分にして薄切り、しいたけは軸を落として薄切りにする。こんにゃくは食べやすい大きさに切って水から茹でこぼす。豚肉は食べやすい大きさに切って湯通しする。
② 鍋にだし汁、大根、にんじんを入れて火にかける。
③ 大根とにんじんに火が通ったらa、豚肉、こんにゃくを入れて弱火で煮て、きのこ類も加える。全体に火が通ったら味噌を溶き入れて味をととのえる。お椀によそい、万能ねぎの小口切りと白ごまをふる。

一菜

【材料 2～3人分】
切り昆布…100～150g
車麩…5枚
a だし汁…300㎖
　薄口しょうゆ…大さじ2
　みりん…大さじ2

① 切り昆布は食べやすい長さに切る。車麩は水で戻して、¼に切る。
② 小鍋にaを入れて火にかけ、沸いたら切り昆布を入れて2～3分煮る。車麩も加え、味が染みたら完成。

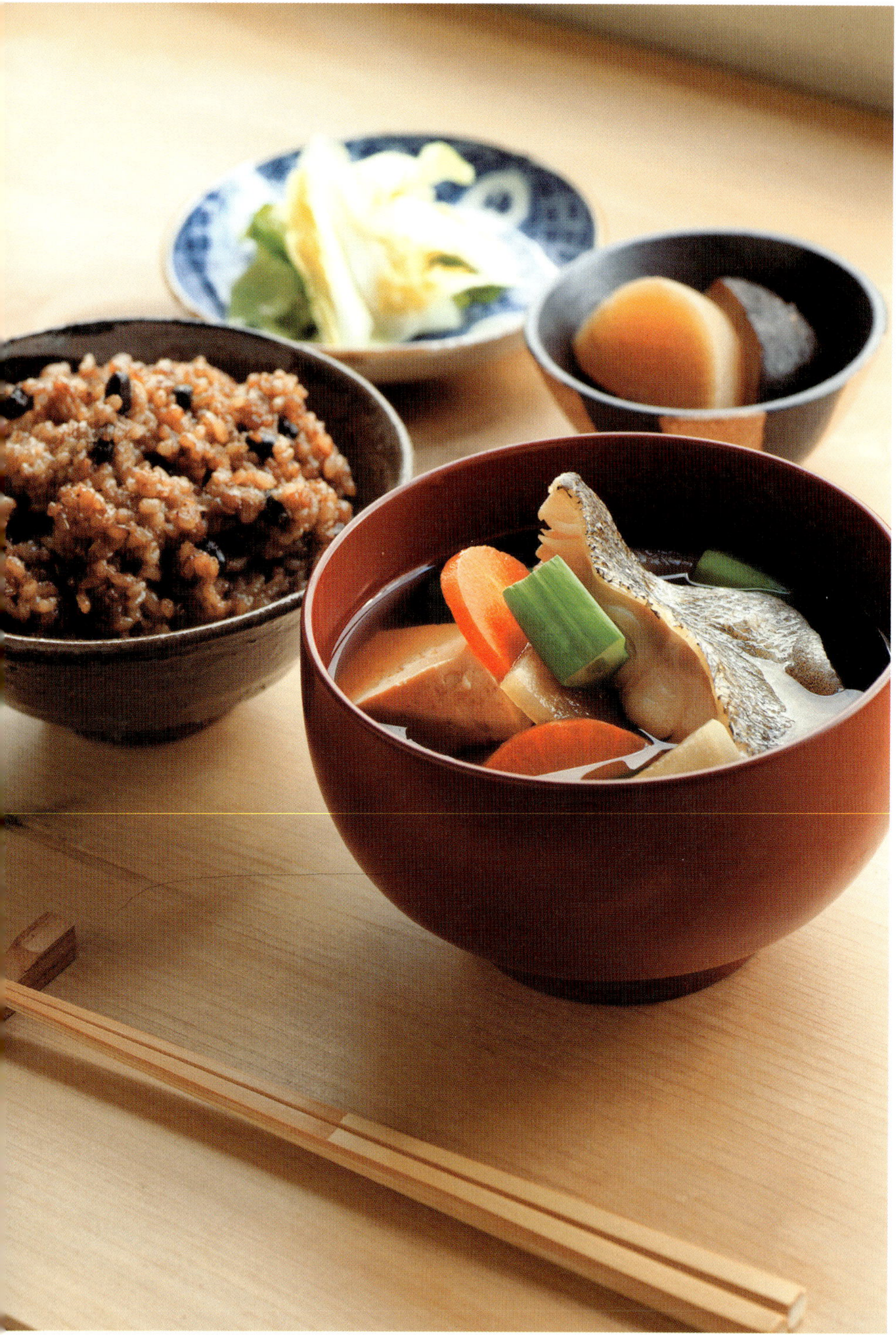

一汁

じゃっぱ汁（タラ汁）

じゃっぱとは魚のアラの意。
本来はアラで作りますが、
ご家庭では食べやすく切り身で。
白子を入れるとさらにスープに深みが出ます。

一菜

大根としいたけの含め煮

大根としいたけの旨みを
煮汁とともにたっぷりと含ませた
素材の持ち味を生かした一品。

漬け物

白菜の浅漬け

↓レシピはp.107へ

一汁

【材料 4～5人分】

タラ…1～2切れ（150～200g）
大根…1/6本
にんじん…小1本
長ねぎ…½本
豆腐…¼～½丁
だし汁…8～9カップ
a　酒…100㎖
　　みりん…40㎖
　　薄口しょうゆ…40㎖
しょうが汁…少々
塩…10～20g

① タラは大きめのひと口大に切り、湯通しする。大根とにんじんはいちょう切り、長ねぎは斜め切りにする。豆腐は食べやすい大きさに切る。
② 鍋にだし汁、大根、にんじんを入れて火にかける。大根とにんじんに火が通ったら、湯通ししたタラとaを入れ、ひと煮立ちさせてアクをすくう。臭み消しにしょうが汁を加える。
③ 豆腐と長ねぎを入れて温め、塩で味をととのえる。

一菜

【材料 2～3人分】

大根…⅓本
干ししいたけ…10枚
だし汁…300㎖
みりん…大さじ2
しょうゆ…大さじ2

① 干ししいたけはたっぷりの水に数時間つけて戻す。大根は2cm厚さの半月切りにする。
② 鍋にだし汁と大根を入れて火にかけ、大根が柔らかくなったらみりんとしょうゆ、半分に切った干ししいたけを加え、汁気がなくなるまで煮る。

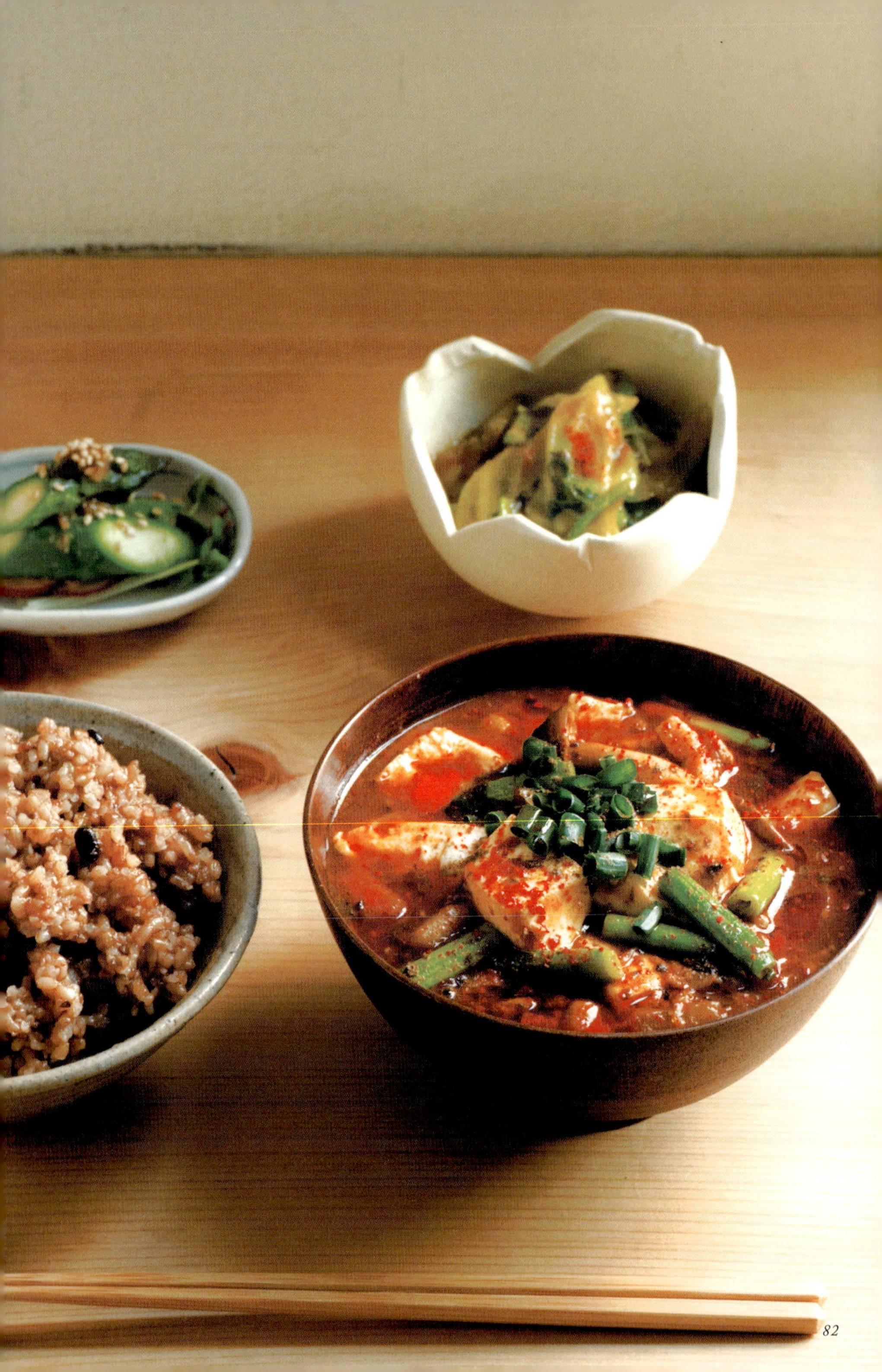

一汁一菜献立 9

一汁

五目麻婆

麻婆豆腐に野菜をたっぷり加えた、
おかずスープ。
パンチの効いた辛さで
玄米ご飯がすすみます。

一菜

キャベツのカレー煮

カレー風味のしっかりした味だから
キャベツもご飯も
たくさん食べられます。

漬け物

アスパラの味噌漬け

↓レシピはp.109へ

一汁

【材料 4～5人分】

大根…1/6本
にんじん…小1本
キャベツ…1/6個
しめじ…½パック
豆腐…1丁
ごま油…大さじ1～2
にんにく（すりおろし）…10g
しょうが（すりおろし）…10g
合びき肉（鶏・豚）
　…100～120g
a 豆板醤…20～30g
　しょうゆ…50mℓ
　甜面醤…40g
　砂糖…40～50g
　酒……80mℓ
　みりん…60mℓ
だし汁…6～7カップ
ニラ…⅓束
万能ねぎの小口切り…適量
ラー油、山椒…各少々

① 大根とにんじんは大きめの拍子木切りにして湯通しする。キャベツはひと口大に切って湯通しする。しめじはほぐし、豆腐は食べやすい大きさに等分に切る。
② 鍋にごま油を熱し、にんにくとしょうがを香りが出るまで炒める。ひき肉を入れて炒め、肉に火が通ったら**a**を入れて炒め、香りが出たらだし汁、大根、にんじんを入れて煮る。
③ 大根とにんじんに火が通ったらしめじ、豆腐、キャベツを入れてさっと火を通し、3cm長さに切ったニラを入れて火を止める。お椀によそい、万能ねぎをのせ、ラー油と山椒をひとふりする。

一菜

【材料 2～3人分】

キャベツ…1/6個
菜種油…大さじ1
にんにく…½片
しょうが…½片
a しょうゆ…大さじ1
　塩、こしょう…各少々
　カレー粉…小さじ1

① キャベツは短冊に切る（芯は細く切る）。
② フライパンに菜種油、にんにく、しょうがを入れて火にかけ、香りが出たらキャベツを入れて炒める。油が回ったら、**a**を入れて炒め合わせる。ここまで強めの中火で手早くやるとキャベツのシャキシャキ感が残っておいしい。

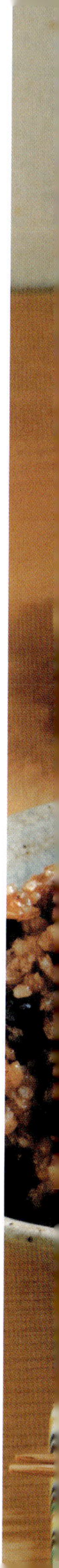

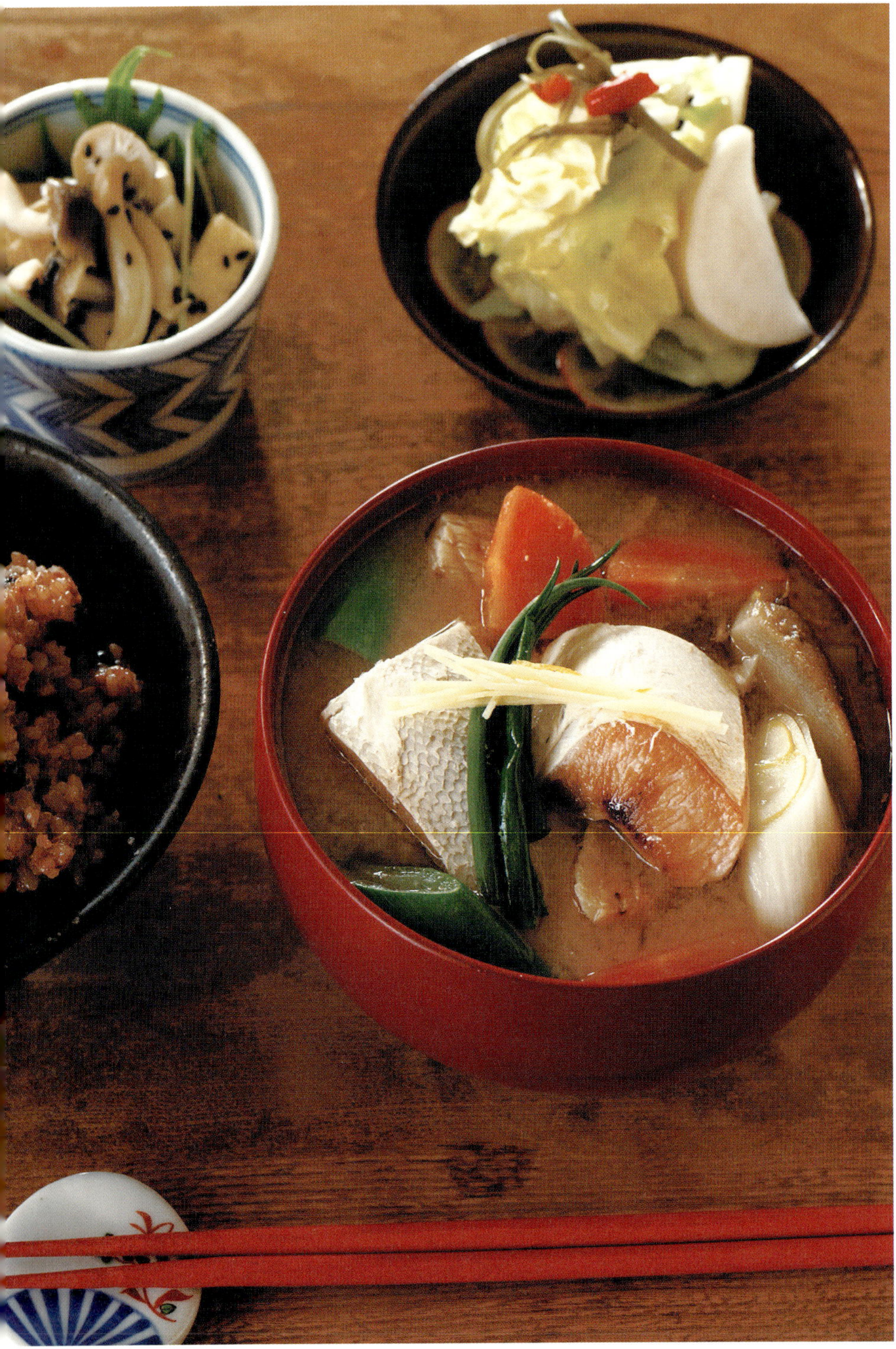

一汁一菜献立 10

一汁

ブリ味噌汁

ブリの風味が抜群によくなる冬の寒い時期に作ってほしい味噌汁。アラを加えるとさらに美味。

一菜

しめじの信田煮

油揚げ入りの煮物は旨みたっぷり。しめじも入って食べ応えもあります。冷めてもおいしくほっとする味わい。

漬け物

キャベツとカブと切り昆布の浅漬け

↓レシピはp.107へ

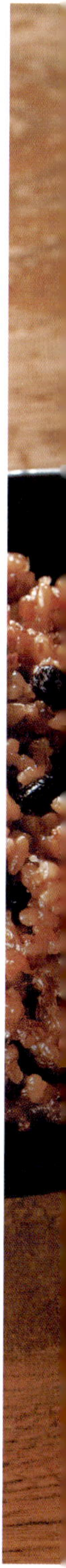

一汁

【材料 4～5人分】

ブリ…1～2切れ（150～200g）
大根…1/6本
にんじん…小1本
ごぼう…¼本
長ねぎ…½本
豆腐…¼～½丁
だし汁…8～9カップ
a 酒…100mℓ
　みりん…40mℓ
　薄口しょうゆ…40mℓ
味噌…大さじ4～5
万能ねぎ…少々
しょうが（せん切り）…少々

① ブリは大きめのひと口大に切り、湯通しする。大根とにんじんはいちょう切り、ごぼうは乱切りにして水にさらす。長ねぎは斜め切り、豆腐は食べやすい大きさに切る。
② 鍋にだし汁、大根、にんじん、ごぼうを入れて火にかける。野菜に火が通ったら、湯通ししたブリとaを入れ、ひと煮立ちさせてアクをすくう。
③ 豆腐と長ねぎを入れて温め、味噌を溶き入れて味をととのえる。お椀によそい、万能ねぎとしょうがのせん切りをのせる。

一菜

【材料 2～3人分】

しめじ…1パック
油揚げ…1枚
a だし汁…1カップ
　しょうゆ…大さじ1と½
　みりん…大さじ1
水菜、黒ごま…各少々

① しめじはほぐす。油揚げは短冊に切って熱湯をかけて油を抜く。
② 小鍋にaを沸かし、しめじと油揚げを入れて煮る。
③ 器にざく切りにした水菜を敷き、②を盛って黒ごまをふる。

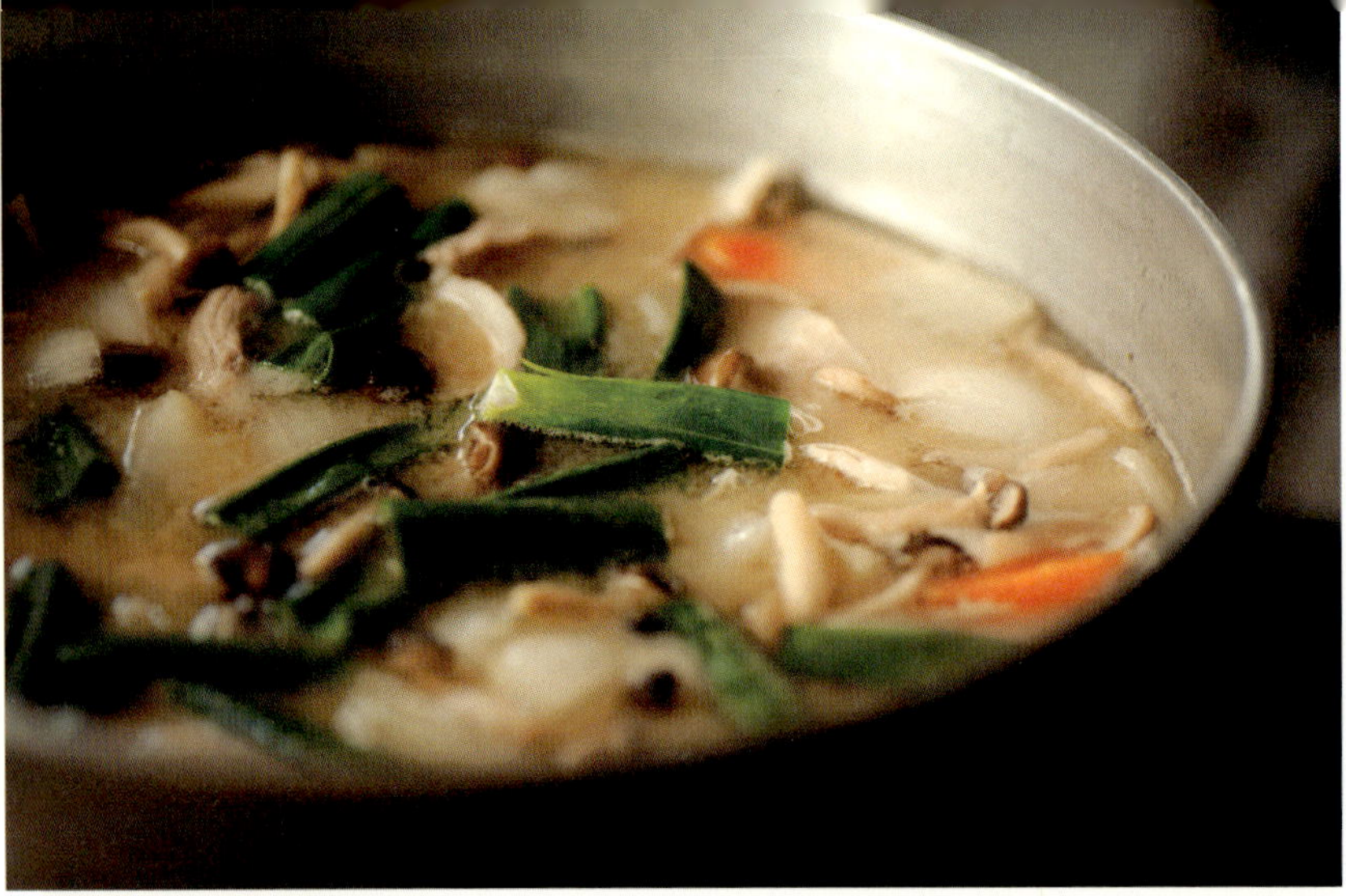

汁物作りのポイント

汁物作りは基本さえ押さえれば簡単にできます。季節の野菜や冷蔵庫にある肉や魚を使っていろいろなアレンジが可能。たくさん作る方がおいしいので、一人暮らしや二人暮らしの人は数日分をまとめて作って。

共通の手順

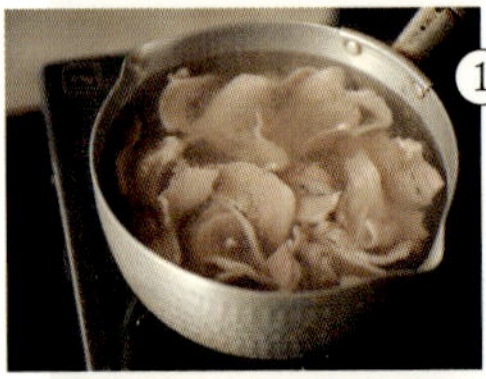

① **豚肉や魚介を湯通しする**
肉類や魚介類は、さっと湯通ししておくと臭みやアクが抜けて汁物の味わいがすっきりします。

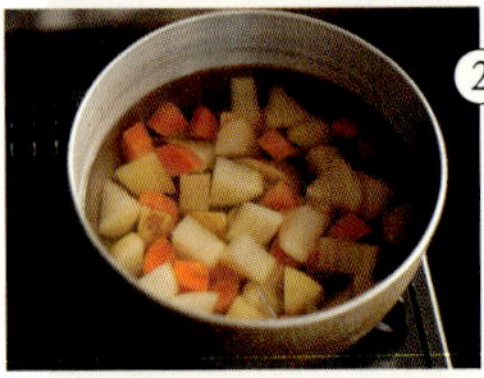

② **だしで根菜を煮る**
大根、にんじん、じゃがいも、ごぼうなどの根菜から煮ます。

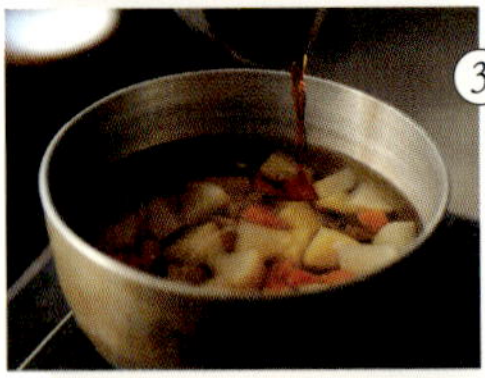

③ **下味をつける**
根菜に火が通ったら酒、みりん、薄口しょうゆを加え、下味をつけます。湯通しした肉や魚も加えます。

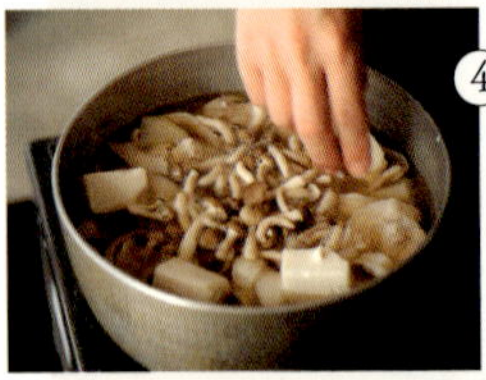

④ **豆腐やきのこを入れる**
火の通りやすい豆腐やきのこ類は最後に加えます。

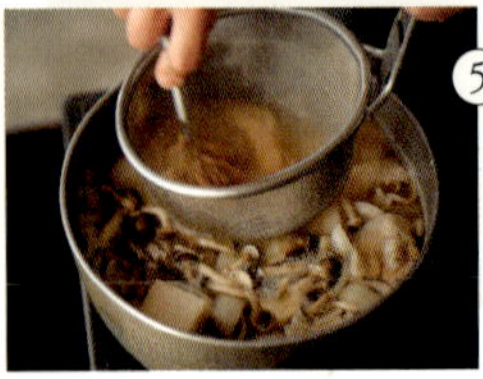

⑤ **味をととのえる**
味噌、塩、しょうゆなどで味をととのえます。

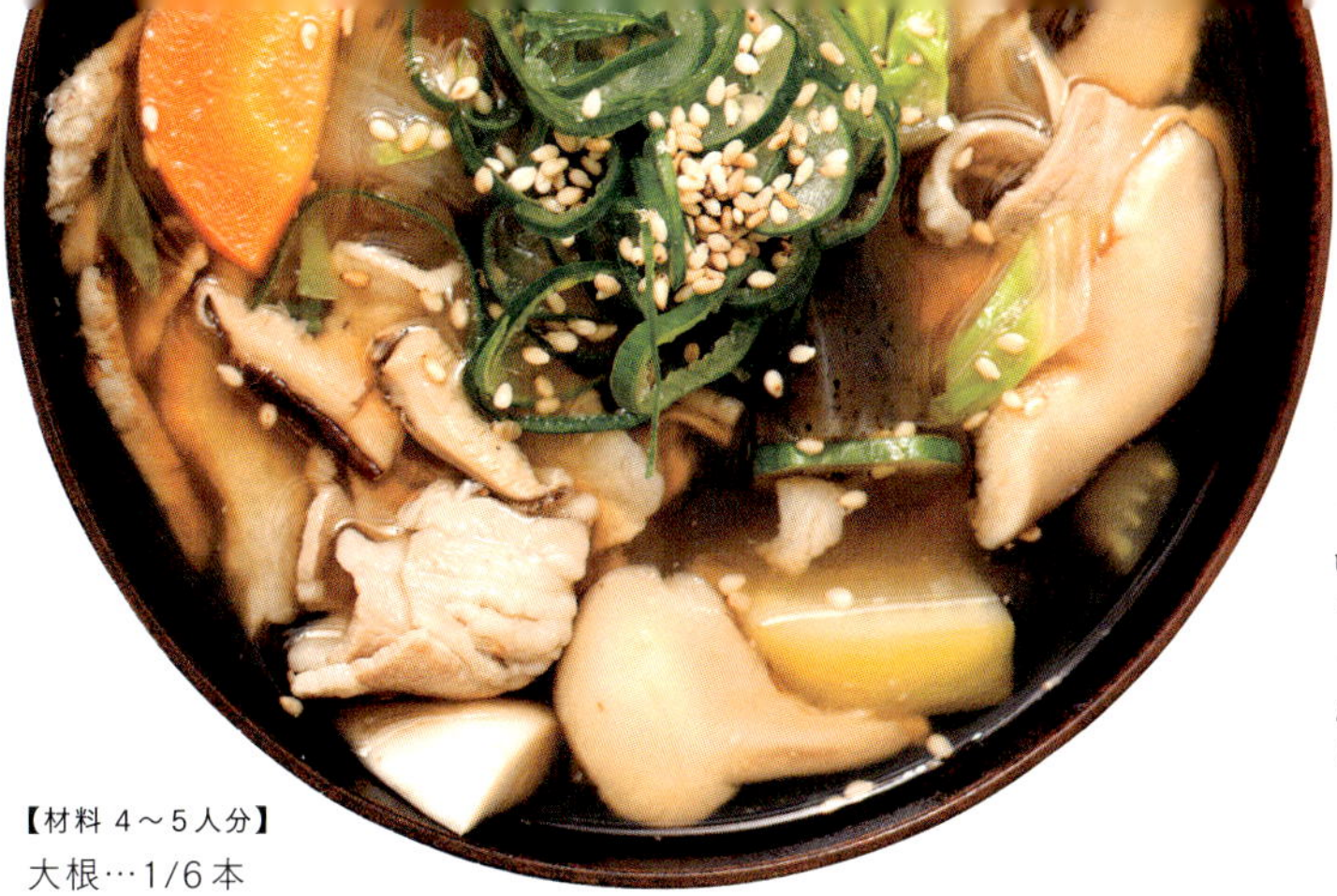

しょうゆちゃんこ

ちゃんこ

おかずになる汁物の定番「ちゃんこ」の具材は冷蔵庫にある肉や野菜なんでもＯＫ。好みでしょうゆ味、塩味、味噌味と変えれば飽き知らず。

【材料 4～5人分】

大根…1/6本
にんじん…小1本
しいたけ…3～4個
白菜…1/6株
長ねぎ…1本
板こんにゃく…½枚
豚バラ薄切り肉…200g
だし汁…8～9カップ
a 酒…100mℓ
　みりん…40mℓ
　薄口しょうゆ…40mℓ
しょうゆ…100mℓ
白ごま…少々

① 大根、にんじんはいちょう切り、しいたけは軸を落として薄切り、白菜はひと口大のざく切りにする。長ねぎは青い部分は薄切り(仕上げ用)、下半分は2cmの斜め切りにする。こんにゃくは食べやすい大きさに切って水から茹でこぼす。豚肉は食べやすい大きさに切って湯通しする。

② 鍋にだし汁、大根、にんじんを入れて火にかける。

③ 大根とにんじんに火が通ったらaと豚肉を入れ、ひと煮立ちさせてアクをすくう。しいたけ、こんにゃく、白菜、長ねぎ（斜め切り）を加え、しょうゆで味をととのえる。お椀によそい、仕上げ用の長ねぎをのせて白ごまをふる。

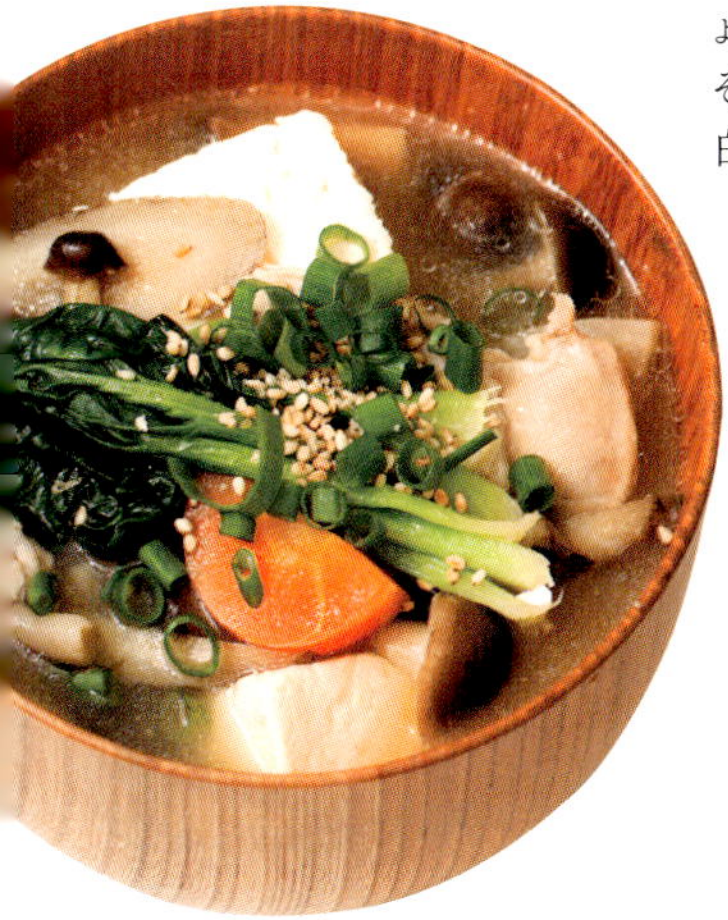

味噌ちゃんこ

「しょうゆちゃんこ」の最後のしょうゆの代わりに味噌大さじ4～5で調味する。

塩ちゃんこ

「しょうゆちゃんこ」の最後のしょうゆの代わりに塩10～20gで調味する。

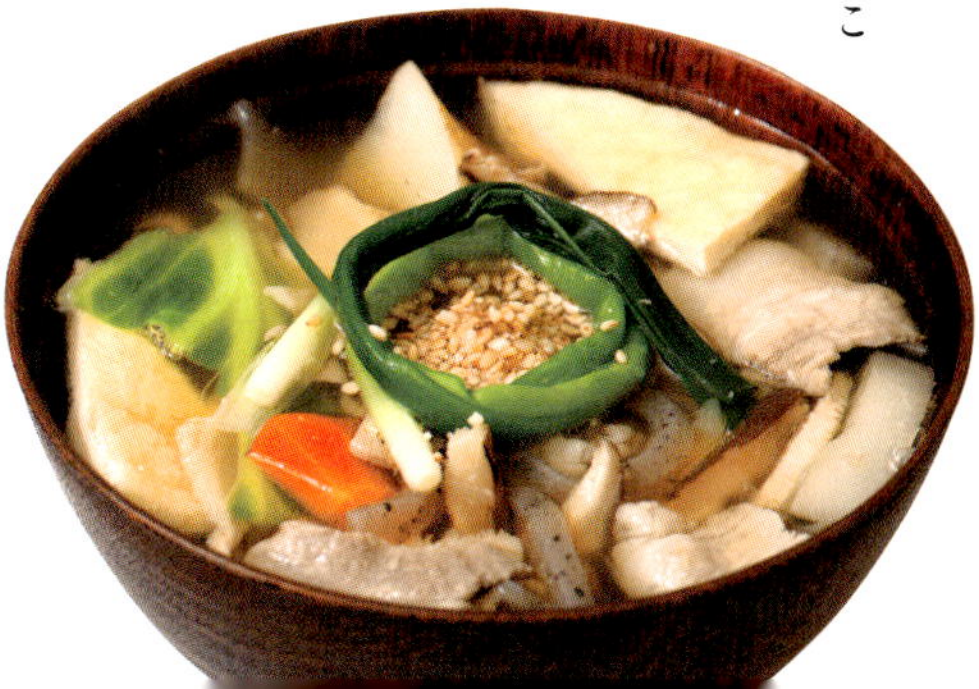

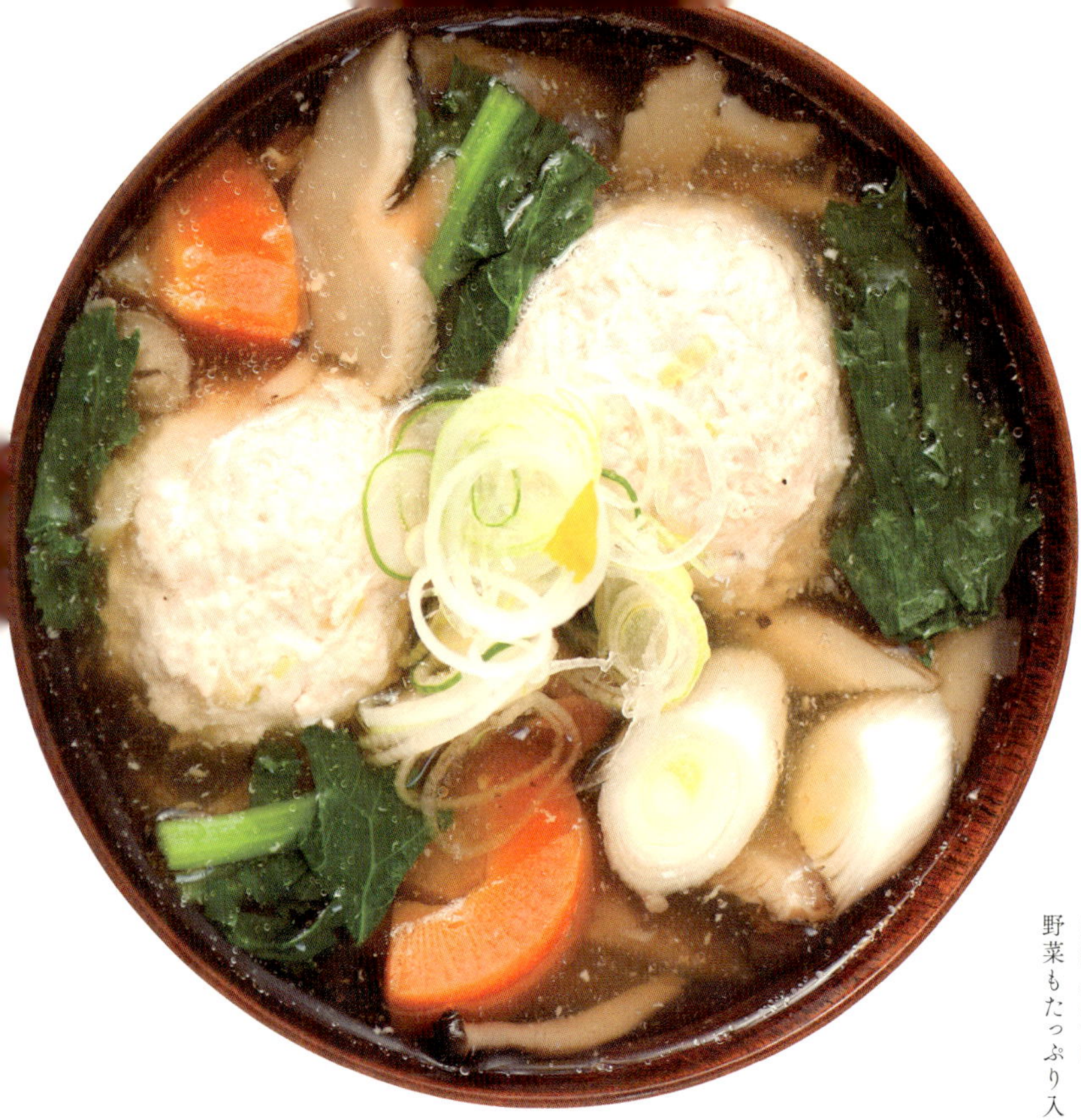

鶏つくね汁

あっさり味の鶏つくね入りで大満足の一品。
野菜もたっぷり入れましょう。

【材料 4〜5人分】
大根…1/6本
にんじん…小1本
しめじ、まいたけ…各½パック
長ねぎ…½本
小松菜…½束
鶏ひき肉…150〜200g
a 塩…10〜15g
こしょう…少々
卵…1個
酒…少々
しょうが（すりおろし）…20g
だし汁…7〜8カップ
b 酒…100mℓ
みりん…40mℓ
薄口しょうゆ…40mℓ
塩…10〜20g
長ねぎの薄切り、ゆずの皮…各適量

1. 大根とにんじんは厚めのいちょう切り、しめじとまいたけはほぐす。長ねぎは半分は2cm幅の斜め切り、半分はみじん切りにする。小松菜はさっと茹でて食べやすく切る。
2. ボウルに鶏ひき肉、長ねぎのみじん切り、aを入れて、粘りが出るまで手で練る。
3. 鍋にだし汁、大根、にんじんを入れて火にかける。
4. 大根とにんじんに火が通ったらbを入れ、②をスプーンなどでひと口大にまとめて入れる。アクはすくう。
5. 鶏つくねに火が通ったら、きのこ、長ねぎを入れてさっと火を通し、塩で味をととのえる。小松菜を加えて火を止める。器によそい、長ねぎの薄切りとゆずの皮をのせる。

ピリ辛あさり汁

韓国の味噌チゲを日本風にアレンジ。
煮干しだしを煮干しごと使って栄養も満点。
あさりが旬の春から夏におすすめ。

【材料 4～5人分】

あさり…200～250g
大根…1/6本
ごぼう…¼本
白菜…1/6株
しめじ…½パック
だし汁（煮干しだし）…8～9カップ
a 酒…100mℓ
　みりん…40mℓ
　薄口しょうゆ…40mℓ
味噌（あれば豆味噌か麦味噌）
　…大さじ4～5
一味唐辛子…少々

1. あさりは数時間からひと晩塩水につけて砂抜きする。大根はいちょう切り、ごぼうは大きめのささがきにして水にさらす。白菜はざく切り、しめじはほぐす。
2. 鍋にだし汁、大根、ごぼうを入れて火にかける。
3. 大根とごぼうに火が通ったらa、白菜、しめじ、あさりを入れる。あさりの口が開いたら味噌を溶き入れ、一味唐辛子で味をととのえる。

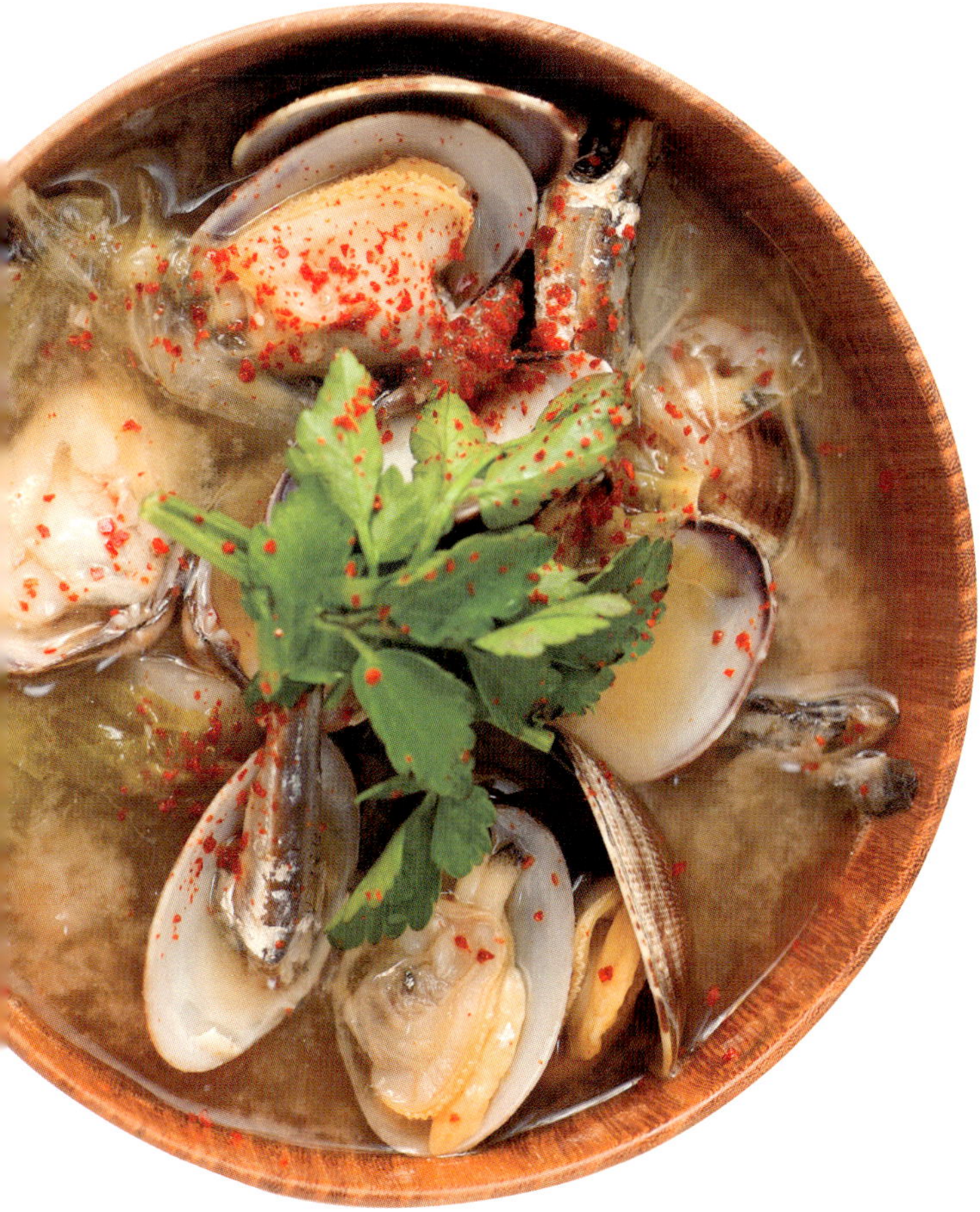

イカ汁

新鮮なイカが手に入ったら
たっぷりの野菜と
一緒に煮込みましょう。
伝統調味料〝いしる〟で
コクのある一品に。

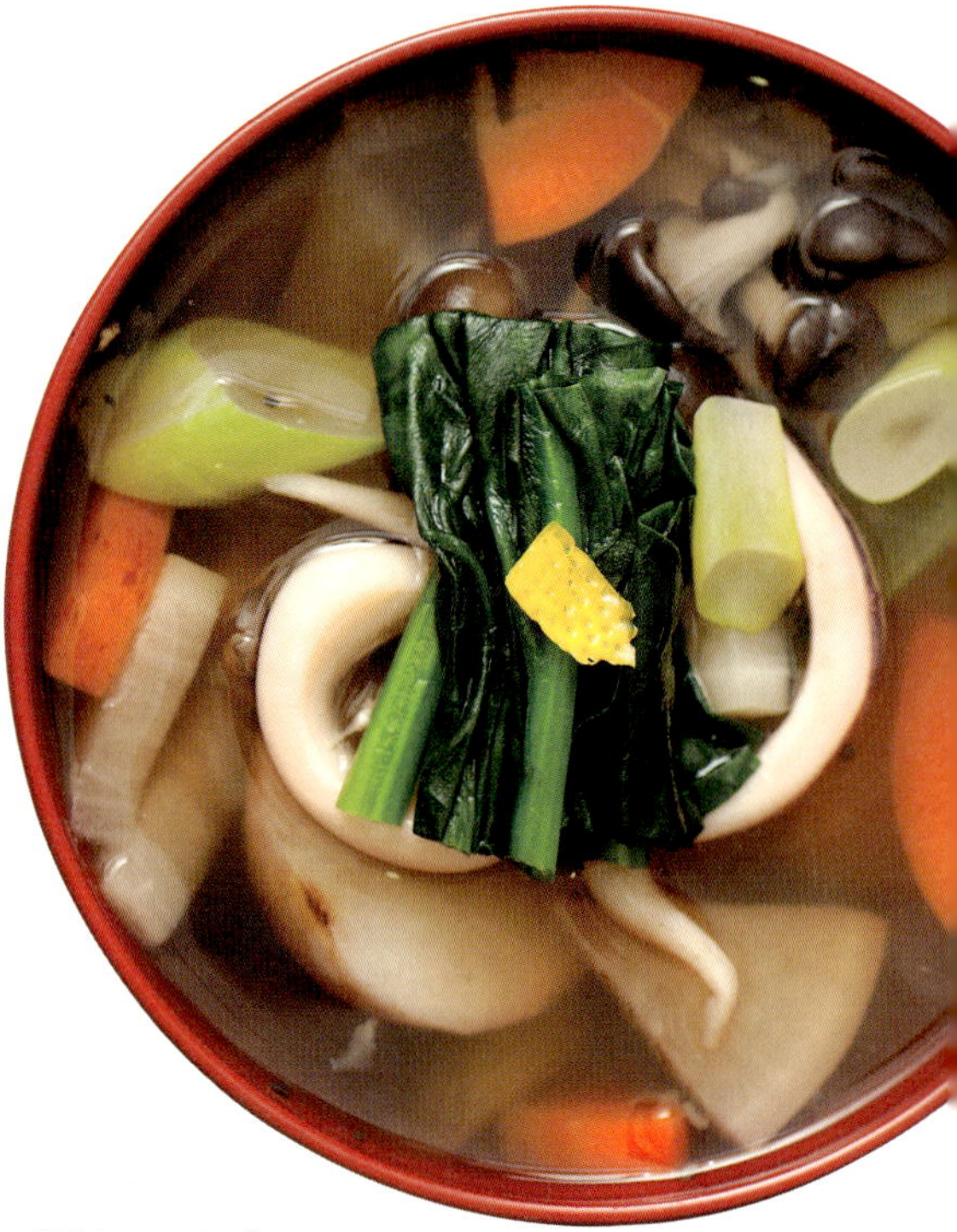

①イカは胴からゲソをはずし、胴は輪切り、ゲソは洗って食べやすく切り分け、湯通しする。
②大根、にんじんは厚めのいちょう切り、里いもは皮をむいて縦半分に切り、水にさらす。しめじはほぐし、長ねぎは斜め切りにする。
③鍋にだし汁、大根、にんじん、里いもを入れて火にかける。野菜に火が通ったら湯通ししたイカとしめじ、aを入れ、ひと煮立ちさせてアクをすくう。
④長ねぎを加え、いしると塩で味をととのえる。お椀によそい、さっと茹でて食べやすく切った小松菜をのせ、ゆずの皮をあしらう。

【材料 4～5人分】

イカ…1杯
大根…1/6本
にんじん…小1本
里いも…4個
しめじ…½パック
長ねぎ…½本
だし汁…8～9カップ

a 酒…100mℓ
みりん…40mℓ
薄口しょうゆ…40mℓ

いしる※…大さじ2～4
塩…少々
小松菜…½束
ゆずの皮…少々

※イカの魚醤。しょっつるやナンプラーで代用してもよい

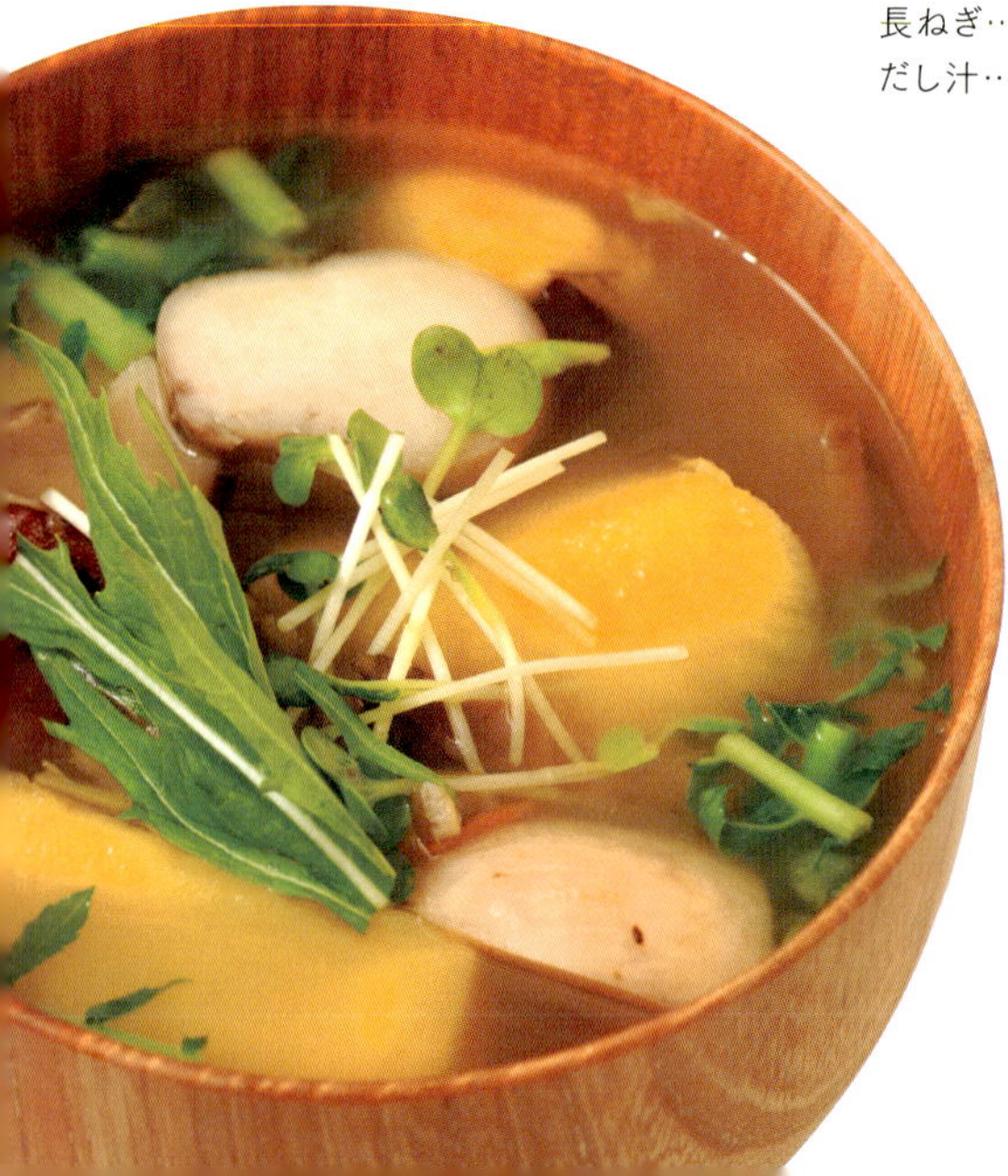

さつま汁

さつまいもを中心に3種のいもを使った
あっさり味のすまし汁。
いもの甘みをシンプルに味わいます。

豚と根菜の煮込み汁

豚の旨みが根菜にしっかりしみて、あっさりしながら風味も豊か。黒こしょうのアクセントが効いています。

【材料 4〜5人分】

豚バラ肉（ブロック）…200g
だし汁…8〜9カップ
大根…1/6本
れんこん…1節
ごぼう…¼本
しいたけ、しめじ…各½パック
長ねぎ…½本
a 酒…200mℓ
　みりん…40mℓ
　薄口しょうゆ…40mℓ
塩…10〜20g
青菜（クレソン）…適量
黒こしょう…少々

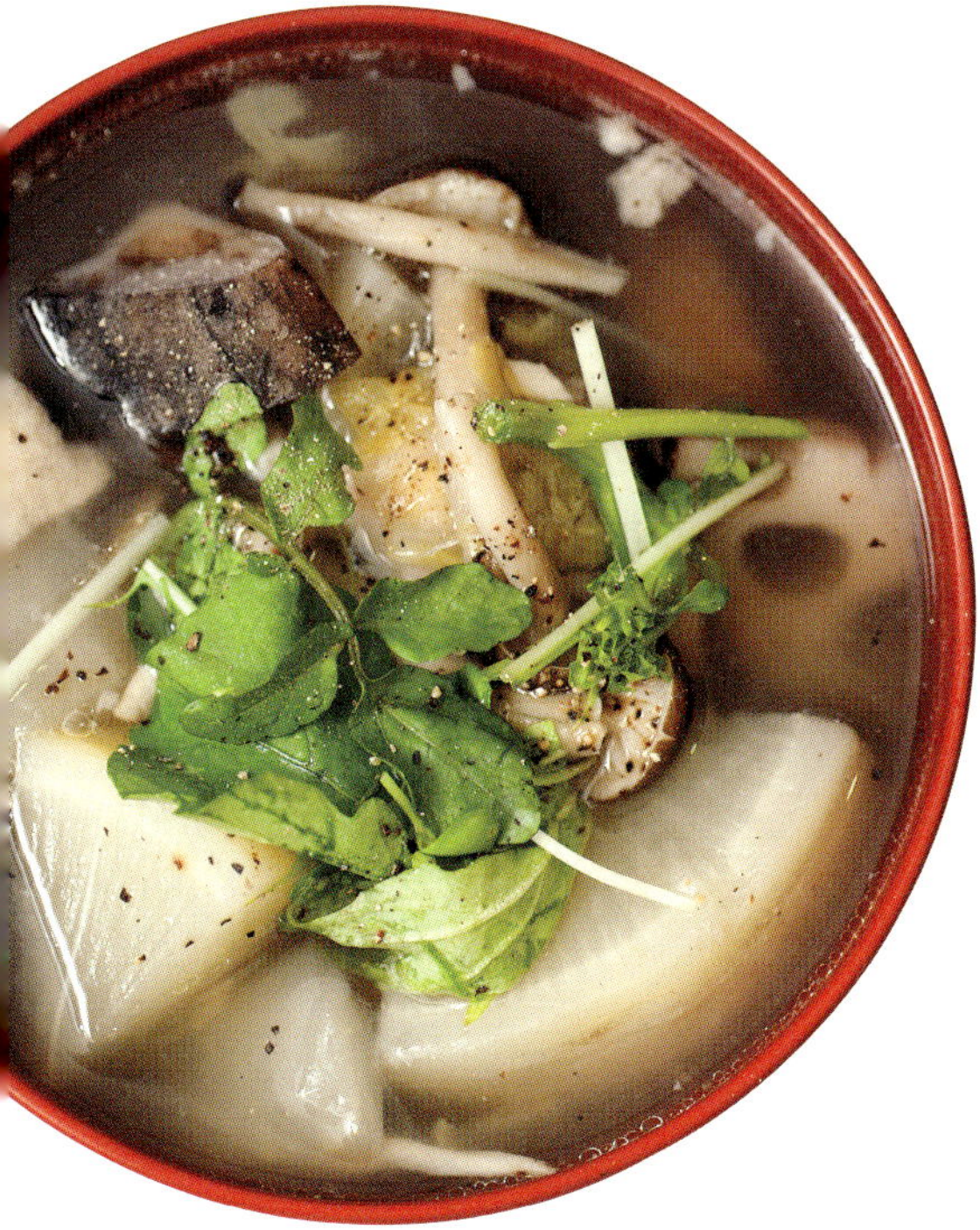

①豚肉はひと口大に切って湯通しする。鍋にだし汁を沸かし、豚肉を入れて40〜60分中弱火で煮込む。
②大根、れんこん、ごぼうは大きめの乱切りにする。れんこんとごぼうはそれぞれ水にさらす。しいたけは軸を落として半分に切り、しめじはほぐす。長ねぎは斜め薄切りにする。
③肉が柔らかくなったら大根、れんこん、ごぼう、aを入れ、アクを取りながら野菜が柔らかくなるまで煮る。
④きのこ、長ねぎを順に加えてさっと煮て、塩で味をととのえる。お椀によそい、彩りに青菜をのせ、黒こしょうをふる。

【材料 4〜5人分】

さつまいも…½本
里いも…4個
じゃがいも…1個
にんじん…小1本
エリンギ…2本
長ねぎ…½本
だし汁…8〜9カップ
a 酒…100mℓ
　みりん…40mℓ
　薄口しょうゆ…40mℓ
塩…10〜20g
水菜、貝割れ菜…各適量

①いも類は大きめのひと口大に切り、それぞれ水にさらす。にんじんはいちょう切り、エリンギは長さを半分にして薄切り、長ねぎは斜め切りにする。
②鍋にだし汁とにんじんを入れて火にかける。しばらくしたら、いも類を加える。
③野菜に火が通ったらaとエリンギ、長ねぎを入れ、塩で味をととのえる。お椀によそい、彩りに水菜と貝割れ菜を添える。

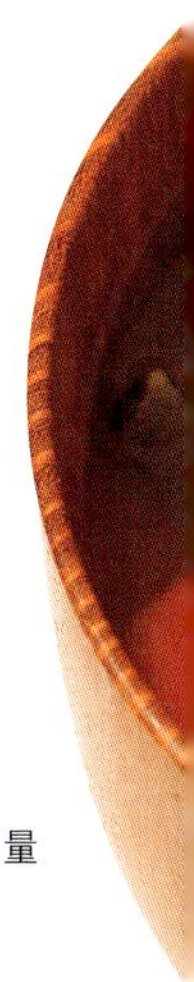

副菜便利帖

副菜はいろいろな調理法をマスターするよりも、ベーシックな「和え物」のレシピを覚えておく方が何かと便利でしょう。

おひたしやごま和えのような日本の家庭で長く親しまれてきたおかずは季節を問わずいろいろな野菜で作れ、何より玄米にもよく合います。また、どんな野菜とも相性がいい万能ソースやたれの配合を知っておくと、野菜を変えれば何通りも楽しめます。

野菜は蒸してもおいしいですが、一番手っ取り早いのが茹でること。おいしく茹でるコツを押さえて、おいしい副菜作りに役立てましょう。野菜の茹で方にコツがあるのかと驚かれる人もいるでしょうが、知っているのといないのとでは大違い。ちょっとしたポイントで味が変わってくるので、ぜひお試しください。

また、時間のあるときにはぜひ常備菜の作り置きを。忙しいときにはこれと玄米だけでも食事になり、お弁当にも重宝します。

一、野菜をおいしく茹でる

←

二、和え衣やソースで和える

定番副菜 →p.94

便利だれ →p.98

その他

常備菜を活用する

常備菜 →p.101

葉野菜の茹で方

ほうれん草や小松菜、水菜などの青菜は
年中手に入り、食卓には欠かせない野菜です。
すぐに火が通るので何かと重宝します。

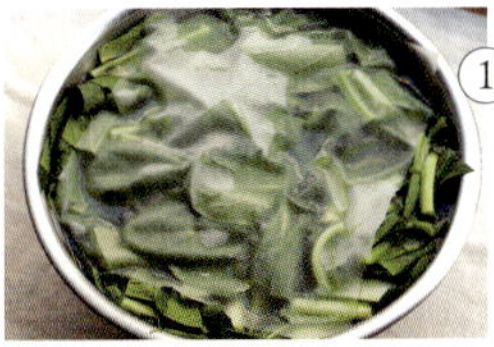

① **水にはなつ**
よく洗って食べやすい長さに切り、たっぷりの水にはなします。
＊野菜が水を吸って元気になります。キッチンペーパーを落としぶたにすると表面の葉が乾きません。

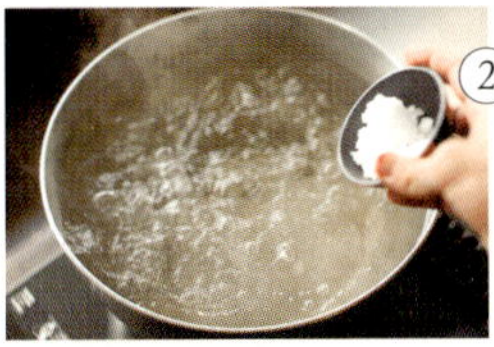

② **たっぷりの湯を沸かす**
できるだけ大きな鍋を用意し、たっぷりの湯を沸かします。沸いたら塩を適量加えます。
＊たっぷりの湯で茹でるのがポイント。塩を加えることで湯の沸点を上げます。

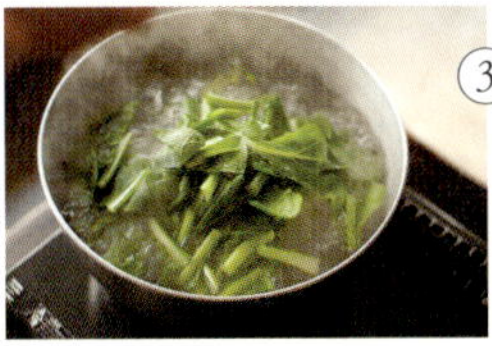

③ **葉野菜を入れる**
水気を切った葉野菜を一気に入れ、20秒ほど茹でて引き上げます。

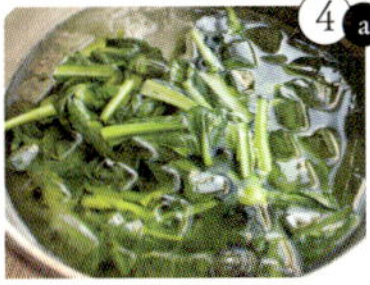

④ⓐ **氷水にはなつ**
たっぷりの氷水にはなちます。

＊青菜の彩りを鮮やかにしたいときや、歯ごたえを残したいときは氷水にはなちます。また、アクのあるほうれん草は流水にはなちます。

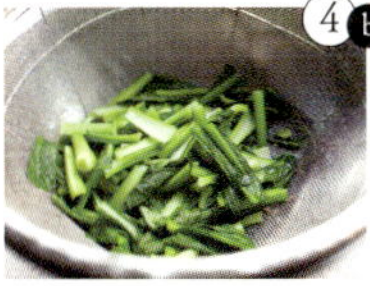

④ⓑ **ザルにあげる**
ザルにあげて粗熱を取ります。

＊手軽な方法。彩りが気にならないときはこの方法でOK。余熱が入るので柔らかい歯ごたえになります。

根菜の茹で方

にんじんや大根、いも類、ごぼう、れんこんなどの
根菜は積極的に摂りたい野菜です。できれば
無農薬のものを選び、皮付きで調理しましょう。

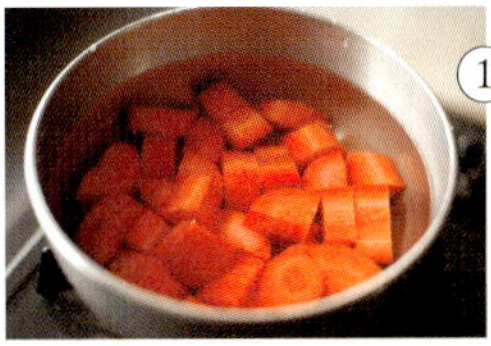

① **水から茹でる**
皮付きのまま適当な大きさに切り、水から火にかけます。
＊根菜は水から茹でることで余分なアクや水分が抜け、だしや味が入りやすくなります。

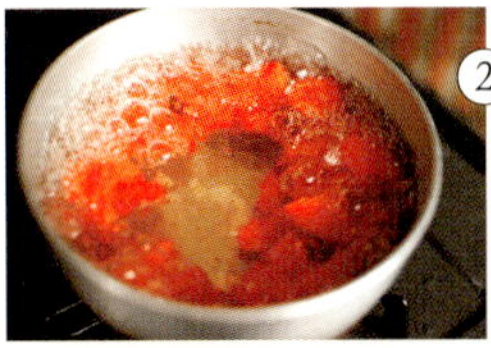

② **弱火でキープ**
沸いたら弱火にして沸騰状態をキープします。

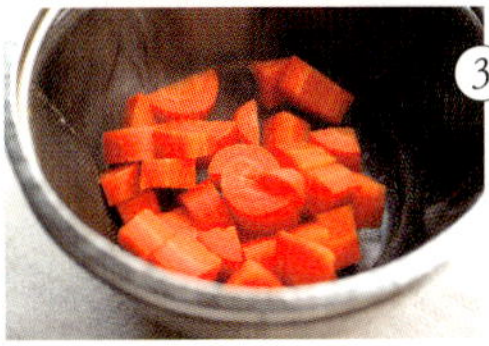

③ **ザルにあげる**
適度な固さになったらザルにあげて粗熱を取ります。

おひたし

野菜はなんでもOK。旬のもので作りましょう。きのこや油揚げを一緒に入れると旨みが増してさらにおいしくなります。

おひたしのベース

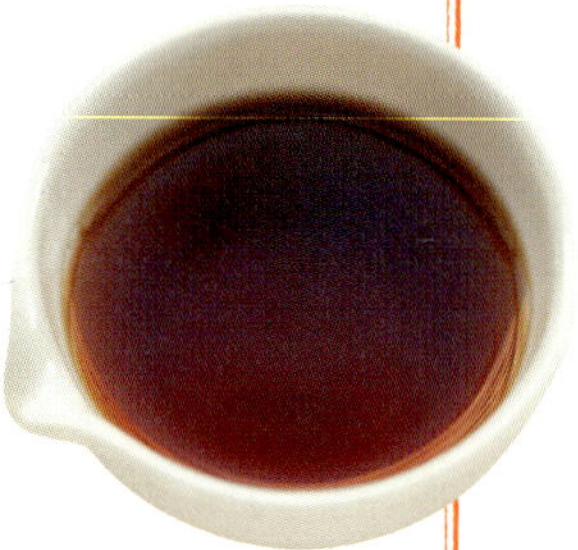

【作りやすい分量】
だし汁360㎖としょうゆ20〜30㎖を合わせる。

メニュー例
小松菜としめじのおひたし

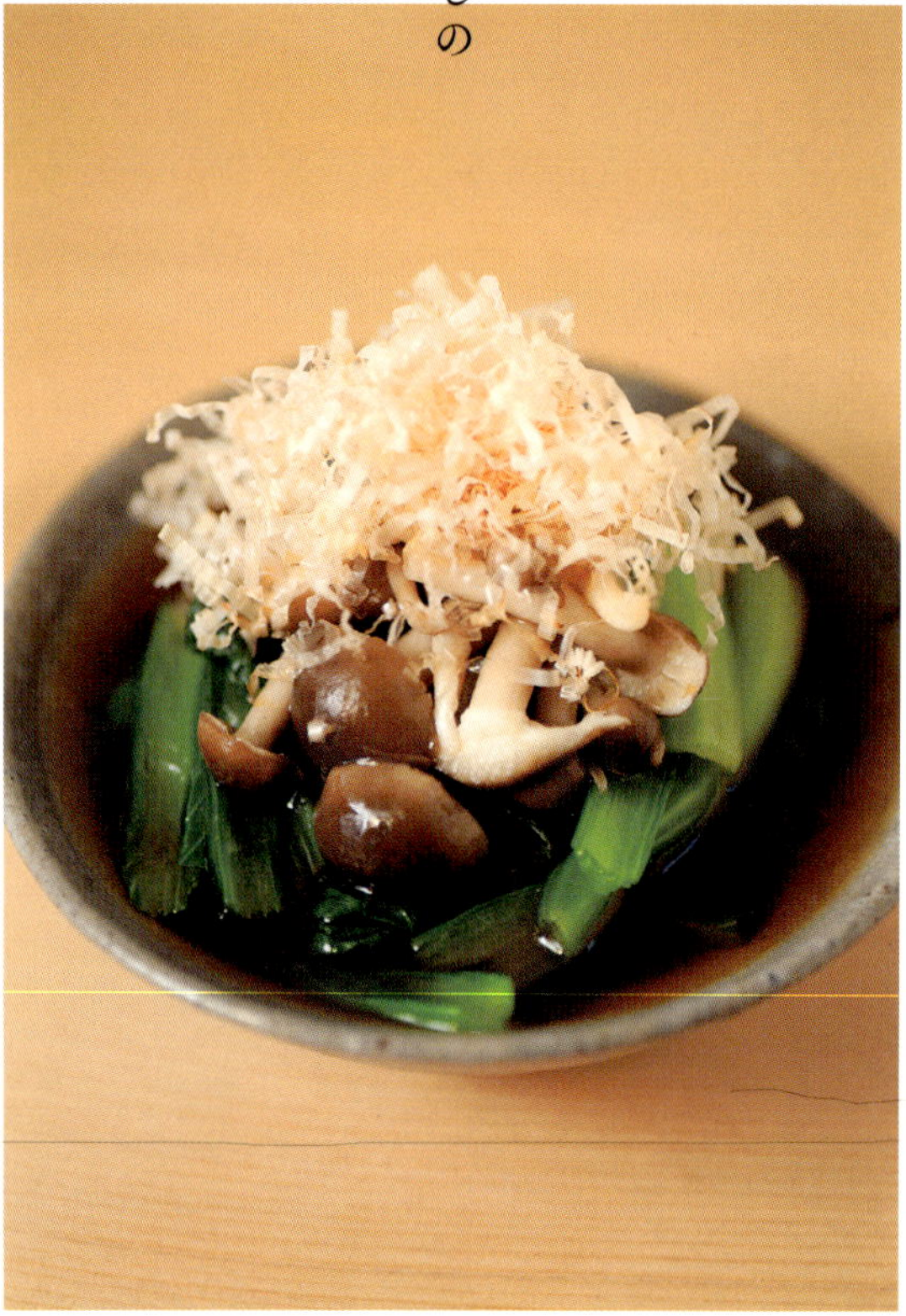

【作り方】
茹でてよく水気を切った小松菜としめじをおひたしのベースに浸し、かつおぶし少々をのせる。
◎そのほか、ほうれん草とじゃこ、白菜とにんじんなど。また青菜はチンゲン菜や豆苗、春菊などでもおいしい。きのこを焼きびたしにしても。

定番副菜❷

ごま和え

ごま和えは、練りごまを使うと
料亭で味わうような上品な味に。
仕上げのすりごまでさらに風味豊かに。

ごま和えの和え衣

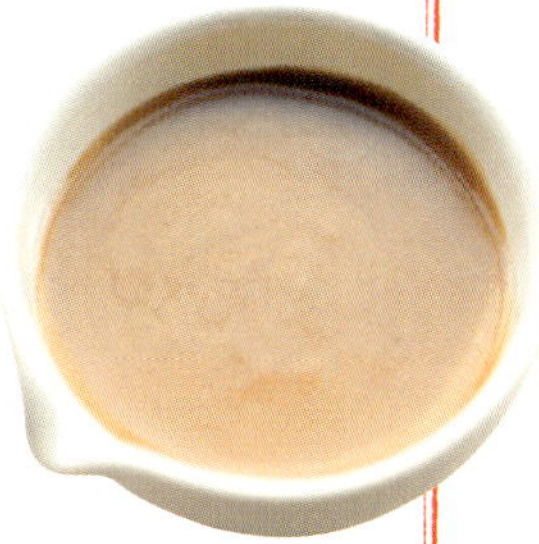

【2人分】
練りごま30g、薄口しょうゆ大さじ⅔、砂糖10~15g、だし汁大さじ1と½~2を混ぜ合わせる。

メニュー例

小松菜としめじのごま和え

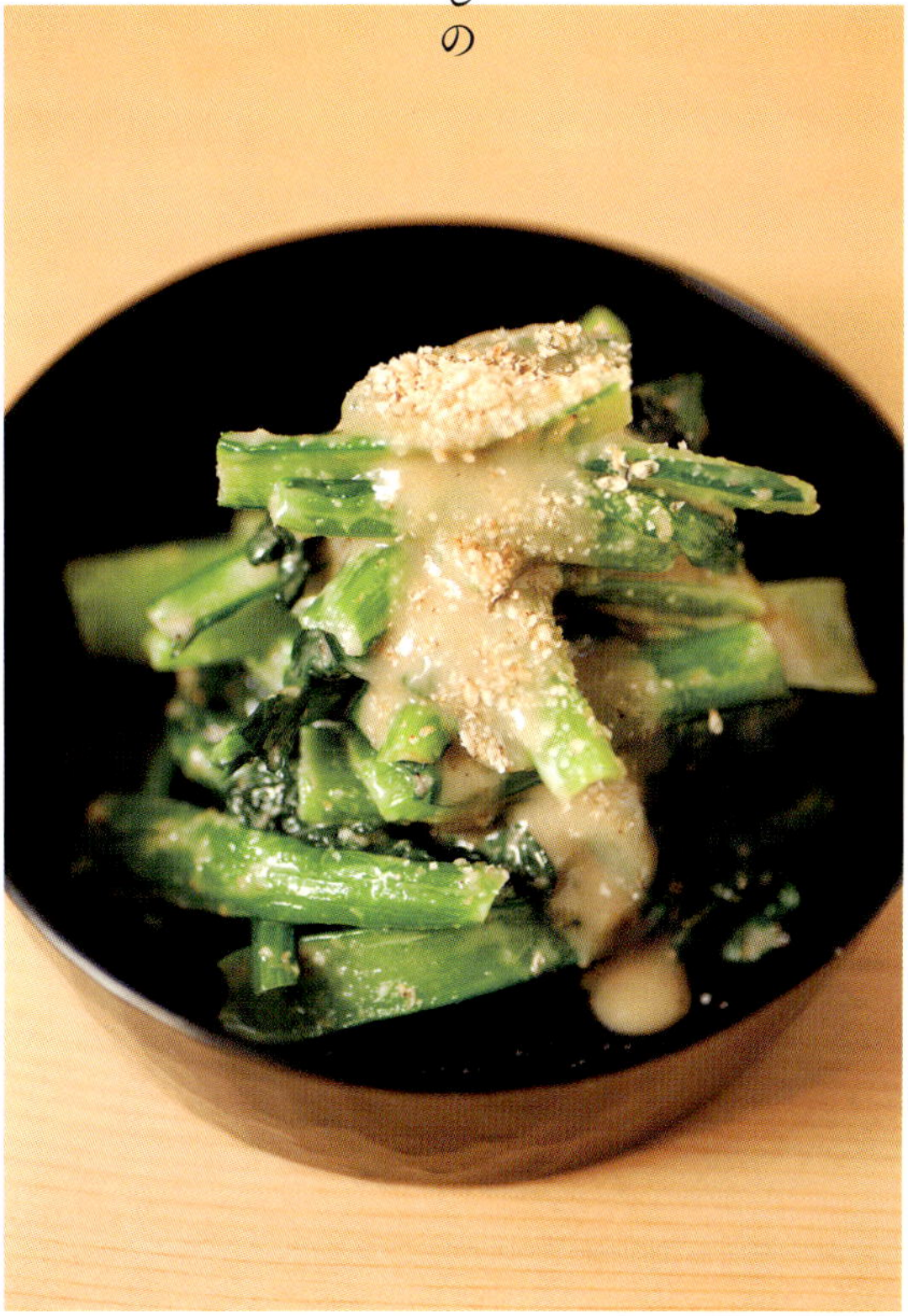

【作り方】
茹でてよく水気を切った小松菜としめじを和え衣で和え、すりごま少々をのせる。
◎ブロッコリー、キャベツ、アスパラガス、いんげん、にんじんなど歯ごたえのある野菜によく合います。

白和え

豆腐をベースにした白和えは、食べごたえもあって満足感のあるひと皿に。白味噌を入れることでコクが出ます。

白和えの和え衣

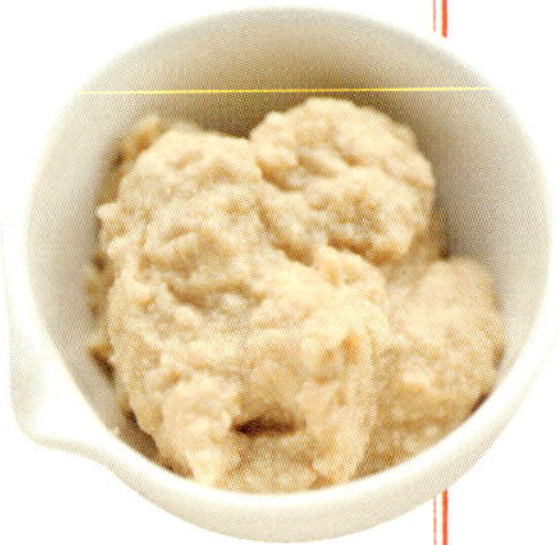

【2人分】
水切りした豆腐½丁、白味噌30g、練りごま30g、みりん大さじ2、砂糖30g、薄口しょうゆ大さじ⅔をすり鉢でよく合わせる。

メニュー例

小松菜としめじの白和え

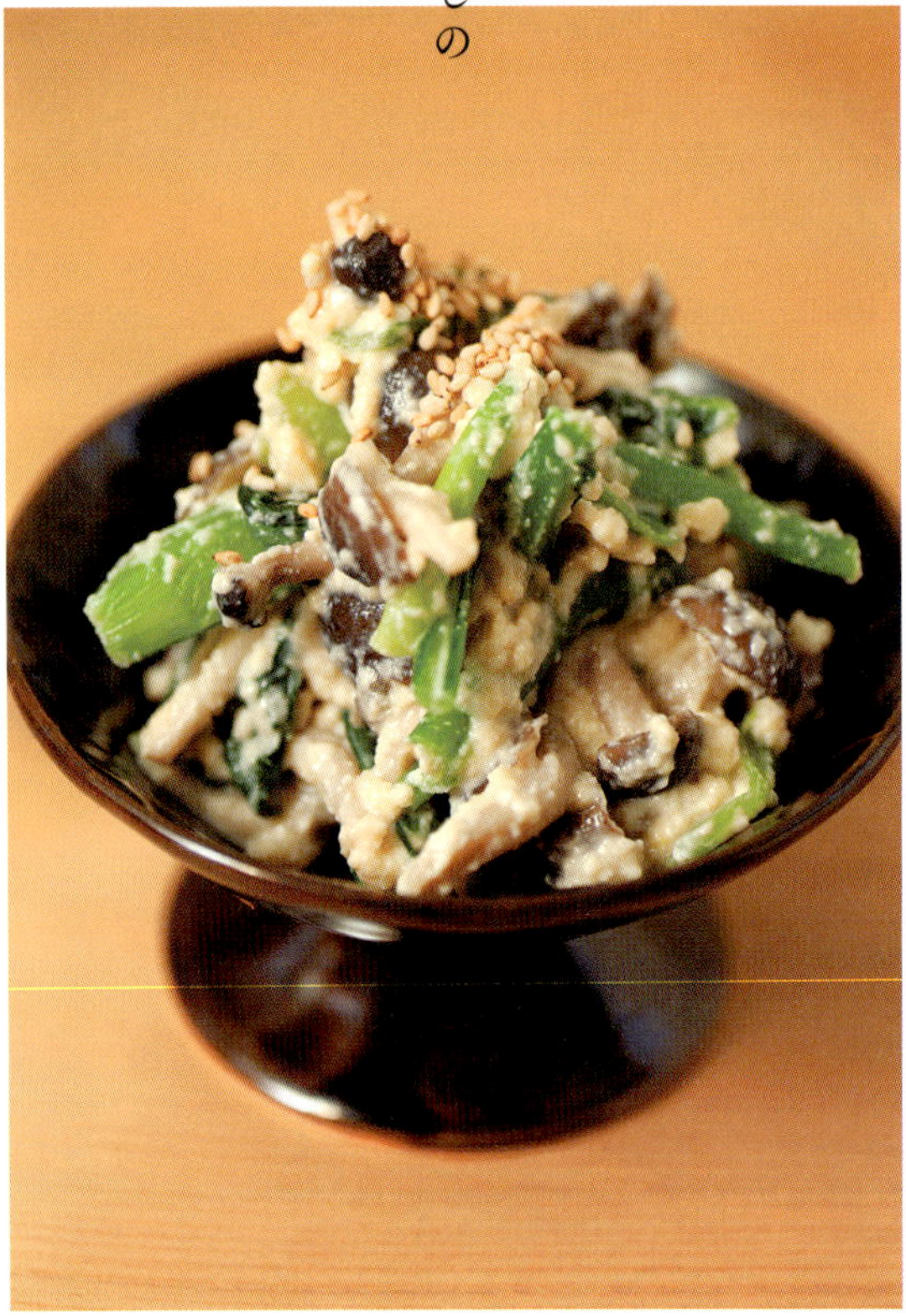

【作り方】
茹でてよく水気を切った小松菜としめじを和え衣で和え、いりごま少々をのせる。
◎青菜や根菜はもちろん、意外なところでは、みょうがやきゅうり、そら豆、とうもろこし、うど、山菜などでもおいしい。

定番副菜④

ナムル

だし不要でささっと簡単にできる味付け。あっさり食べられ、どんな素材とも合います。ごま油の風味でご飯がすすみます。

メニュー例

小松菜としめじのナムル

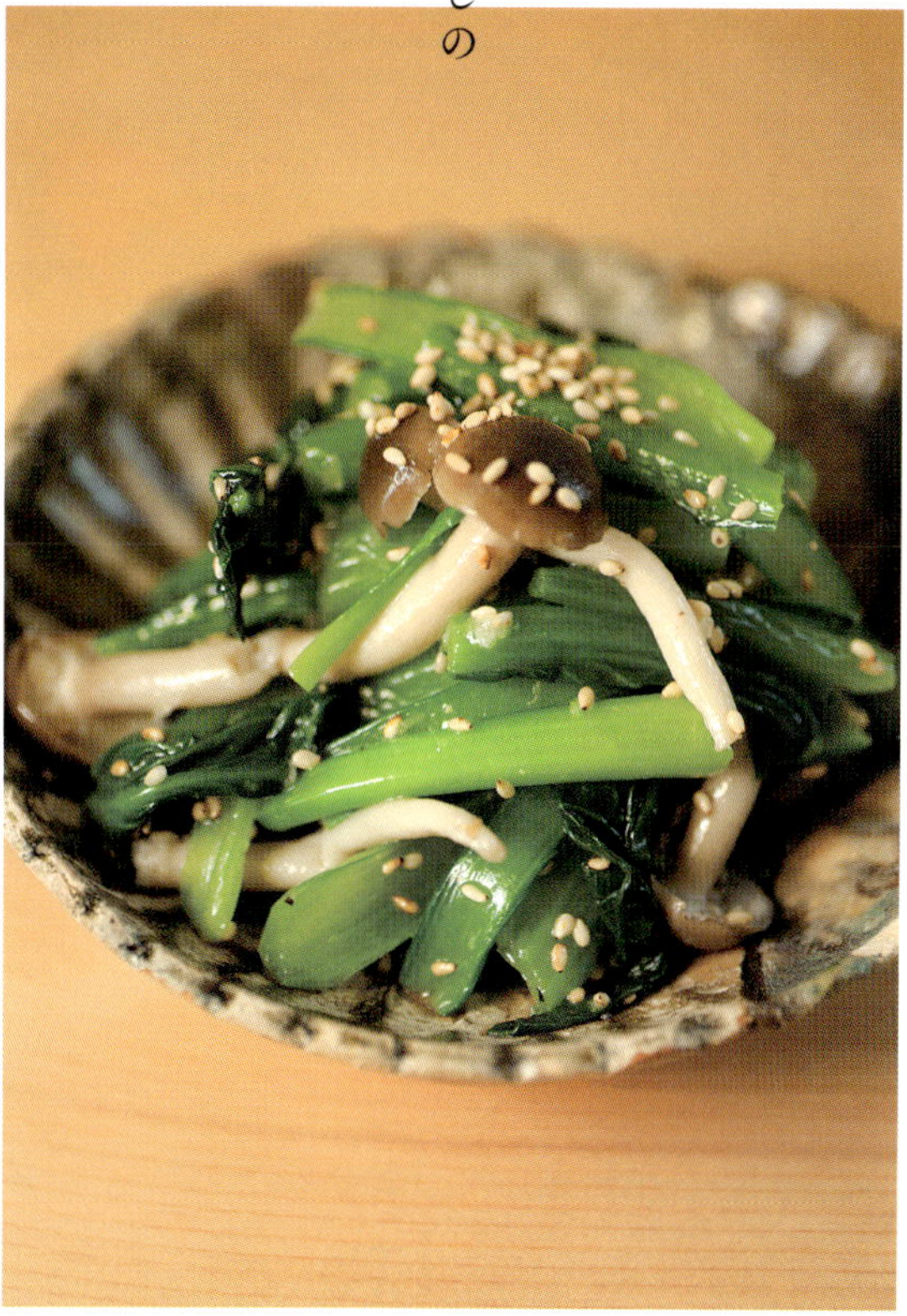

ナムルだれ

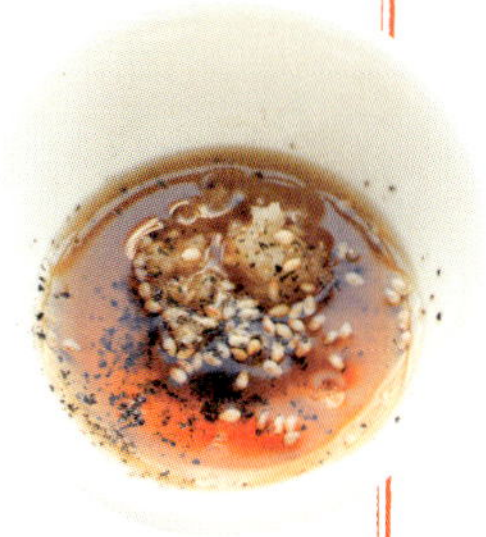

【2人分】
ごま油大さじ1～2、塩5g、にんにく(すりおろし)5g、黒こしょう少々、白ごま少々を混ぜ合わせる。

【作り方】
茹でてよく水気を切った小松菜としめじをナムルだれで和える。
◎そのほか、キャベツ、ほうれん草、大豆もやし、にんじん、新じゃがいも、新れんこん、わかめ、ニラなど。1種類でも、数種の野菜を組み合わせてもよい。

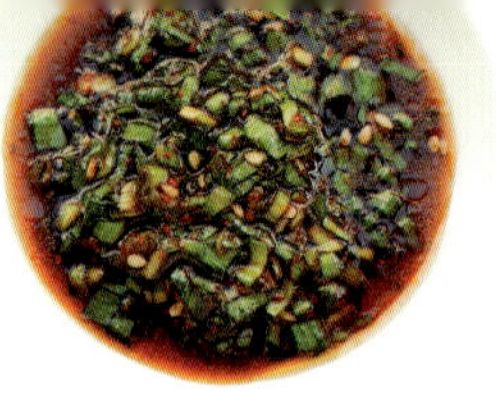

便利だれ❶

ニラしょうゆ

ニラの風味を効かせた香りしょうゆ。簡単にできて、使い勝手も抜群。

【作りやすい分量】

ニラ1束のみじん切り、にんにく（すりおろし）5g、しょうゆ1カップ、みりん大さじ2、一味唐辛子5gを合わせて一昼夜寝かす。

メニュー例

蒸しれんこんのニラしょうゆ

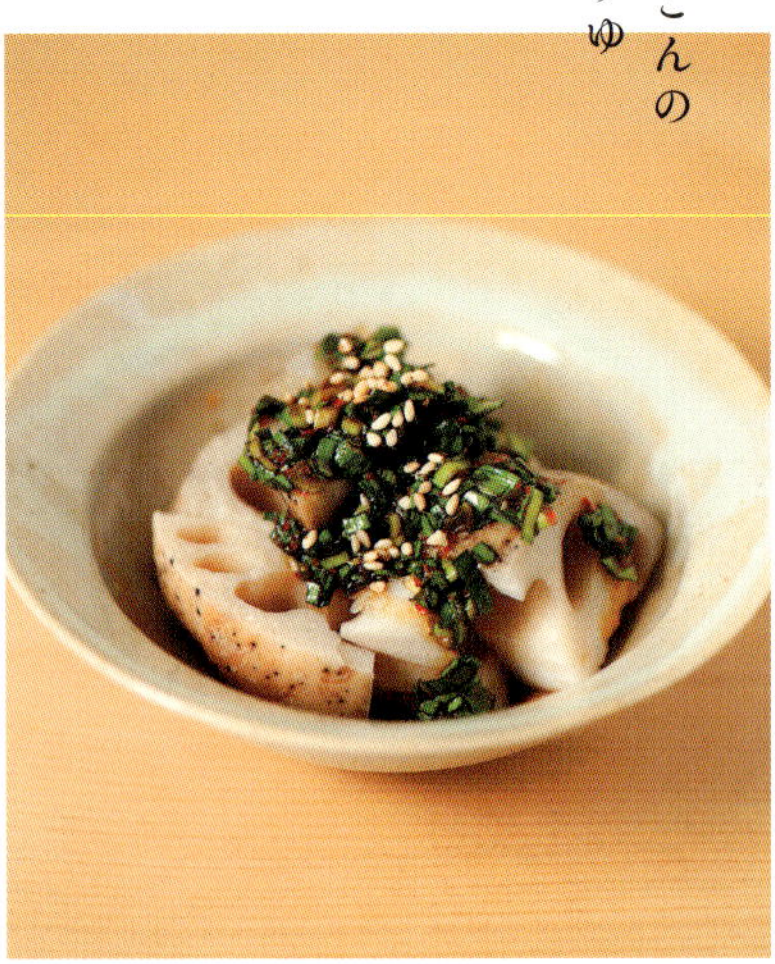

【作り方】

蒸したれんこんにニラしょうゆをかけ、いりごま少々をふる。

◎野菜はもちろん、焼き魚や卵焼きなど、脂ののった料理にも合います。

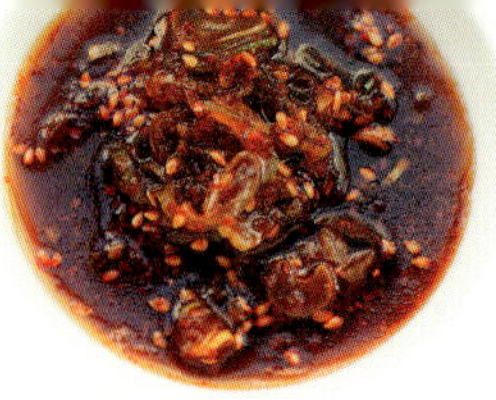

便利だれ❷

韓国風だれ

薬味がたっぷり入ったボリューミーなたれ。甘辛くてパンチの効いた味わいです。

【作りやすい分量】

しょうゆ½カップ、みりん½カップ、砂糖½カップを小鍋に入れ、⅔量になるまで中火～弱火で煮詰める。これに砂糖30g、酢20㎖、しょうが（すりおろし）10g、にんにく（すりおろし）10g、さらしねぎ（ねぎを輪切りにして水にさらして絞ったもの）1本分、一味唐辛子5gを混ぜ合わせる。

メニュー例

韓国風奴

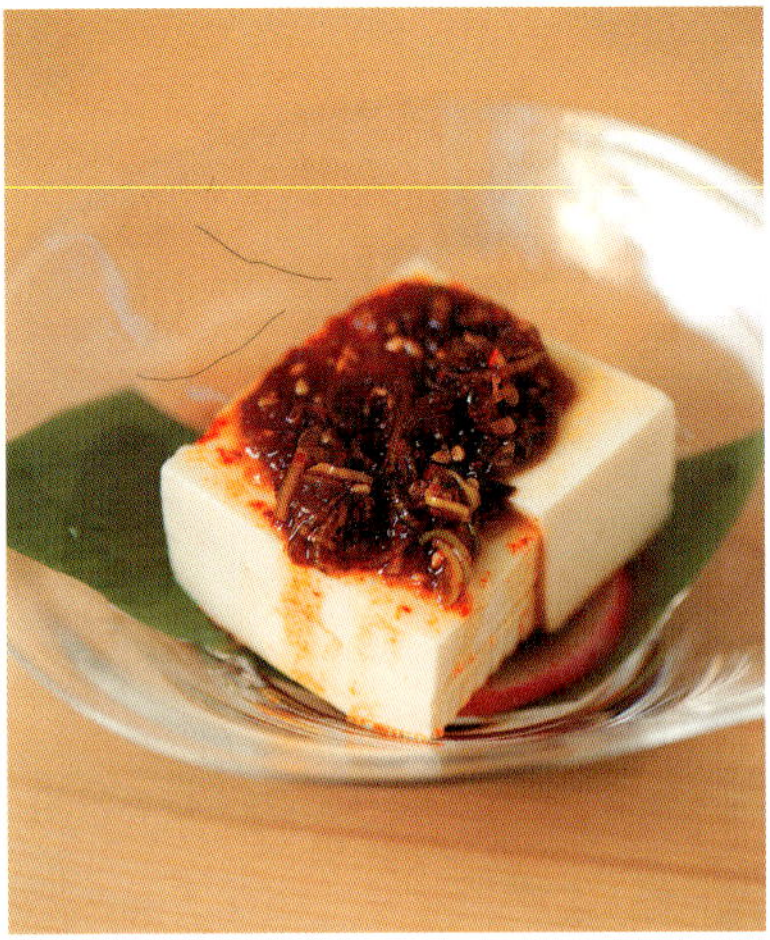

【作り方】

冷や奴に韓国風だれをのせる。

◎豚しゃぶや焼きしいたけ、蒸したじゃがいもにかけてもおいしい。サラダのドレッシング代わりにも。

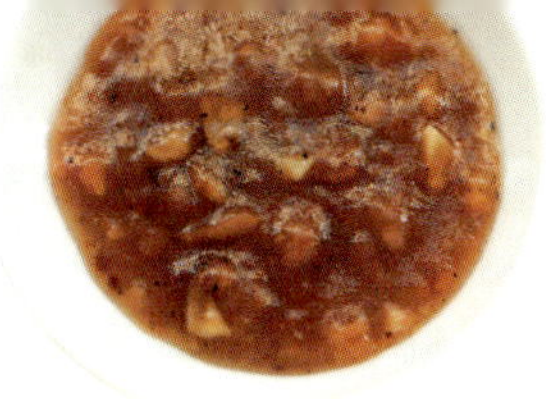

便利だれ③

梅にんにくだれ

梅とにんにく、あるようでなかった意外な組み合わせがクセになるおいしさ。

【作りやすい分量】

梅干し10個の種をはずしてたたき、薄口しょうゆ少々、砂糖少々、にんにく5～6片分のみじん切り、ガーリックチップ（にんにくの素揚げ）大さじ1と混ぜ合わせる。

メニュー例

にんじんの梅にんにく和え

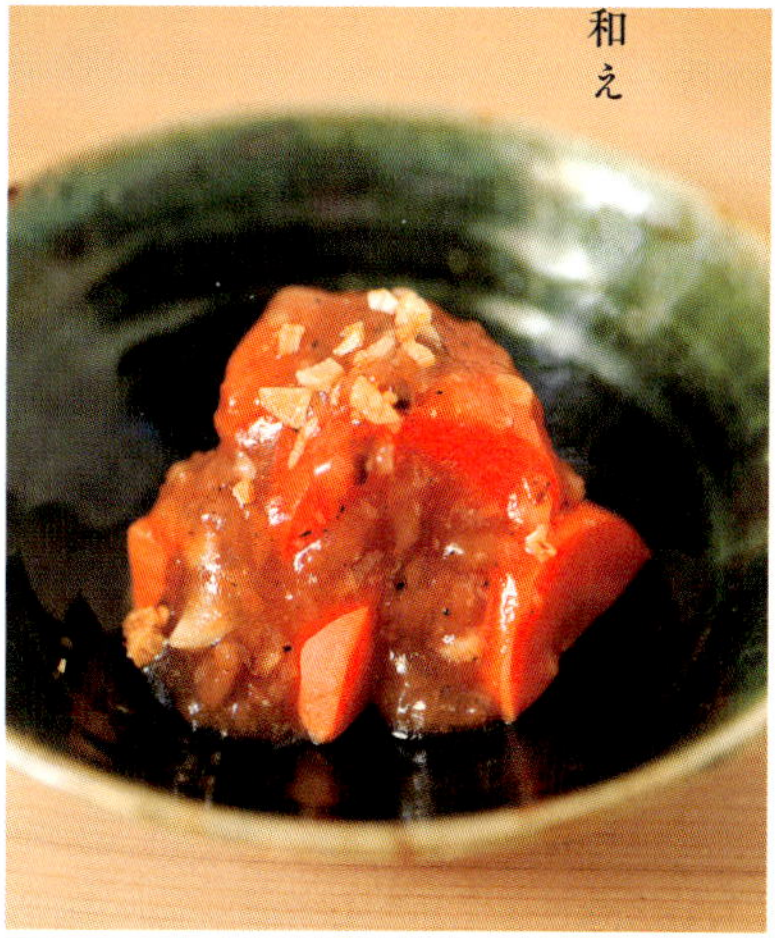

【作り方】

蒸したにんじんと和える。

◎茹でたキャベツと豚肉や鶏肉の組み合わせや、じゃがいもやれんこんなどの蒸し根菜、きゅうりやカブなどの生野菜にかけても。

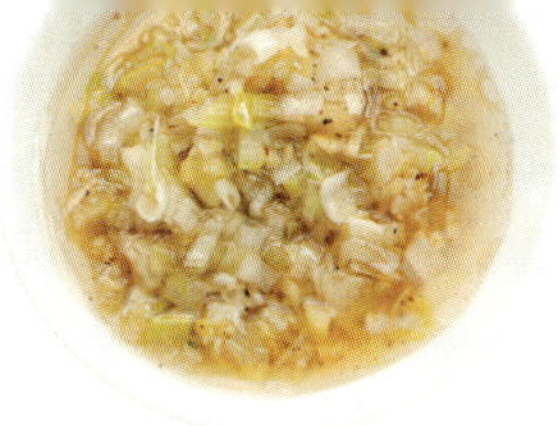

便利だれ④

ねぎ塩だれ

ねぎの香りが食欲をそそります。しょうがの風味もポイント。

【作りやすい分量】

長ねぎ1本、にんにく2片、しょうが1片をみじん切りにして耐熱容器に入れ、180℃に熱したサラダ油180～250㎖を回しかけて香りを出す。粗熱が取れたら塩10～20gとこしょう少々で味をととのえる。

メニュー例

じゃがいものねぎ塩だれ

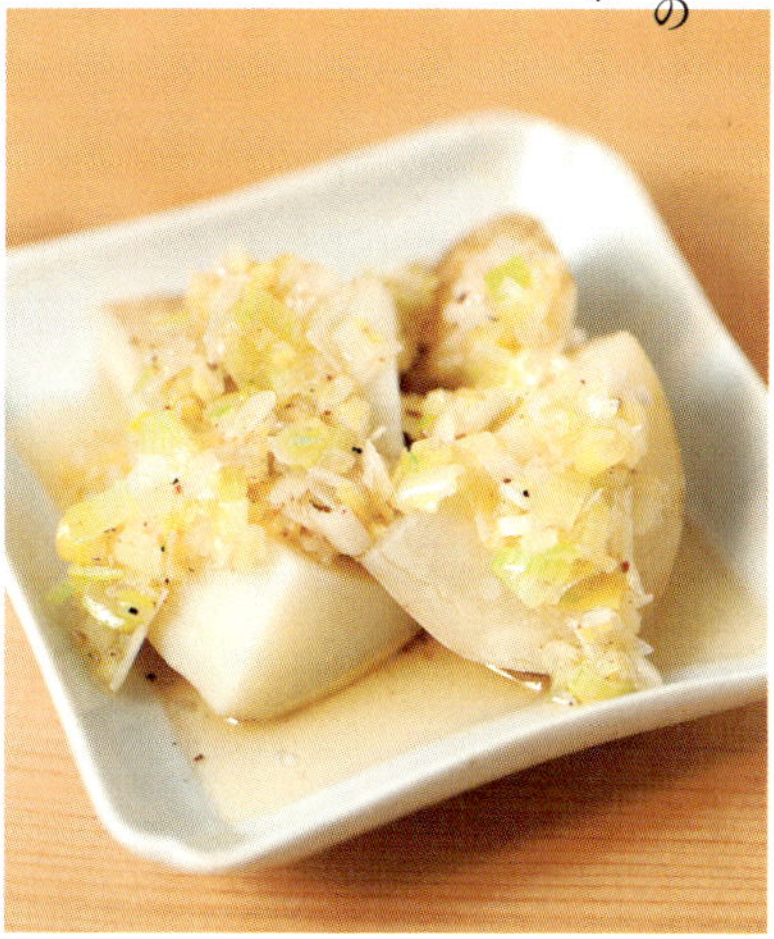

【作り方】

蒸したじゃがいもにねぎ塩だれをかける。

◎蒸し鶏やアスパラガス、ブロッコリー、カブ、かぼちゃなどの蒸し野菜に。

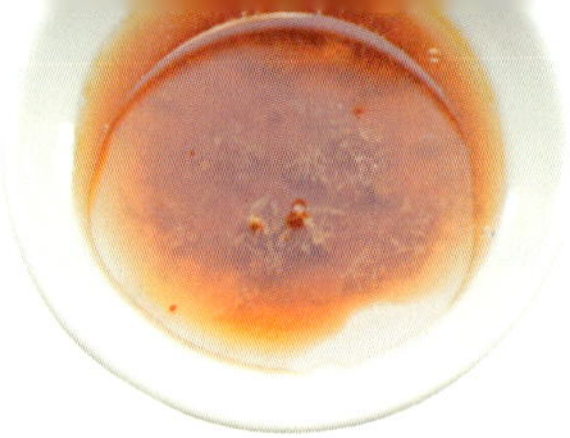

便利だれ⑤
しょうがじょうゆ

しょうがの香りでさっぱり。
暑い夏や食欲がないときにぴったり。

【作りやすい分量】
しょうゆ½カップ、酢大さじ2、みりん少々、
しょうが（すりおろし）20〜30g、
すだちの搾り汁1個分を混ぜ合わせる。

メニュー例
焼きエリンギのしょうがじょうゆ

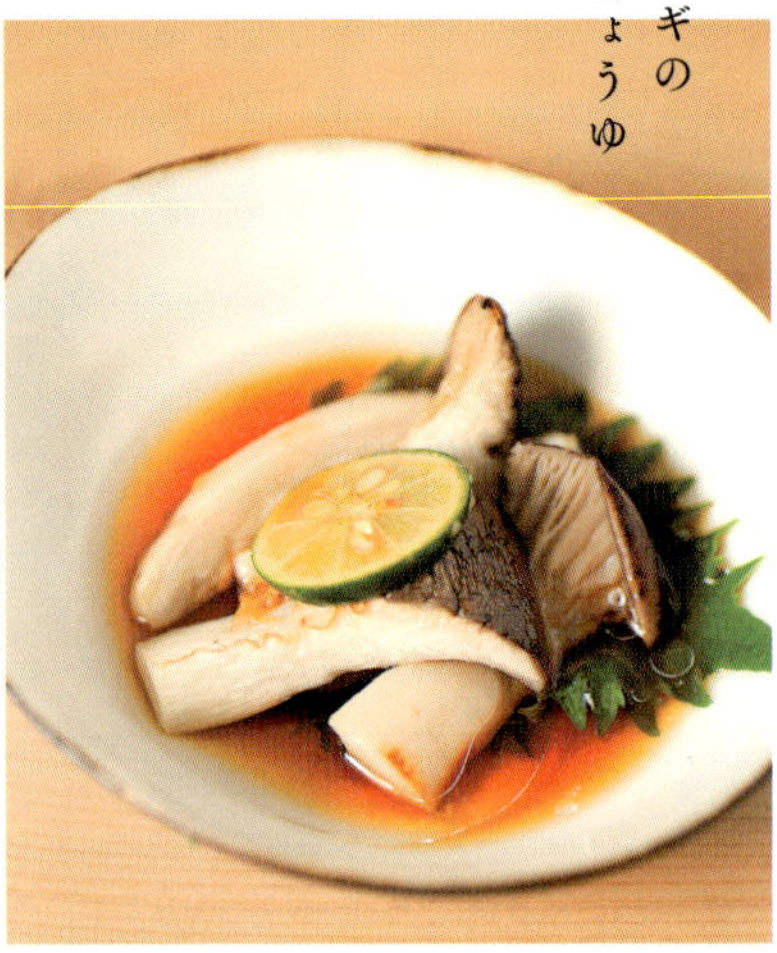

【作り方】
焼いたエリンギにしょうがじょうゆをかけ、あればすだちの輪切りをのせる。
◎そのほか、焼いたししとうやピーマン、なすなどに。焼いた豚肉にも合う。

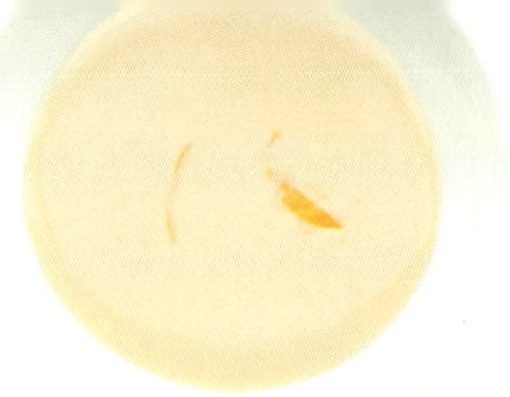

便利だれ⑥
ゆず豆乳

豆乳と白味噌でクリーミーな味わい。
ゆずの香りが絶妙なアクセントに。

【作りやすい分量】
白味噌200g、砂糖50g、酒大さじ2、
薄口しょうゆ大さじ⅔、卵黄1個分を小鍋に入れ、
中火でしまってくるまで練る（玉味噌）。玉味噌適量を
豆乳で好みの固さに伸ばし、削ったゆずの皮少々を入れる。

メニュー例
ブロッコリーとゆず豆乳

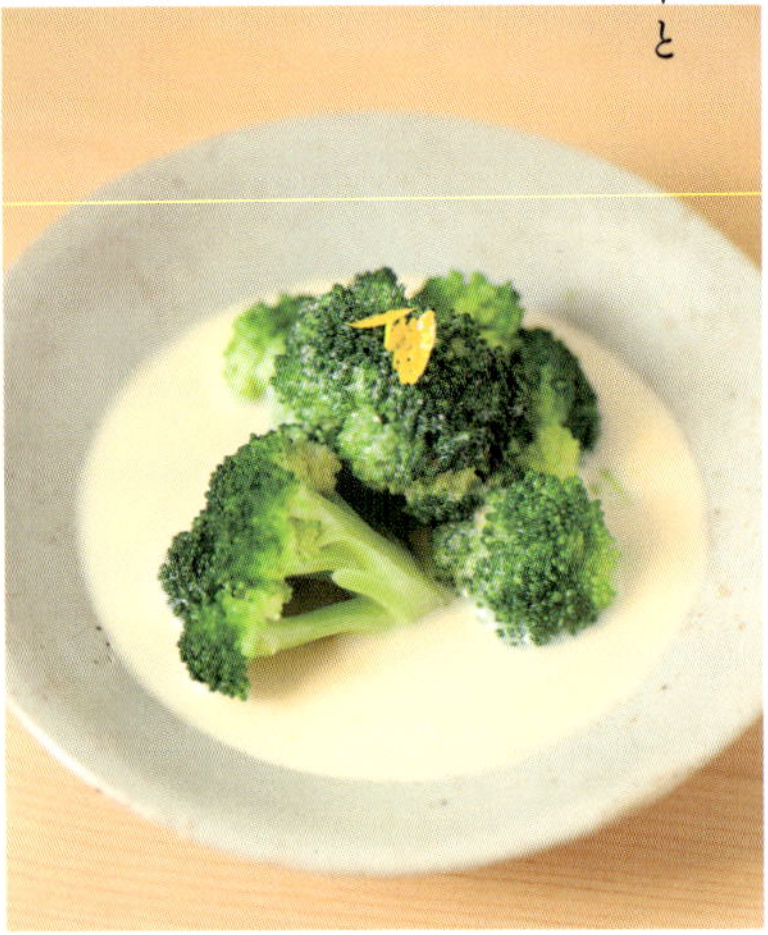

【作り方】
茹でたブロッコリーにたれをかける。
◎蒸した白身魚、茹でた豚肉、にんじん、アスパラガス、キャベツなどの蒸し野菜に。

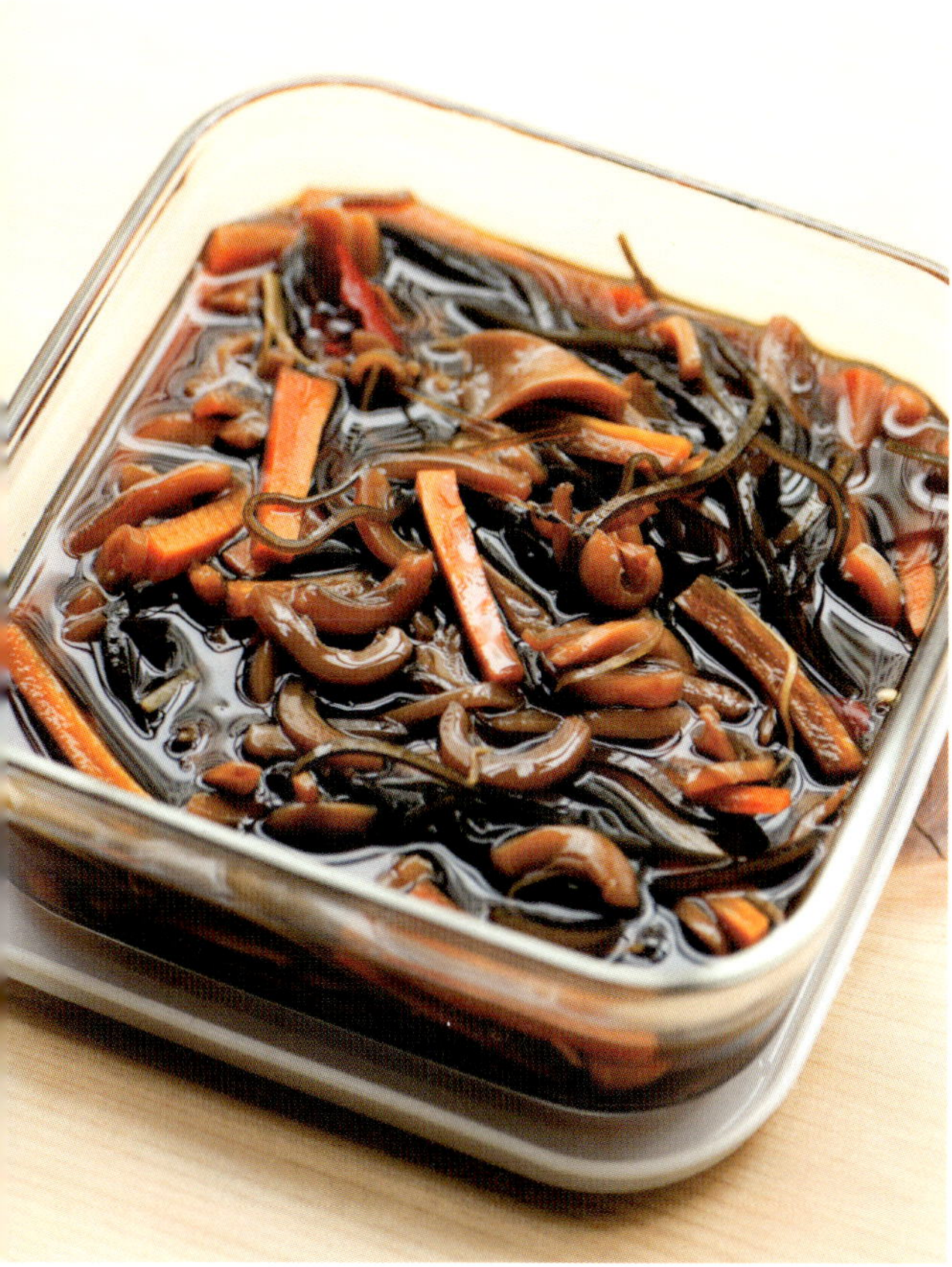

常備菜❶

松前漬け

北海道の郷土料理。本来は数の子を入れますが、するめと昆布を使って日常のおかずに。つまみにもなります。

【材料 作りやすい分量】
するめイカ…1枚
酒…適量
にんじん…小1本
塩…適量
a しょうゆ…1カップ
　だし汁…1カップ
　砂糖…50g
　みりん…¼カップ
切り昆布…50g

① するめイカを酒につけて一昼夜置いて戻し、マッチ棒ぐらいの大きさに切る。
② にんじんもマッチ棒ぐらいの大きさに切り、塩をまぶしてしばらく置いてから水にさらし、水気をよく切る。
③ 小鍋にaを沸かして冷ましたものを保存容器に移して①と②、切り昆布を入れ、2〜3日漬ける。
※冷蔵庫で2〜3週間保存可能。

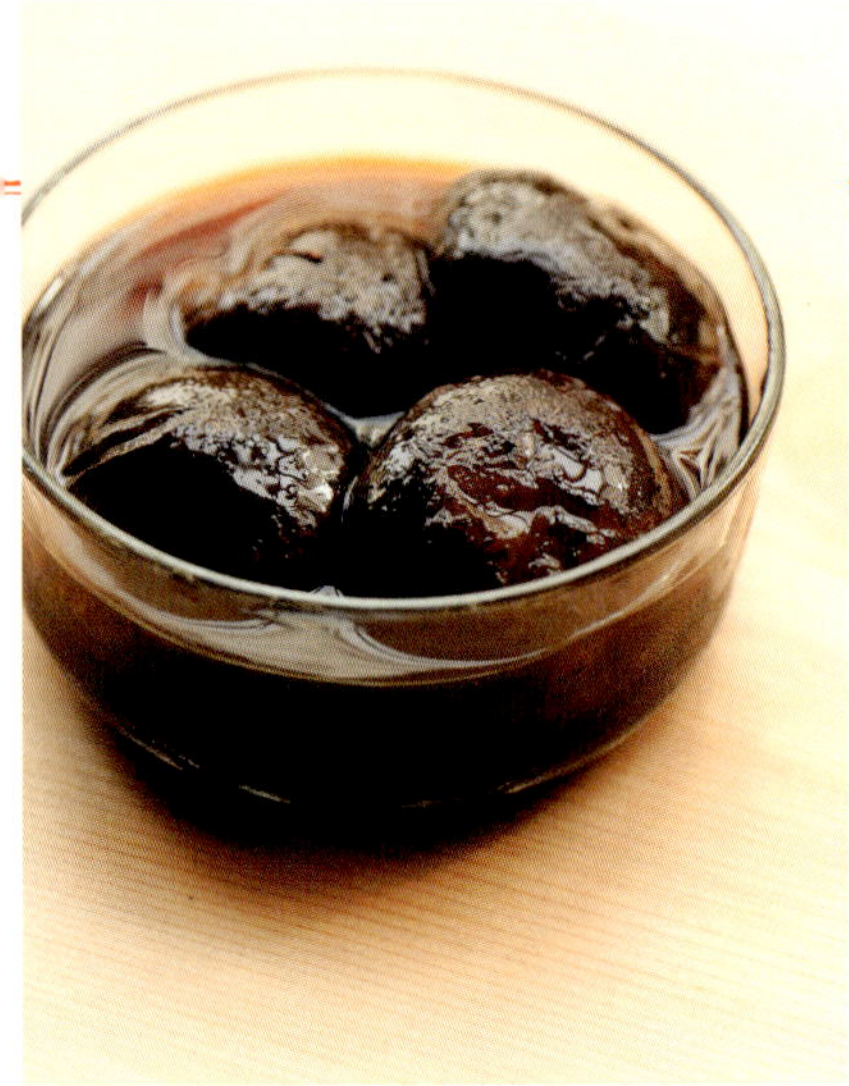

常備菜③

しいたけの含め煮

刻んでほかの料理に添えたり、和えてもよし。
煮汁は旨みを足したいときに調味料として使っても。

【材料 作りやすい分量】
干ししいたけ…20枚
しょうゆ…100～150㎖
酒…50㎖
みりん…50㎖
砂糖…50g

① 干ししいたけをたっぷりの水につけて戻す。
② しいたけの戻し汁400～500㎖と材料すべてを小鍋に入れ、中火～弱火で40～50分含め煮にする。冷ましてから保存容器に移す。
※冷蔵庫で約1週間保存可能。

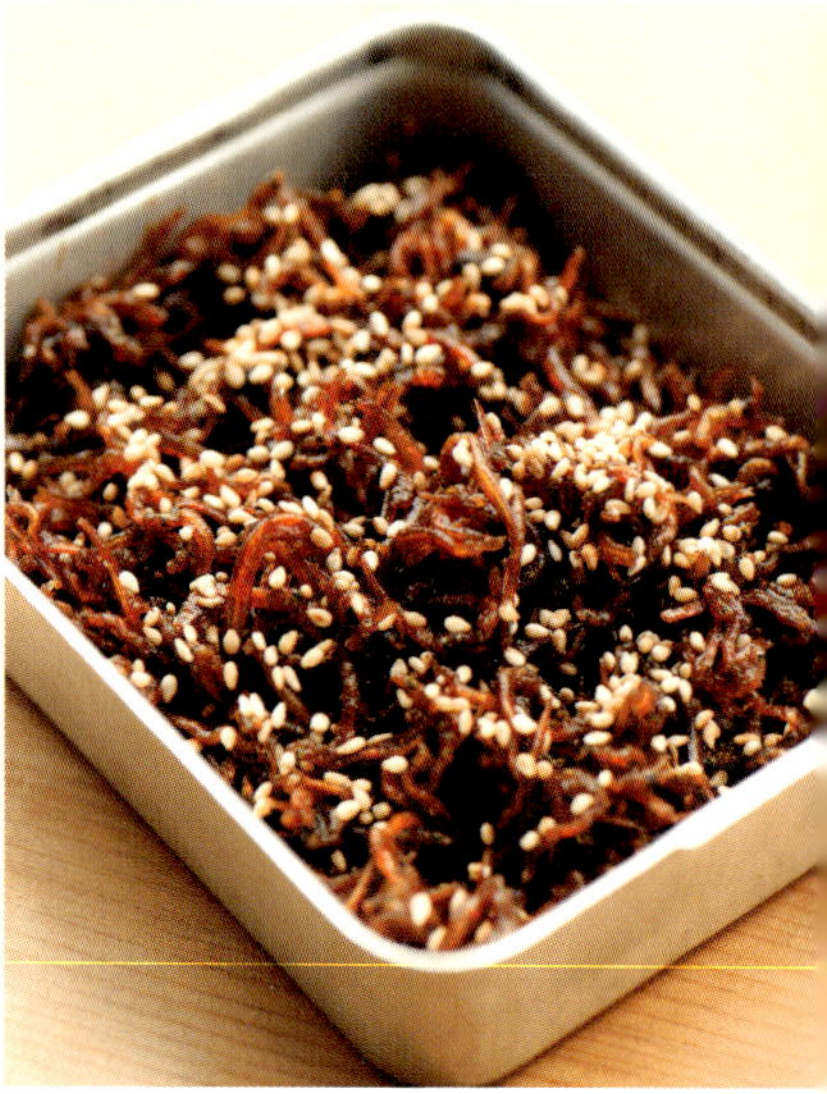

常備菜②

ちりめん山椒

山椒を効かせたちりめんじゃこは
玄米ご飯に抜群に合います。
おむすびの具にも。

【材料 作りやすい分量】
ちりめんじゃこ…200g
有馬山椒…30～40g
しょうゆ…1カップ
酒…½カップ
砂糖…100～150g

① 鍋に材料すべてを入れて混ぜながら中火～弱火で汁気がなくなるまで煮詰める。冷ましてから保存容器に移す。
※冷蔵庫で約1カ月保存可能。

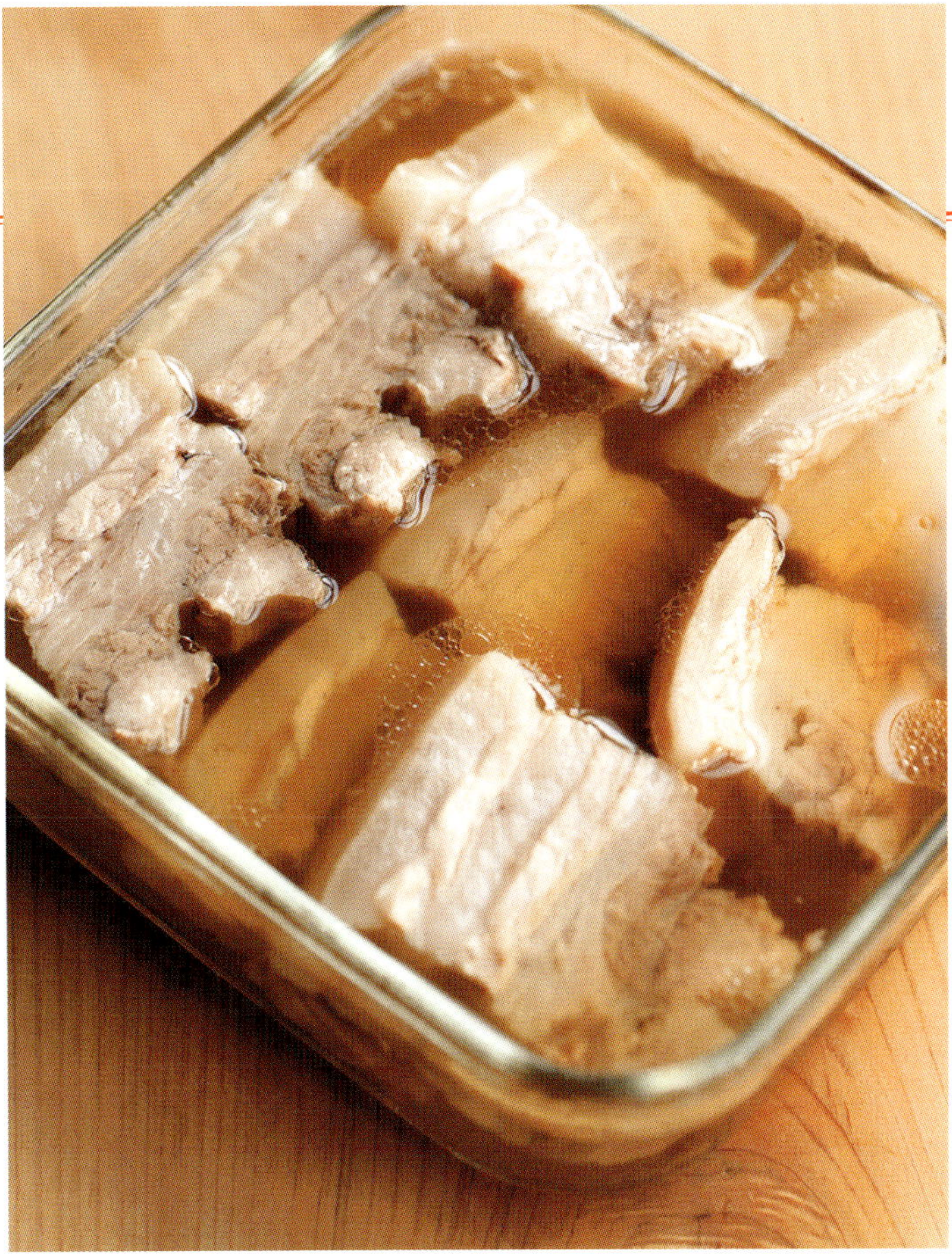

常備菜④

塩豚

温めたものを野菜と合わせれば満足感のある一品に。
便利だれ（p.98〜）をかけてもおいしい。

【材料 作りやすい分量】
豚バラブロック…300〜400g
塩…30g
しょうが…1片
酒…½カップ
塩…少々

1. 豚バラに塩をこすりつけ、ラップに包んで冷蔵庫に入れ一昼夜漬ける。
2. ドリップ（出てきた水分）を洗い流して鍋に入れ、しょうがの薄切り、酒、かぶるくらいの水を注いで水から火にかける。
3. 沸いたら弱火にし、アクを取りながら40〜50分煮る。肉に火が通ったら、塩で味をととのえて火を止める。粗熱が取れたら保存容器に移す（※完全に冷えると脂が固まるが、これがふたになるので取らないこと）。食べる分だけ切り分けて、温めていただく。

※冷蔵庫で数日保存可能。

常備菜⑤

おかず味噌4種

玄米ご飯が何杯でも食べられる旨み味噌。
生野菜や蒸し野菜と合わせれば、
簡単におかずが一品できます。

玉味噌の作り方

【 作りやすい分量 】
白味噌…200g、砂糖…50g、
酒…30mℓ、薄口しょうゆ…大さじ⅔、
卵黄…2個分を小鍋に入れ、
中火でしまってくるまで練る。

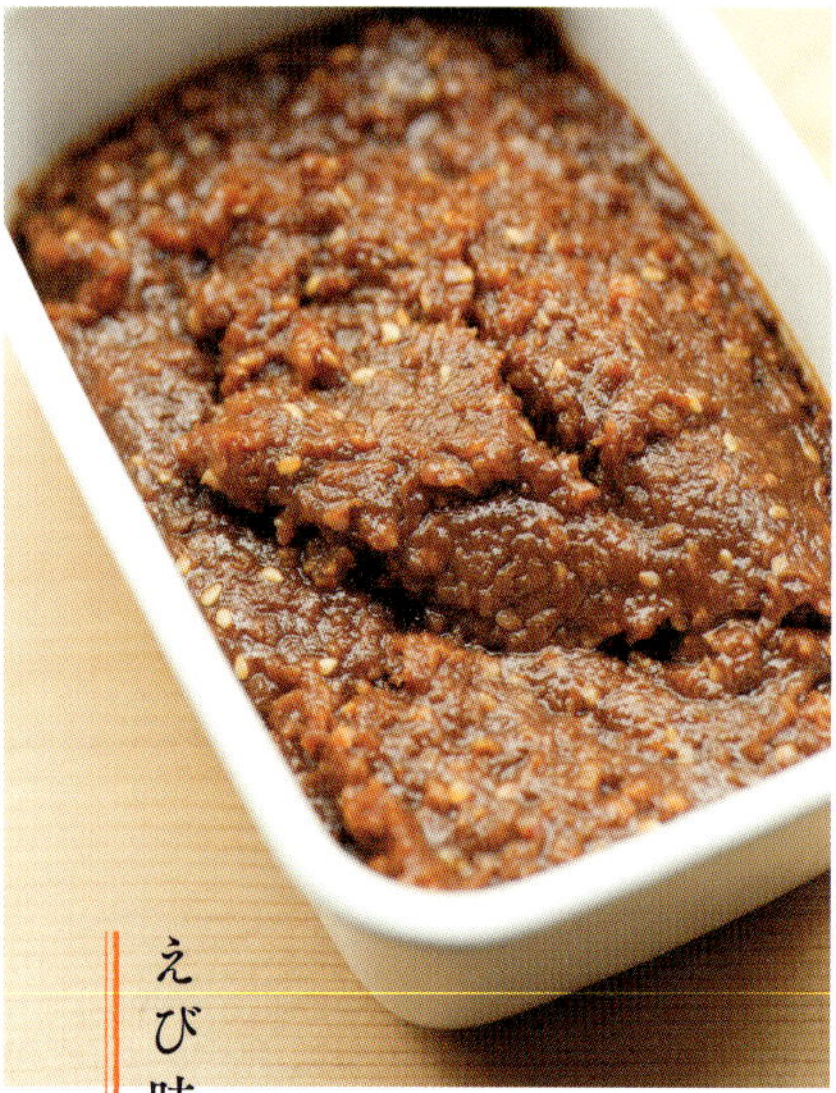

えび味噌

【 作りやすい分量 】
玉味噌200gに桜えび30g（粗く刻む）と
ごま30gを混ぜ合わせる。
（食べ方）じゃがいもや大根など、焼くか蒸すかした根菜によく合う。
※冷蔵庫で約2週間保存可能。

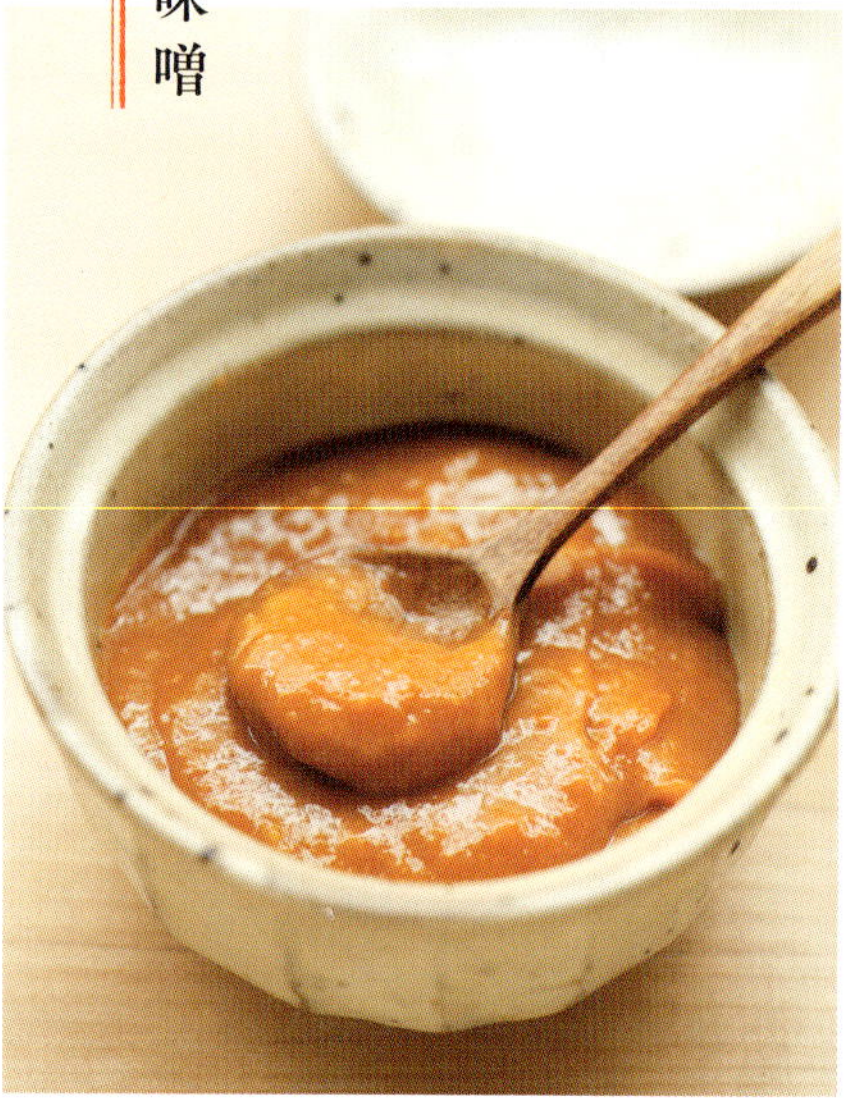

うに味噌

【 作りやすい分量 】
玉味噌200gに練りうに40～50gを
混ぜ合わせる。
（食べ方）寝かせ玄米おむすびに塗って焼きおむすびに。焼き野菜に塗っても。
※冷蔵庫で約2週間保存可能。

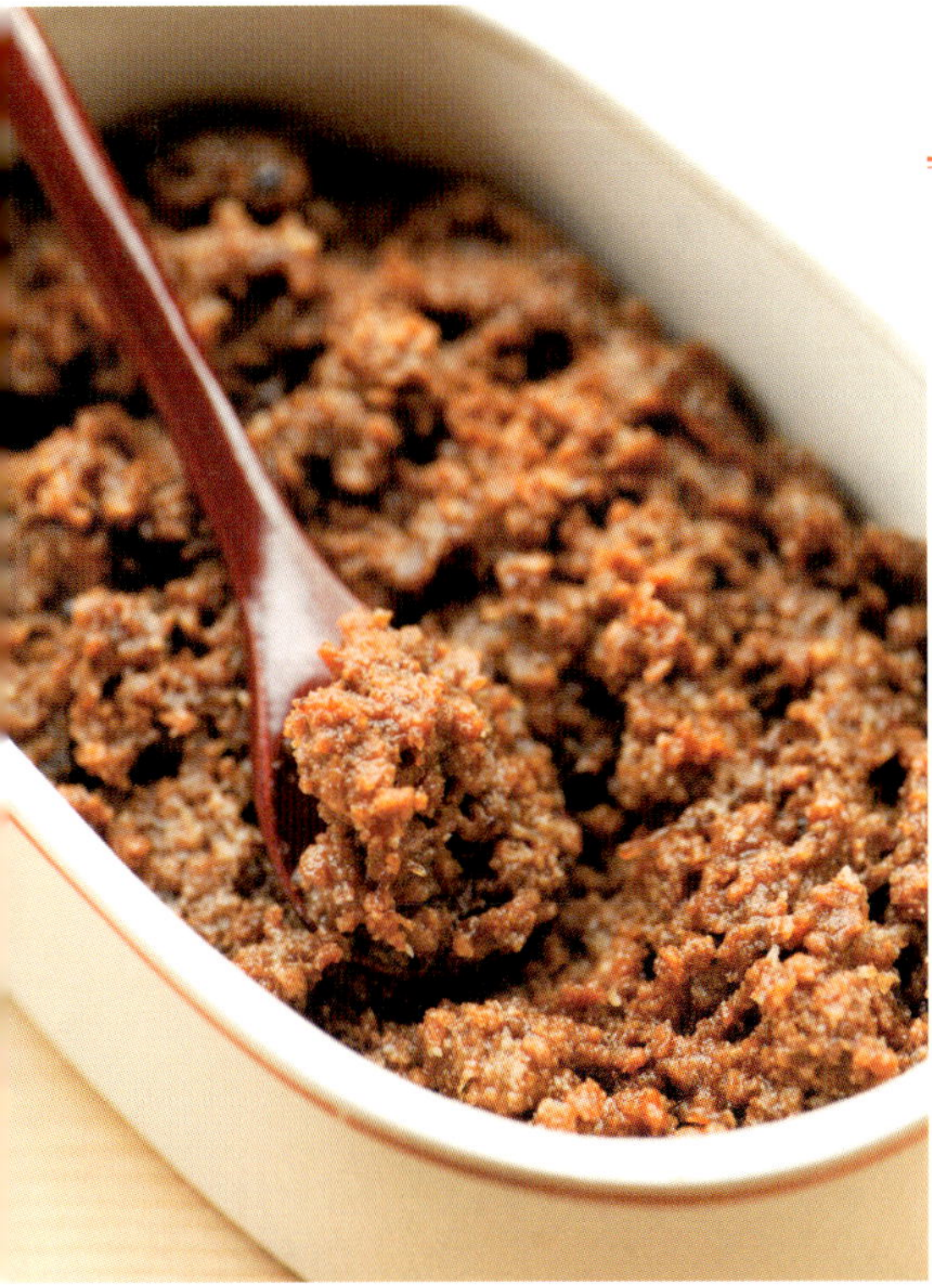

肉味噌

【材料 作りやすい分量】
豚ひき肉…300g
にんにく（すりおろし）…20g
ごま油…20mℓ
a 味噌…70～80g
酒…50mℓ
しょうゆ…50mℓ
砂糖…100～150g

① 小鍋にごま油、にんにく、豚ひき肉を入れて弱火にかけ、香りが立ってひき肉が透き通るまで炒める。
② aを入れ、汁気がなくなるまで炒め煮にする。完全に冷めたら保存容器に移す。
（食べ方）豆腐（温・冷）やうどん、炒め物の隠し味に。もちろん野菜にも。
※冷蔵庫で2～3週間保存可能。

ねぎ味噌

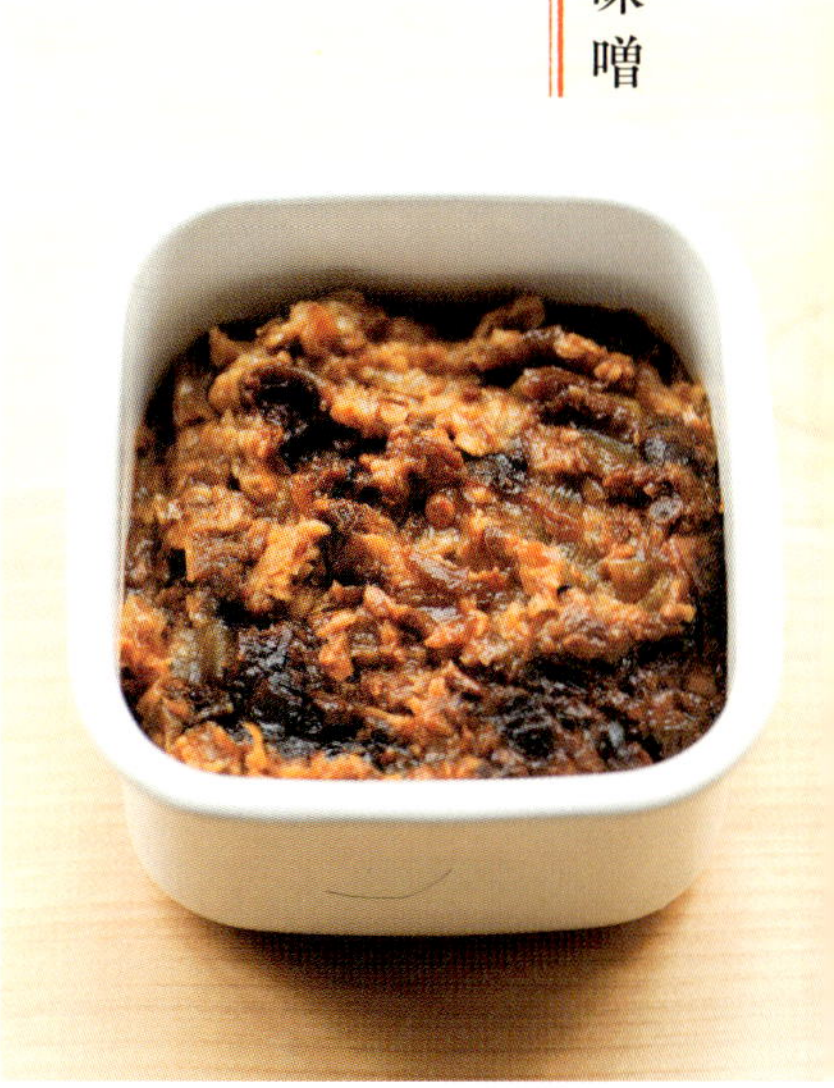

【 作りやすい分量 】
長ねぎ½本をグリルでこんがりと焼いて粗みじんに切ったものと玉味噌200gを混ぜ合わせる。
（食べ方）きゅうりやにんじん、大根などの生野菜と合わせる。魚のソテーにも合う。
※冷蔵庫で約1週間保存可能。

漬け物便利帖

漬け物は昔から各家庭で作るものでしたが、時間も手間もかかるため、買うという人も多いでしょう。ですが、一般のスーパーで売られている漬け物は、着色料や保存料、化学調味料、食品添加物がたくさん入っているものが多く、伝統製法のものを見つける方が難しいでしょう。

家庭で梅干しやたくあんなどの本格的な漬け物を作るのは難しいかもしれませんが、簡単に作れるものもあります。数日であれば保存もきくので、まとめて作り置くこともできます。

副菜同様、基本の作り方を知っておけば、野菜を変えて幾通りものアレンジが可能。好みで赤唐辛子を加えて辛くしたり、しょうがや切り昆布を加えて風味を足したりすることもできます。

一、野菜を水抜きする

←

二、溶液や味噌に漬ける

野菜の水抜き

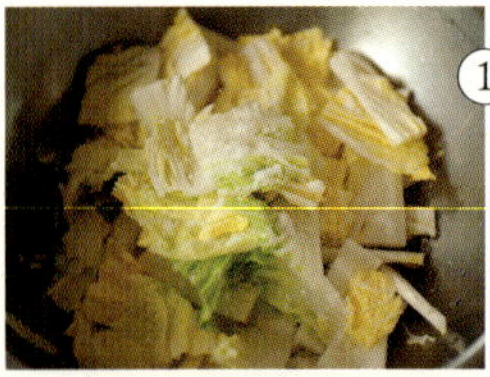

① 食べやすい大きさに切った野菜に塩をまぶしてしばらく置く。

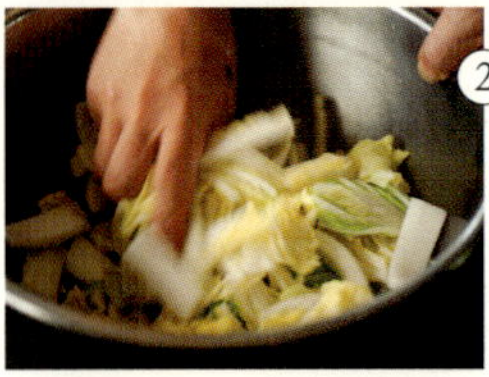

② 軽くもんで野菜から水分が出てきたら水にさらす。

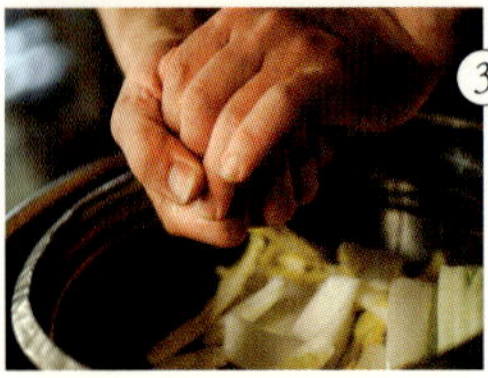

③ よく水気を絞る。

漬け物❶

浅漬け

きゅうり、にんじん、大根、小松菜など、どんな野菜でも簡単に作れるので毎日の食卓に。

【浅漬けのもと】
だし汁と3と½カップ〜4カップ、薄口しょうゆ¼カップ、塩少々を合わせる。

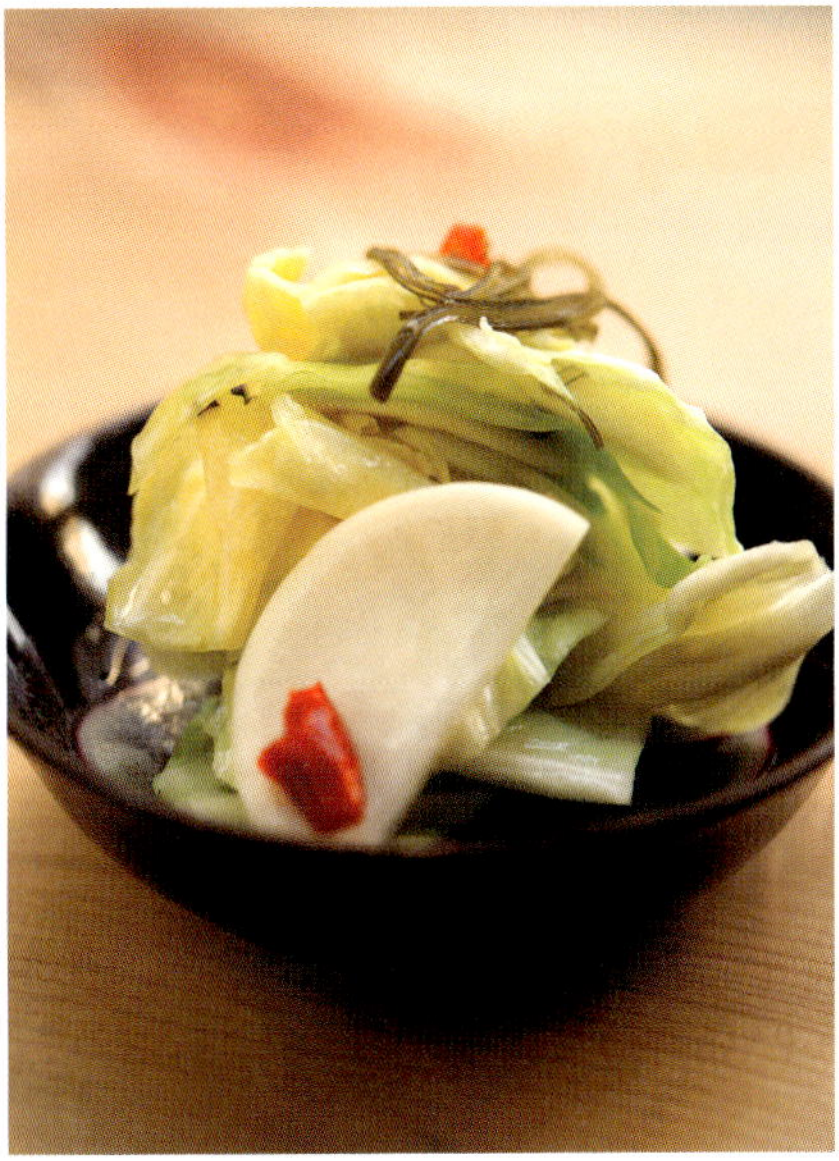

キャベツとカブと切り昆布の浅漬け

キャベツ½個とカブ（実）2〜3個は食べやすい大きさに切って水抜きし、切り昆布20〜30g、赤唐辛子1本（小さくちぎる）と一緒に浅漬けのもとにしばらく漬け込む。

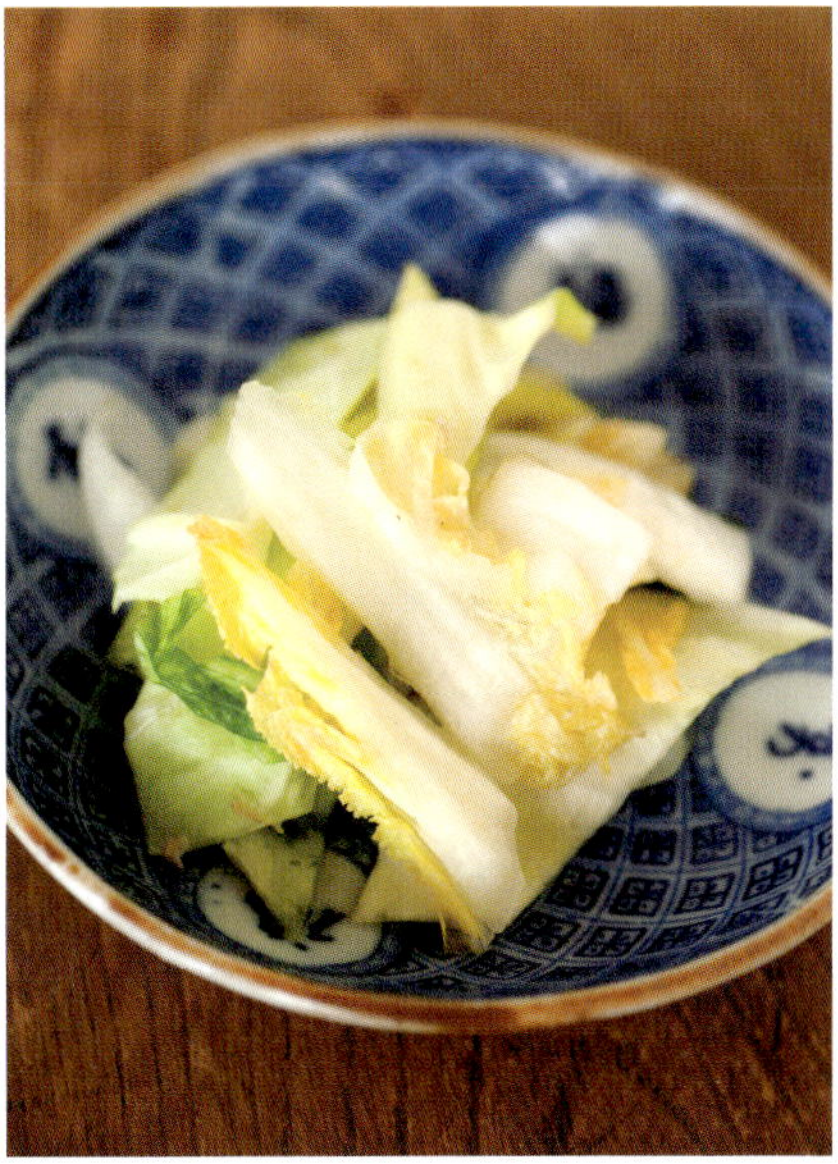

白菜の浅漬け

白菜¼株は食べやすい大きさに切って水抜きし、しょうがのせん切り少々と一緒に浅漬けのもとにしばらく漬け込む。

漬け物❷

梅酢漬け

梅の風味を生かした酸味の効いた漬け物。
暑い夏の箸休めにぴったり。

【梅酢漬けのもと】
梅酢¼カップ、酢1カップ、砂糖200gをよく混ぜ合わせる。

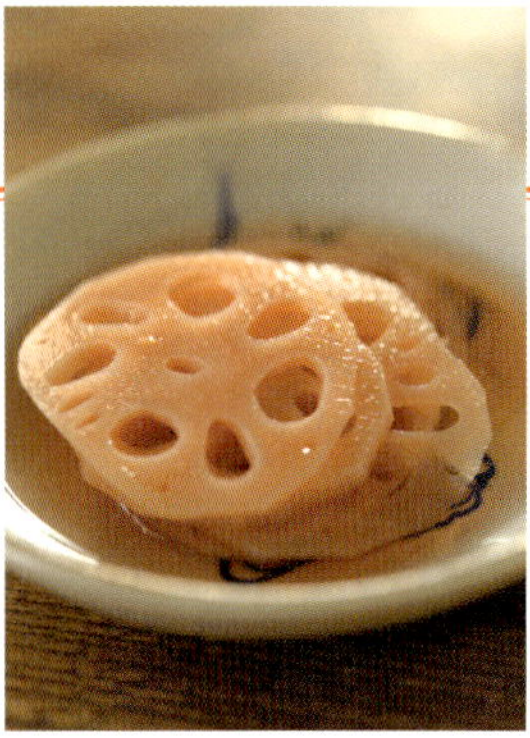

れんこんの梅酢漬け

れんこん1節を食べやすい大きさに切って下茹でし、冷めたら水気をふき取って梅酢漬けのもとに漬け込む。

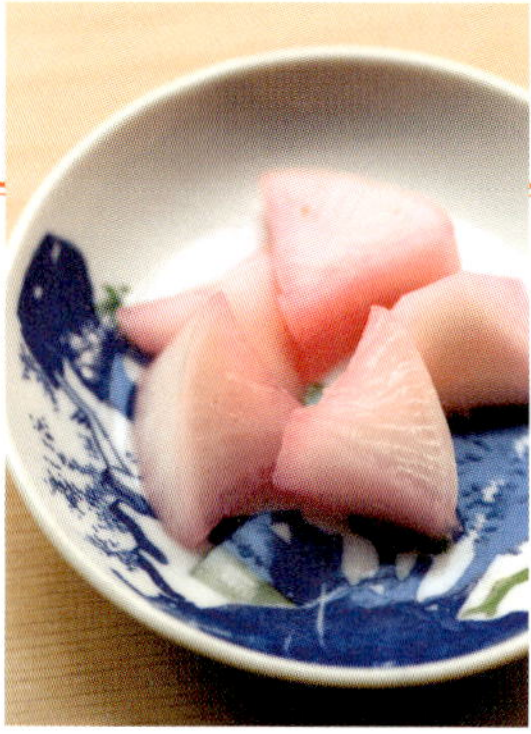

大根の梅酢漬け

大根½本を食べやすい大きさに切って水抜きし、梅酢漬けのもとに漬け込む。

漬け物❸

ピクルス

漬け物としてそのまま食べても、
刻んだものを料理のアクセントに使っても。

【ピクルス液】
酢½カップ、ワインビネガー½カップ、
砂糖150g、だし汁200㎖をよく混ぜる。

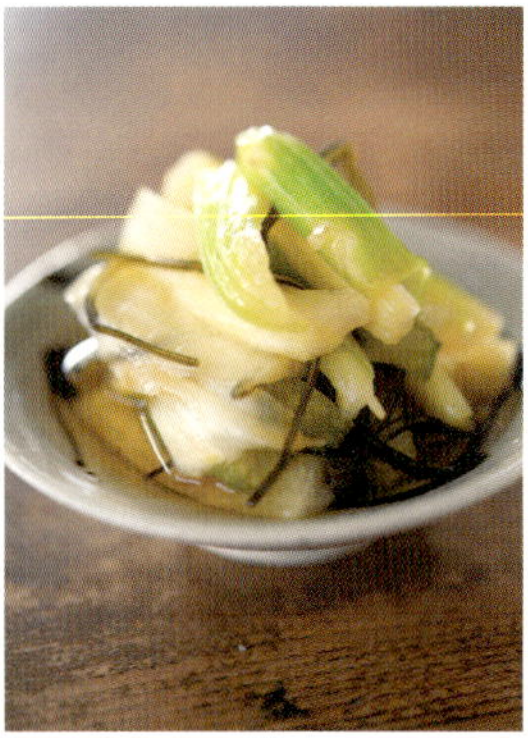

セロリのピクルス

セロリ（茎）2本を食べやすい大きさに切って水抜きし、切り昆布20～30g、しょうがの薄切り1片分と一緒にピクルス液に1日漬け込む。

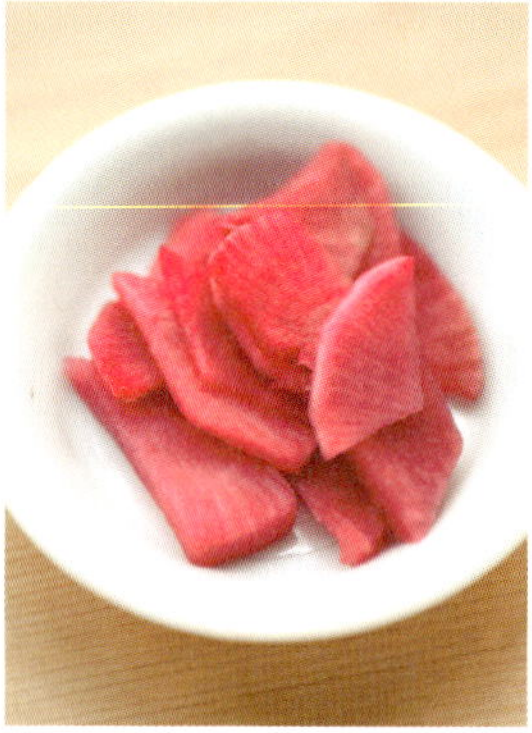

赤カブのピクルス

赤カブ（実）2～3個を食べやすい大きさに切って水抜きし、ピクルス液に1日漬け込む。

漬け物④

味噌漬け

味噌の風味で香り高く、コクのある漬け物。漬けた味噌ごといただけば、ご飯がさらにすすみます。

【味噌漬けのもと】
味噌200g、みりん20㎖、酒20㎖をよく混ぜ合わせる。

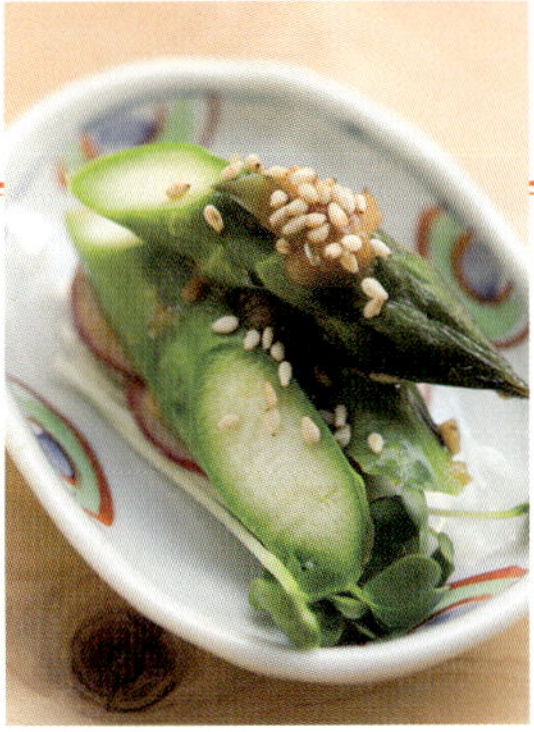

アスパラの味噌漬け

アスパラガス4～5本を食べやすい大きさに切ってさっと下茹でして水にさらし、冷めたら水気をふき取って味噌漬けのもとに1日漬け込む。貝割れ菜を添えて白ごまをふる。

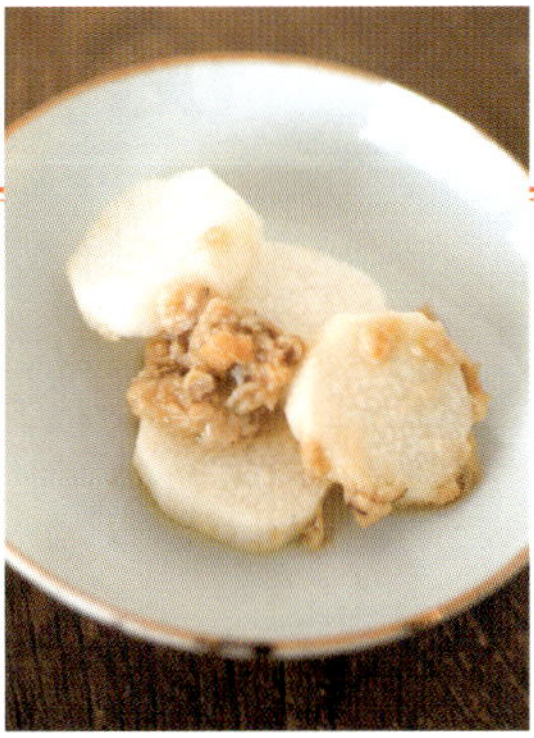

長いもの味噌漬け

長いも½本を食べやすい大きさに切って水抜きし、味噌漬けのもとに1日漬け込む。

漬け物⑤

ぬか漬け

一家にひとつ、ぬか床を用意して育てましょう！日本人にぴったりの生きた乳酸菌が摂れます。

【ぬか床】
市販のものを使用

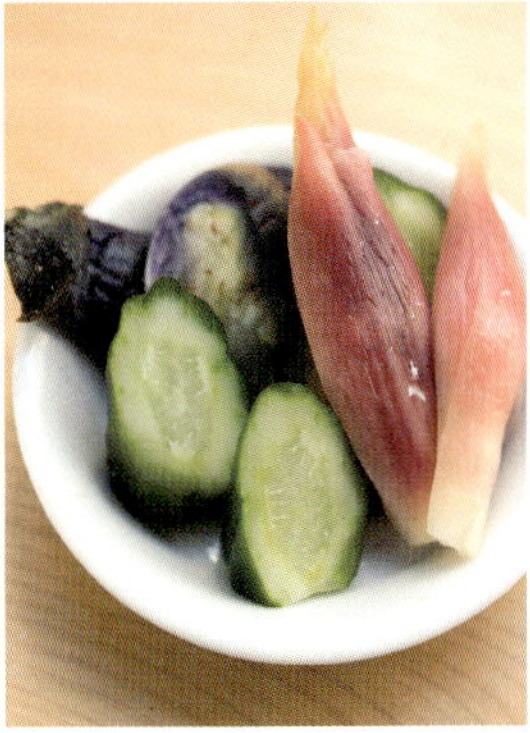

なす、きゅうり、みょうがのぬか漬け

なす、きゅうり、みょうがに塩をまぶす。出てきた水分を洗い流し、水気を絞ってぬか床に漬ける。冬場なら2～3日目、春～夏は翌日が食べごろ。

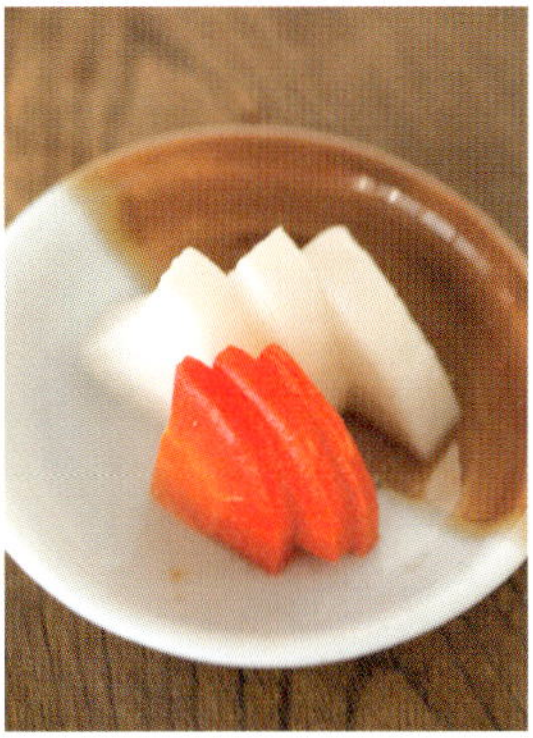

大根とにんじんのぬか漬け

大根とにんじんは縦¼サイズに切って塩をまぶす。出てきた水分を洗い流し、水気を絞ってぬか床に漬ける。2～3日目が食べごろ。

だしのとり方

一汁一菜献立の主役とも言える具だくさんの汁物。
それを支えるのがおいしい〝だし〟です。
汁物や煮物のベースになる和風だしはおいしいとり方を
知っておくと料理の味がワンランクアップします。
和風だしにはミネラルも豊富なので、ぜひ手作りを。

昆布かつおだし

和風だしの基本。本書で紹介している
汁物や煮物のほとんどは
昆布かつおだしを使っています。

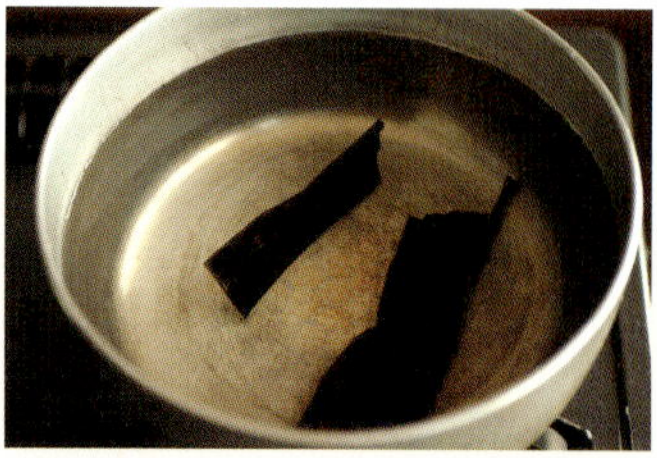

① 昆布を戻す
20cm長さの昆布を半分に割り、たっぷりの水に1時間ほどつける。

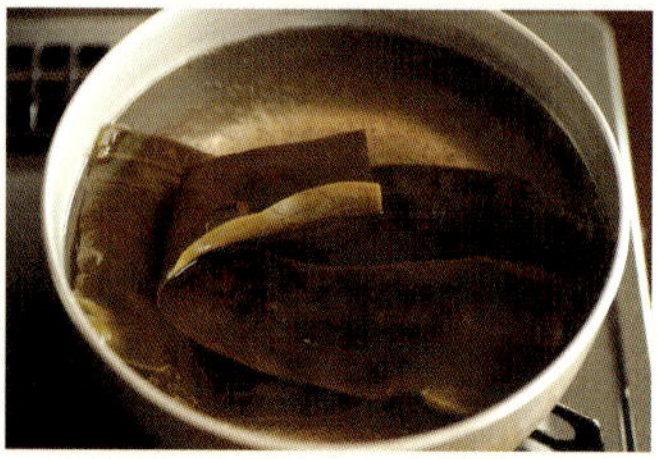

② 火にかける
昆布が戻ったら強火にかけ、ふつふつとしてきたらごく弱火にして10分ほどおく。
＊弱火でじっくり昆布の旨みを引き出すのがポイント。決して煮立てないこと。

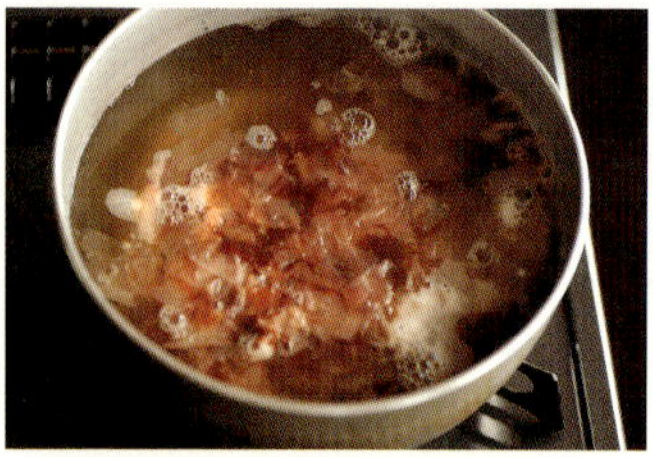

③ かつおぶしを入れる
昆布を引き上げ、かつおぶし（ふたつかみ）を入れてごく弱火にして10分ほどおく。
＊昆布のときと同様、決して煮立てないこと。

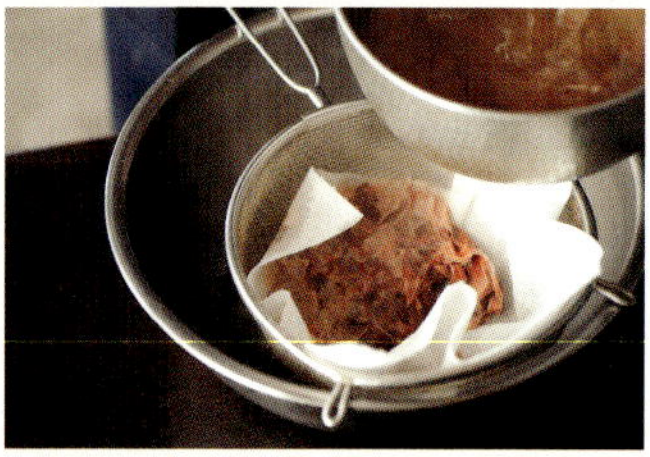

④ こす
ザルの上にキッチンペーパーを敷き、かつおぶしをこす。

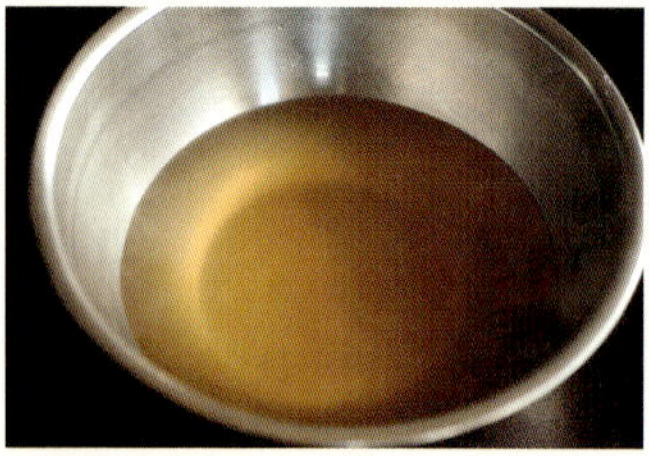

⑤ 昆布かつおだしの完成
冷蔵庫で数日保存が可能。使い切れない場合は冷凍してもよい。

煮干しだし

ご家庭や地方によっては、煮干しだしも一般的。
昆布かつおだしと同様に使います。
自分や家族の好みで選んで。

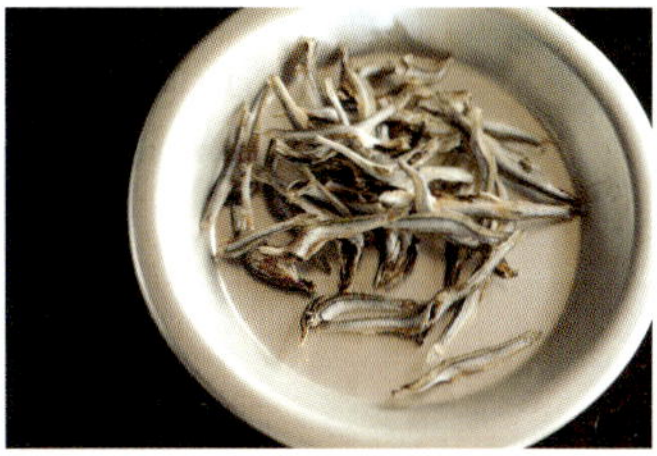

① **煮干しの下処理**
煮干し（正味80～100g）は頭とはらわたを取る。面倒ならそのまま使っても大丈夫（多少のえぐみが残ります）。

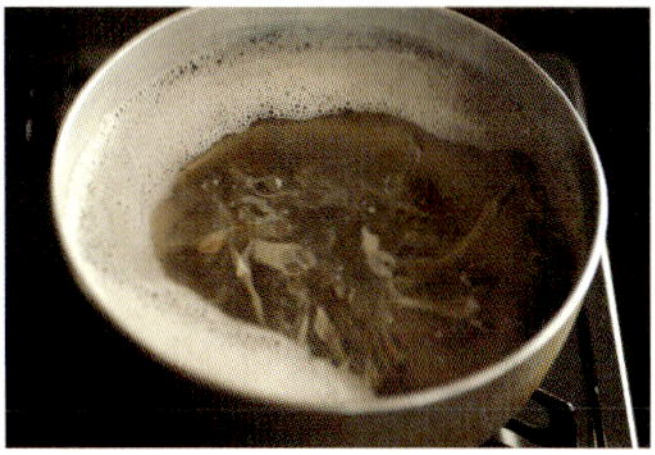

② **火にかける**
鍋に煮干しとたっぷりの水を入れて強火にかける。煮立ったら弱火にして10分ほど煮る。
＊静かに煮立つぐらいの弱火です。

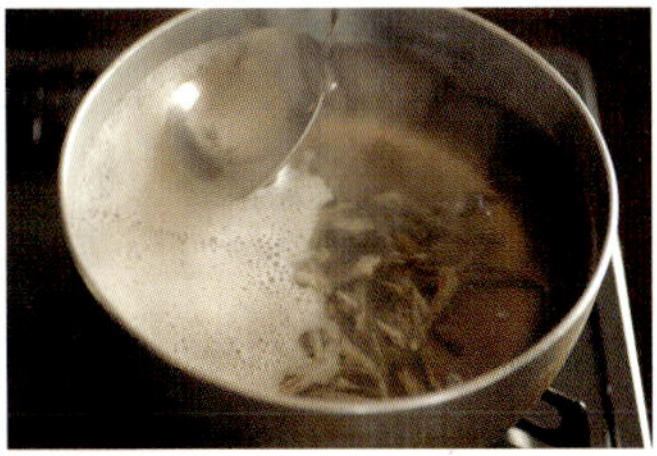

③ **アクを除く**
表面のアクをていねいにすくう。

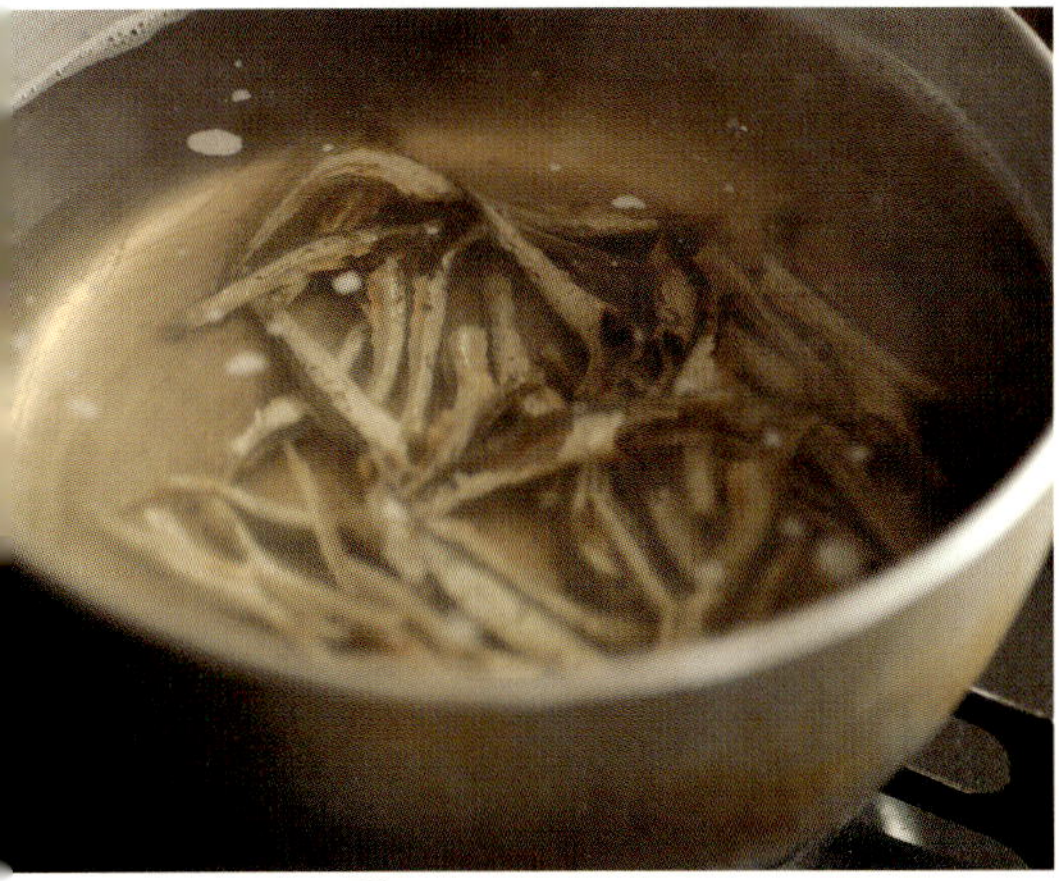

④ **煮干しだしの完成**
煮干しごと汁物に使ってもOK。冷蔵する場合は煮干しを除いて保存する。

おすすめの調味料・食品

調味料に限らず、食品を選ぶ際のポイントは、「国産原料、無添加、伝統製法」の3つです。高級である必要はなく、“本物”を選べば体にも安心で農業、伝統産業も潤います。精製塩、白砂糖は体の負担が大きいので避けましょう。

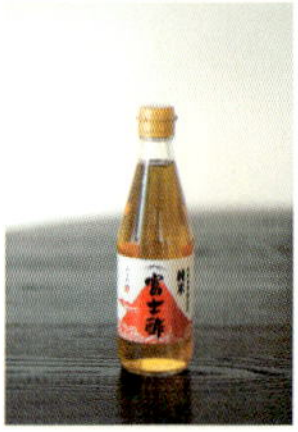

酢

「純米富士酢」は「米酢」と表示できる量の5倍の無農薬米を使い、もろみを仕込み、古式製法で1年以上かけて造られる。

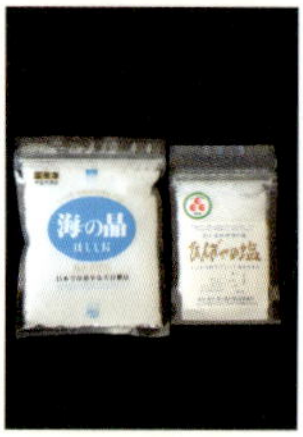

塩

塩はミネラルたっぷりの国産天然塩を。おすすめは「ひんぎゃの塩」「海の精」など。角がなく甘みすら感じるマイルドで奥深い味わい。

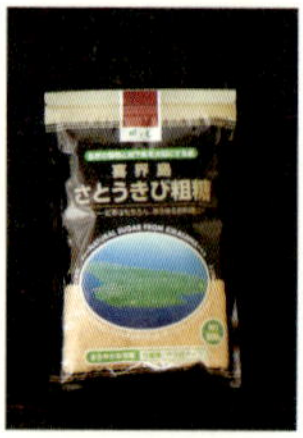

砂糖

精製された白い砂糖ではなく、未精製の茶色い砂糖を。アルカリ土壌の喜界島産の「さとうきび粗糖」は旨味とコクがあり、ミネラルたっぷり。

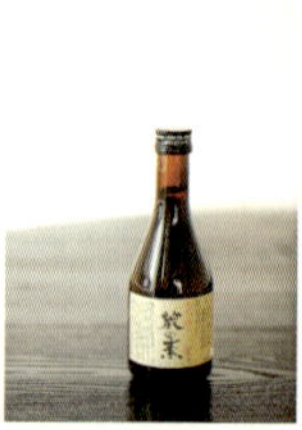

酒

米と麹のみでできたものを。「蔵の素」は最高の原料、製法で本気で造られた料理酒。旨み成分のアミノ酸を多く含み、料理にコクと照りを出す。

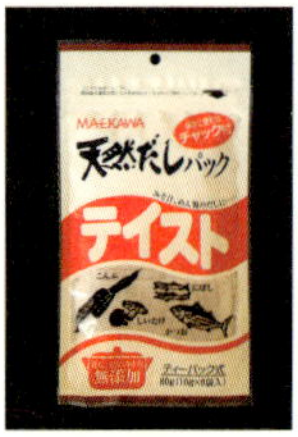

だし

「天然だしパックテイスト」は雑味の出る部位を丁寧に取り除いた4種の魚、昆布、しいたけを粉砕した万能国産天然だしパック。

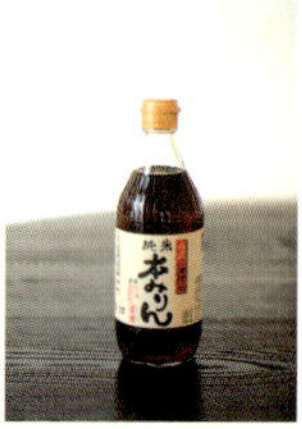

みりん

「愛桜純米本みりん」は餅米、米麹、酒粕焼酎のみで1年近く長期熟成させた古式製法。そのまま飲んでも旨い。

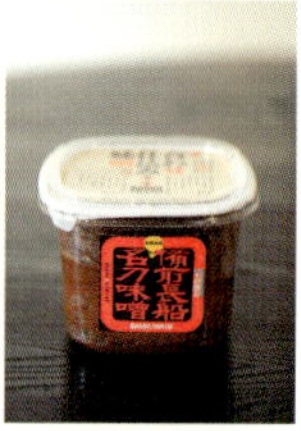

味噌

「米、大豆、塩」でできているものを。「名刀味噌」は通常の2倍麹を使い、国産原料・完全無添加・長期熟成・非加熱で、生きている味噌。

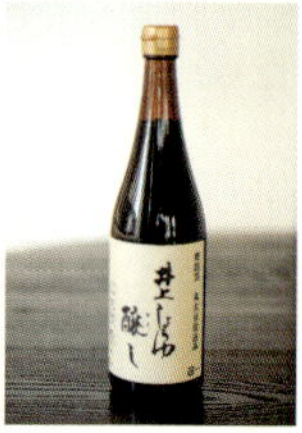

しょうゆ

「井上しょうゆ」は木桶で2年間熟成の天然醸造・無濾過仕上げ。通常より2割多く大豆を使用しているため、少量でも旨み十分。

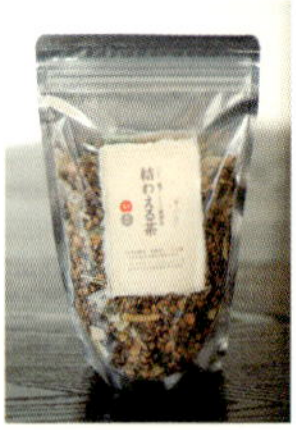

茶

「結わえる茶」は国産、無農薬の野草22種をブレンドした、ノンカフェイン、ノンカテキン。ミネラルがたっぷり含まれている。

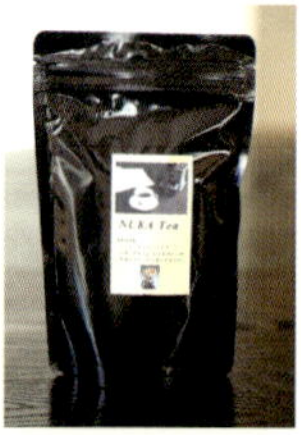

ヌカティー

ビタミン、ミネラル、食物繊維満載の“ぬか、皮、胚芽”を焙煎した「ヌカティー」。コーヒー代わりにお菓子と一緒に。料理にも合う。

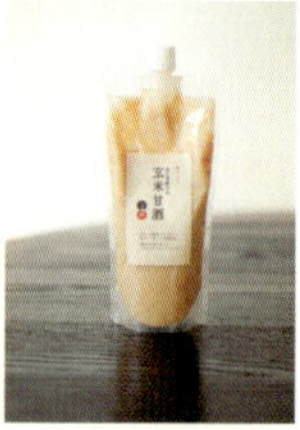

玄米甘酒

「結わえる」のオリジナル。無農薬玄米100%と麹のみの発酵ドリンク。ノンアルコール、ノンシュガーで子どもからお年寄りまで。

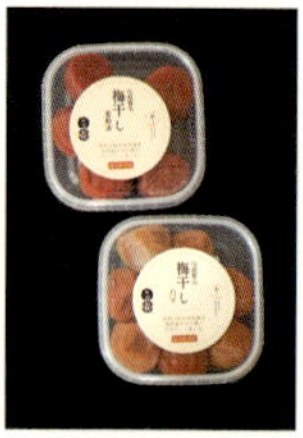

梅干し

「結わえる」の梅干しは肉厚の完熟紀州南高梅を天然塩のみで漬け、天日干しした昔ながらの梅干し。すっぱさの中にも甘みがある。

購入先は「結わえる」ショップ http://www.yuwaeru.co.jp/shop/　ほか自然派食品店など

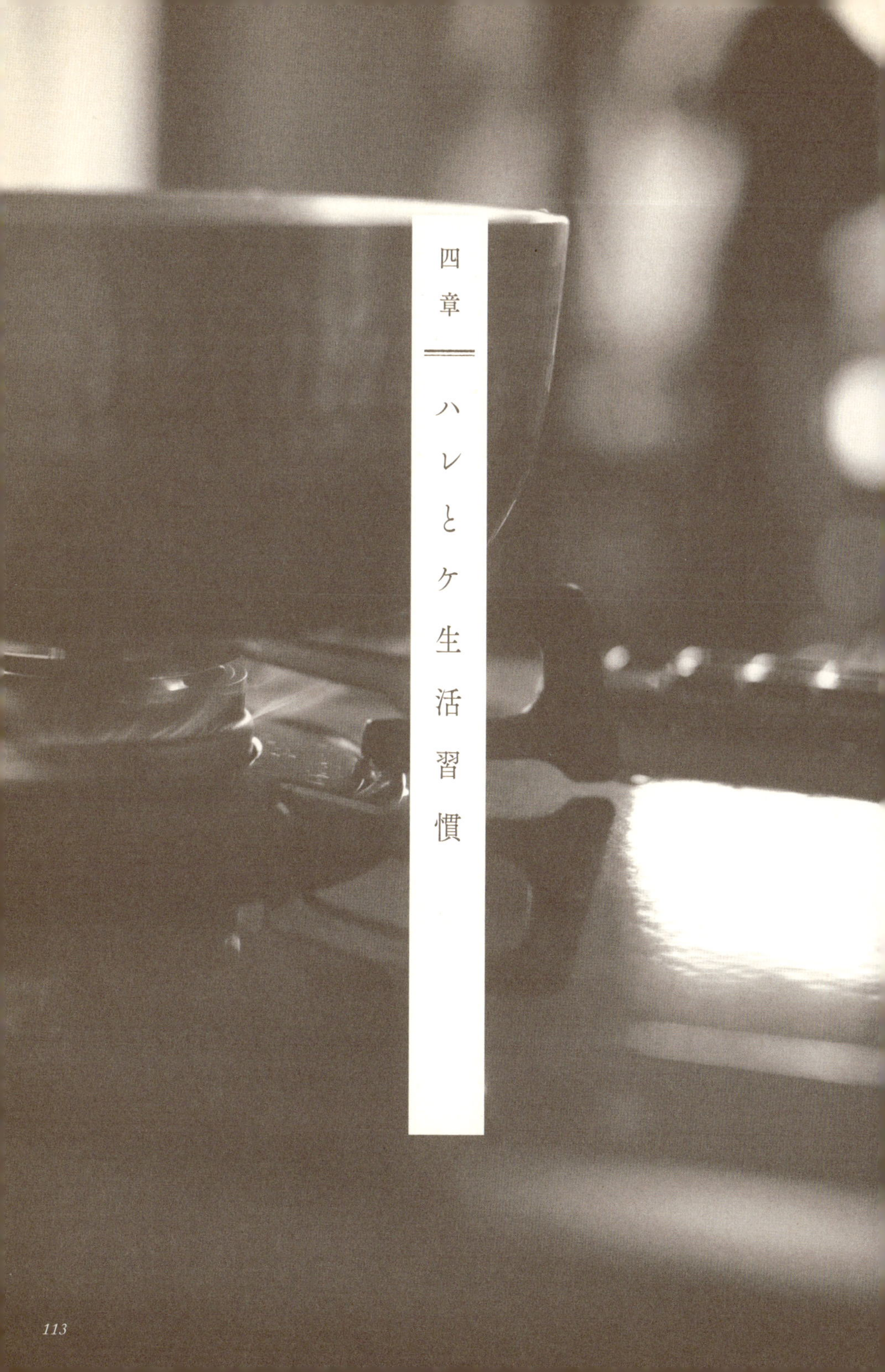

四章　ハレとケ生活習慣

そもそも玄米とは？

お米の種類

最近では、健康に気をつかって白米以外の米を食べる人も増えてきました。しかしそれがどういうものので、どれくらい効果的かをきちんと理解している人は少ないのではないでしょうか？

玄米と比較してそれぞれを理解し、どれを食生活にとり入れるかをあらためて考えてみましょう。

【玄米】

そもそも玄米とは何か？ ですが、ひと言であらわすと、精米していない（削っていない）お米のことです。若い方の中には、米＝白米で、「玄米」という種類のお米があると思っている人もいるなんて笑い話もあります。

まず、田んぼで収穫した稲になっている実を「籾《もみ》」といい、稲から籾を外すことを「脱穀《だっこく》」といいます。籾の周りの皮は「籾殻《もみがら》」で、これを取り除いて残った実、それが「玄米」です。

つまり「玄米」とは、稲という植物の「果実・種子」なのです（実際に玄米に水をやると芽が出ます）。

一方、「白米」は、玄米の周りの皮やぬか層、芽が出る部分の胚芽を削った（精米した）ものをいいます。そして、その削った皮やぬか、胚芽にこそ、ビタミンやミネラル、食物繊維といった大事な栄養が詰まっているのです。当然、白米にいくら水をやっても芽は出ません。

「粕（カス）」を右側から読むと「白米」ですね。「白米」とは栄養分をわざわざ取り除いた「カス」というわけです。先人は上手いことを言ったものです。

玄米とは?

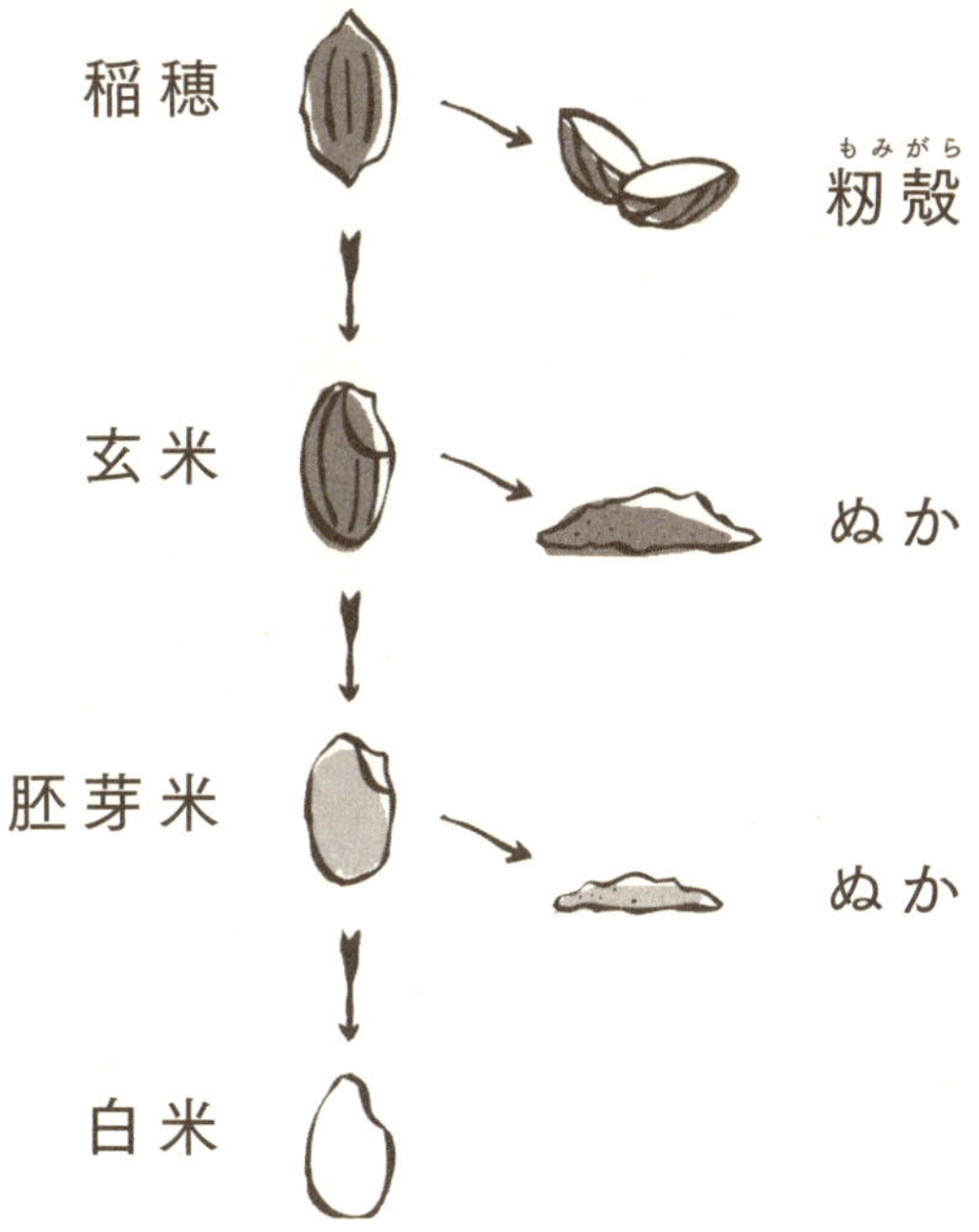

分づき米

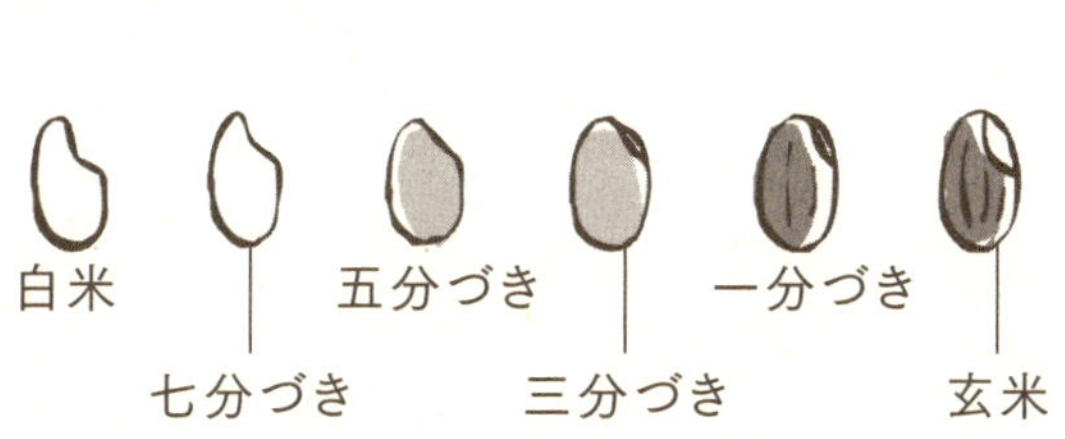

【胚芽米】
玄米の芽が出る部分「胚芽」だけを特殊な方法で残し、固い皮やぬか層を削ったものが「胚芽米」です。
胚芽に含まれるビタミンやミネラルが摂れ、かつ白米と同じように炊けて味も白米に近いので、玄米と白米のいいとこ取りをしたようなお米。ただし、皮やぬか層に含まれる栄養素（食物繊維やビタミン、ミネラルなど）は摂れないので、栄養も玄米と白米の中間といえます。
また、白米や玄米よりも価格は高く、種類もあまり選べません。

【発芽玄米】

その名の通り、玄米に水を与えて発芽させたお米のこと。発芽させることで栄養価はより高くなり、特に発芽したときに増加するギャバは、血圧降下、中性脂肪増加抑制、ストレス軽減などの効用があるといわれています。また数日浸水させる分、柔らかく炊くことができます。

自分で発芽させるのは時間も手間もかかるので、市販のものを購入するのが現実的ですが、当然、価格は白米や玄米より高め。また無農薬の発芽玄米はほぼなく、米の種類も限られます。市販のものは、工場で人工的に発芽させて乾燥させるという、ある意味加工食品に近いため、少し自然から離れる点も気になります。私としては、玄米をそのまま炊くだけで十分な効果が期待できるので、発芽という「プラスα」はさらなる高みを目指す人以外は必要ないかなという見解です。

【分づき米】

玄米の周りを削ったものが白米ですが、「分づき米」は白米ほど削らず、周りをある程度残したお米のことをいいます。どの程度削るかを示して「三分づき」「五分づき」「七分づき」といい、十分づき（玄米の周りを十分削ったもの）が白米。つまり数字が低いほど、あまり削っていないということです。

削りの浅い米ほど栄養素が残っているということなので、おすすめは一分づきか三分づき。五分づき以上になると見た目も味もほとんど白米で、栄養もそれなりになってしまいます。

種や野菜も同じく、外敵から身を守るため表面の皮が一番厚くて固いのですが、これをちょっとだけ削るとずいぶんと食べやすくなります。

もちろん玄米が一番おすすめですが、白米を三分づきに変えるだけでも大きな違いがあります。

ただ、スーパーではまず売っていないので、近くのお米屋さんで「三分づきにしてください！」と頼んでやってもらいましょう。白米と同様、好きな品種、味、価格を選ぶことができます。またコイン精米機や、家庭用精米機でもできます。

【雑穀米】

最近は雑穀米や十五穀米などを食べている人が増えてきました。雑穀とは、アワ、キビ、ヒエ、はと麦、赤米、黒米などの穀物の総称（豆類を含む場合もある）で、米の種類ではありません。

雑穀は野生に近く、縄文時代前期（今から約5千年前）から日本人の主食として栽培されていました。そもそも日本人が米をよく食べるようになったのは、江戸時代になり稲作技術が発展してから。それでも農民は作ったお米を年貢で納めるのが精一杯のため自分たちは雑穀を食べていたほどで、こういった状況は60～70年くらい前までは一般的でした。真っ白いお米を食べるのが普通になったのは、戦後豊かになってからなので、お年寄りや農村の人ほど「貧しさの象徴」である、「雑穀や玄米」を嫌うのです。

雑穀も玄米同様精米しないので、ビタミン、ミネラル、食物繊維が豊富に含まれ、玄米にない栄養素もあり、健康・美容効果も高いです。ただ、「雑穀米を食べている！」というほとんどの方は白米に1割程度混ぜているだけでしょう。1割だと入れないよりはいいですが、食べている9割は白米なので、見た目も鮮やかで健康風には見えますが栄養も1割程度というわけです。

まとめ

理想は白米を玄米や分づき米にして、そこに好みの雑穀を混ぜること。そうすれば雑穀の食感や風味が加わってよりおいしく、より栄養価が高いご飯になります。ただしその分、価格も高価になります。結論は「無農薬の100％玄米ご飯をおいしく炊くこと」がベストの選択でしょう。そこに、小豆や雑穀を入れて楽しんだらなおよいでしょう。

玄米の健康効果

炭水化物抜きダイエットの罠

戦後たった50年くらいの間に食生活が欧米化した結果、日本人のご飯を食べる量が半分になり、肉類が5倍になって、肥満も病気も増えたというのは周知の事実です（下図参照）。人間の価値観は環境で変わりやすいもので、米は今の2倍、肉は今の5分の1量にするのが、長い歴史からすると正常なのです。

米をしっかり食べていた時代より今の方が肥満だらけだというのは明らかです（p.24参照）。今流行っている（まだ流行っている？）炭水化物抜きダイエットや食事法はまさにわざわざこれをやっているようなもの。すでに述べた通り、ヒト科の動物としての本質からも反していると言わざるを得ません。

でも、実際「炭水化物抜き」で痩せたり、数値が

国民１人１年当たりの消費量の変化

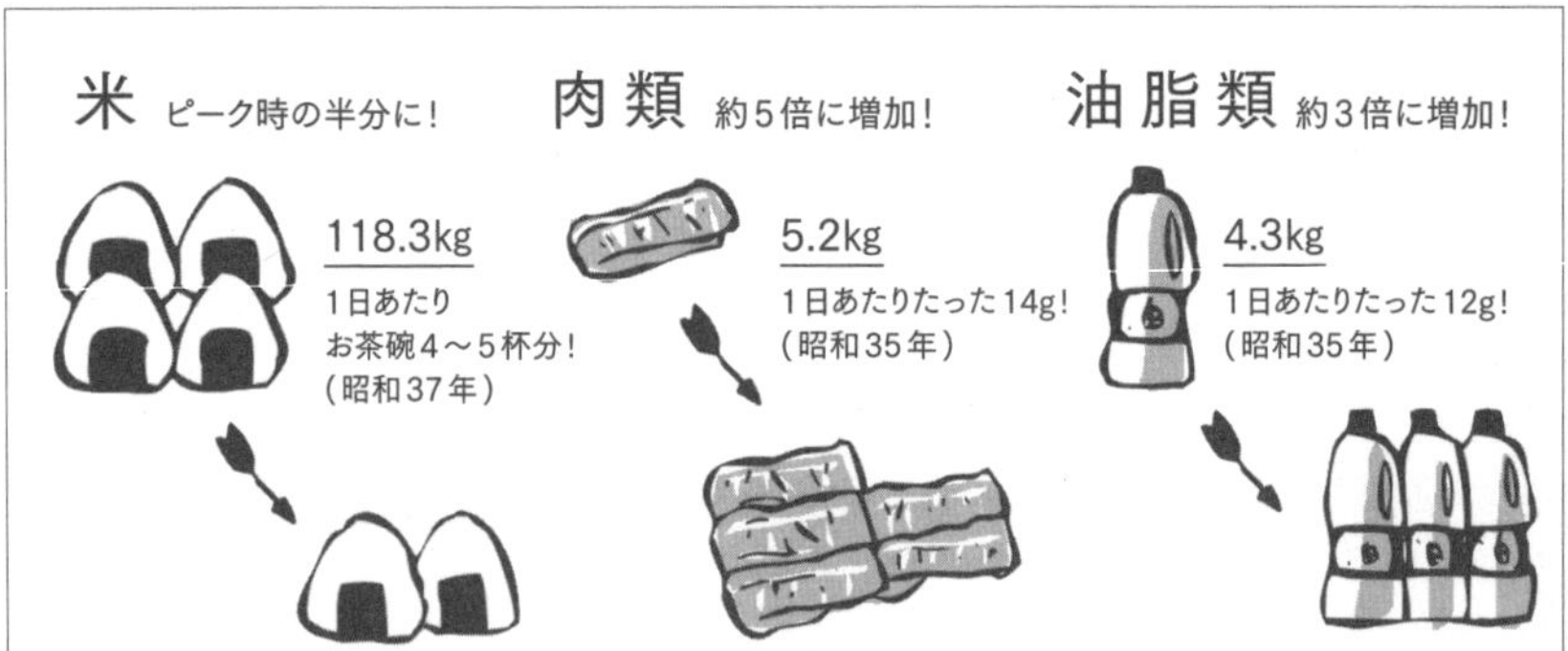

農林水産省「食糧需給表」より

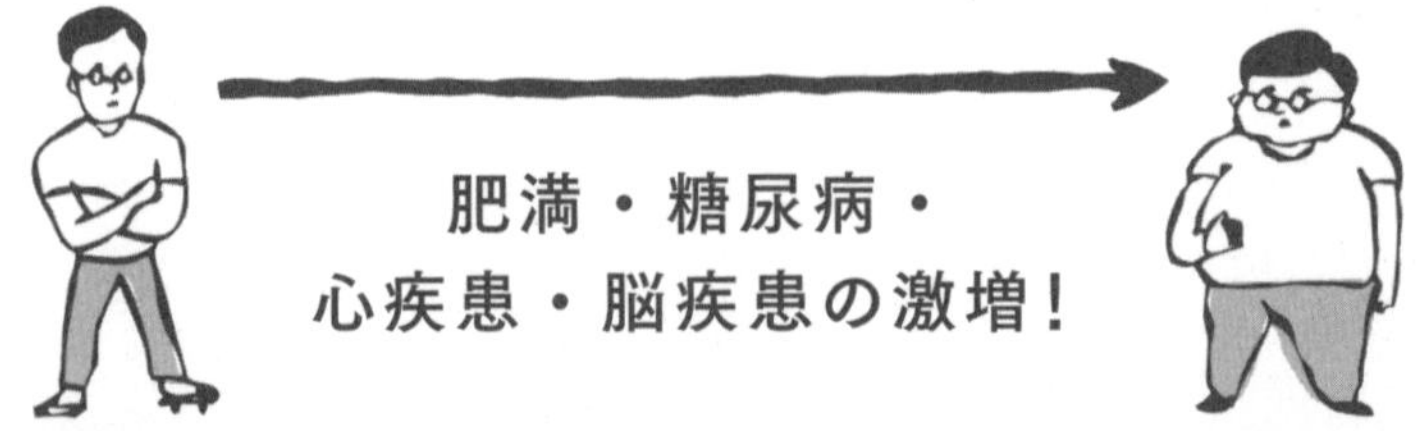

改善されたりするのは事実です。

これはそもそも現代人が食べ過ぎで、肥満も多いため、炭水化物を抜くと糖質が少なくなるから痩せるのでしょう。また、米以外の炭水化物(パンやパスタ)には脂質が多いので、これをカットすれば当然痩せることが考えられます。

ただし、これはあくまでもともと太っている人や食べ過ぎている人、数値の悪い人が少しマシになるというレベル。とり入れるとしても最初の少しの期間だけにすべきでしょう。

何度もお伝えしている通り、〝健康の根っこ〟は炭水化物を最低でも5割食べることが大前提。

また、炭水化物はヒトの主食であり主な活動エネルギー源なので、それを控えてしまうと疲れやすく、体温が下がり、代謝は落ちてむしろ太りやすい体質になってしまいます。米を食べずに野菜ばかり食べていれば当然痩せますが、活動エネルギーが不足してしまうので、冷え→代謝不良、筋肉低下→体脂肪率上昇と、実に不健康な痩せ方なのです。

また免疫が極端に落ちるのも心配です。これを続けても体がガタガタになってひどいリバウンドが起きるだけです。とにかく一生続けられる方法ではありませんし、全人類ができる方法でもありません。米を食べなくなれば農業や水田は荒廃するでしょう。

これは、この本で目指す「健康を自分でコントロールできる」とはほど遠い状態です。

炭水化物(米)は、この本でお伝えするような「割合と質」を守って食べれば決して太ることはなく、むしろ健康的に痩せる食べ物です。特に「質」がしっかりしている「玄米食」であればなおさらです。そもそも玄米と白米は別物ですから、同じ「炭水化物」として扱うのもどうかと思います。

玄米はダイエットに最適！

玄米食を始めたら痩せたという人はたくさんいます。また玄米食で若々しさや健康をキープできている、という人もたくさんいます。

玄米で健康的に痩せられるのはなぜでしょうか？　一番のポイントは玄米に含まれる副栄養素（ビタミン、ミネラル、食物繊維、酵素）の影響です。胚芽と呼ばれる芽が出る部分と、周りを覆う皮やぬかに凝縮しているのです。

副栄養素が十分にあることが、太るか太らないか、食べたものをきちんと代謝できるかどうかを決めるということはすでにお伝えしました。副栄養素を豊富に含む玄米を食べることは、一緒に食べるおかずはもちろん、体に蓄積した余分なものさえも一緒に代謝・排泄してくれることになるので、健康的に痩せることができるのです。

ちなみに、玄米と白米のカロリーはほぼ一緒にもかかわらず、そこに含まれる栄養素は数倍～十数倍も違うのです(p.36参照)。

また、玄米はゆっくり消化吸収が行なわれるので腹持ちがよくなり間食しないで済むようになった、という声もよく耳にします。

さらに、玄米を食べ始めると味覚が変わって肉脂や砂糖を以前より欲しなくなった、という声もあります。これに関しては「玄米食に高脂肪食への誘惑を低下させる作用がある」という琉球大学の益崎裕章教授の研究も進んでいるようです。実際私も玄米を食べるようになって、好きな食べ物が「寿司、焼き肉、ラーメン」から、「寿司、ラーメン」に変わりました。健康のためにと意識的に避けたわけではなく、自然とあまり欲しなくなりました。

免疫力がアップする！

玄米食を始めたら風邪をひかなくなった、風邪が長引かなくなった、疲れにくくなった、という感想は本当によく聞かれます。さらに、玄米菜食でガンや糖尿病、高血圧を自分で治した事例ももはや珍しくなくなりました。これは、玄米食により健康の土台が築かれ、〝免疫力〟を最大限に引き出せるようになった証拠でしょう。玄米が病気を防ぎ、病気を治したわけではなく、玄米が健康状態をつくる上で力を発揮し、自分自身の力で改善したということなのです。

病気を防ぐのにも、病気を治すのにも、体を健康状態に整えるというのが大前提。「ハレとケ玄米生活」を送っていると、代謝がしっかり行なわれ、腸内環境は良好で、免疫機能がしっかり働くので病気になりにくく、ちょっとした不調ならすぐに回復できるようになります。この積み重ねこそが、毎日の健康と10年、20年、30年後の健康をつくることにつながるのです。

美容にもいい！

玄米を食べ始めた女性からは、便秘が治った、肌に透明感が出た、肌がつやつやすべすべになった、化粧ののりが違う、といった声が多く寄せられます。

便秘が治ったというのは、玄米を食べ始めて一番最初に感じる効果かもしれません。便秘というのは体の中にゴミを溜め込んでいるのと同じことなので、腸内環境は悪く、よい栄養も血も体を十分に巡りません。そうなると肌の新陳代謝も良好に行なわれず、古い細胞が残り、くすみがちでごわついた肌になりやすくなります。また、蓄積した老廃物を肌からも排泄しようとするためにニキビや吹き出物となってあらわれたり、毛穴からの皮脂分泌が過剰になって化粧崩れを起こしたりする原因になります。

特に、肉、乳製品の食べ過ぎは代謝不良で便が腐敗しやすく、臭いの原因になります。

玄米は、便の主原料となる炭水化物と食物繊維がたっぷり含まれるので、腸内環境を整えるのに役立ちます。よい便が出て腸が本来の働きを取り戻すと、新陳代謝は良好になり、肌状態もよくなります。

これが、玄米食できれいになる理由です。

どんなに素晴らしい化粧品やエステも、便秘状態であれば効果は半減。内臓美人と素肌美人は一緒なんですよ！

玄米の疑問を解決！

下痢や便秘にならない？

玄米を食べて下痢や便秘になるという人がいます。その原因のひとつは柔らかく炊けていないから。そしてもうひとつはよく噛んでいないから。この2点です。

玄米で下痢や便秘になるのは、胃腸に負担がかかっているせいです。玄米の外皮は食物繊維が豊富な半面、上手く炊けなかったりよく噛めなかったりということが起きるのです。

上手く炊けないのは、おそらく炊飯器や土鍋で炊いていないせいではないでしょうか？　この問題は、圧力鍋を使った炊き方で解消するはずです。

また、仮に柔らかく炊けなくてもそれを補ってくれるのが「よく噛むこと」です。

「寝かせ玄米」は寝かせることでもちもちとした食感になり、自然とよく噛むようになるのでおすすめです。

現代の食事は加工品やパン、白米、麺など、あまり噛まなくていいような食べ物が多く、どんどん噛む回数が減ってきています。ひと口で10回くらい噛んで飲み込んでしまっていませんか？　最低でもひと口30回、理想は１００回噛むようにしましょう。これはダイエットにもいい効果をもたらします。

また、うんちに玄米がそのまま出てくるから消化できていないという人もいますが、米粒に見えるのは実は皮のみで中身はちゃんと消化されていますのでご安心を（嘘だと思うなら指でつぶしてみてください！）。そしてこの消化されない皮の食物繊維が腸内を掃除してくれ、水分を吸って便の量を増やしてくれるのです。

玄米は農薬が付着していて体に悪くないの？

玄米は籾殻を取っただけで精米をしないため、農薬が付着していて体によくないのでは？　と心配する人がいます。

確かにその可能性はあるので、可能な限り、無農薬のお米を選ぶことをおすすめします。

ただ、仮に農薬を使った玄米を食べたとしても、それ以上に玄米には排毒（デトックス）作用があり、余分な化学物質、農薬までも代謝して外に出してくれる力があります。

無農薬の白米か、農薬を使った玄米か、で考えたとき、「ビタミン、ミネラル、食物繊維、酵素」を豊富に摂取できる玄米の方が総合的にはメリットは大きいでしょう。

玄米食は貧血になるのでは？

植物の種子には、子孫を残すため、鳥や虫などに食べられないように自己防御の「フィチン酸」という強力な排毒作用のある物質が含まれています。稲の種である玄米もしかり。このフィチン酸が、必要以上にミネラル、特に鉄分を体外に排泄し、貧血になる、という説があります。

しかし、これはあくまで「生」の状態の話で、お米は火を通して食べるため、その作用は弱まります。逆に、適度に弱まった「フィチン酸」の作用は体内の余計な農薬や添加物などの化学物質を体外に出すという、ちょうどいいデトックス作用になるのです。

何より、何百年もの間、玄米や雑穀（これも植物の種子）を主食にして元気に過ごしてきた日本人の歴史が証明しています。

幼児が食べても大丈夫？

よく、何歳から玄米を食べさせていいのか、そもそも幼児にはよくないのではないかと聞かれます。結論としては、白米から徐々に玄米にしていくことをおすすめします。具体的には、1歳になったくらいに白米の重湯から始め、少しずつ固形を増やしていき、その後、精米歩合を少しずつ下げていきます。五分づきの重湯→固形を増やす→三分づきの重湯→固形を増やす→玄米の重湯→固形を増やす→として、最後に100％玄米にする、といった具合です。

年齢としては、幼稚園の間は五分づき～三分づき、9歳くらいまでは三分づき～玄米、それ以降は100％玄米、というイメージです。

食べるときに大事なのは、やはりよく噛むこと。お手本となる親がよく噛んでいるところを見せ、それを教えてください。また、ゆっくり食事をさせること、子どもが食べている間に片付けを始めたりせず、急がせないことも重要です。

また、おやつには玄米甘酒（p.112参照）がおすすめです。無農薬、ノンアルコール、ノンシュガーなので、1歳を過ぎたくらいから与えられます。決して、甘いお菓子や飲み物を与えないようにしてください。そして、子どものうんちをしっかりと観察して健康状態を判断することも大切です（詳しくはp.140参照）。また、お年寄りに関しても状況に応じてですが、同様の考え方で大丈夫です。

マクロビとは違うの？

私はマクロビオティックの考え方、そしてその提唱者である桜沢如一氏は素晴らしいと思っています。

マクロビオティックの「一物全体（いちぶつぜんたい）*」、「身土不二（しんどふじ）**」という考え方や、動物性食品（肉、魚、卵、乳製品）、精製品、添加物、農薬を排除する食事法は、この本でお伝えしている基本食にも通じるものがありますし、健康になるための方法として正しいと思います。

実際、これで健康になった方、ガンや糖尿病、高血圧が治った方はたくさんいますし、おそらく私も病気になったらこれを徹底して治すでしょう。

でも、健康な一般人がこれを実践してストレスを感じるならば、それはちょっと違うと思います。

マクロビオティックの考え方自体も、今広まっているような食事のルールではなく、本来は人間が自然とつながって幸せに生きる方法を伝えているはずです（実際、ルールばかりに気をとられて〝マクロビ疲れ〟してしまっている人をよく見かけます）。

だからこの本ではハレの日をつくって無理なく続けられるライフスタイルを提案しています。

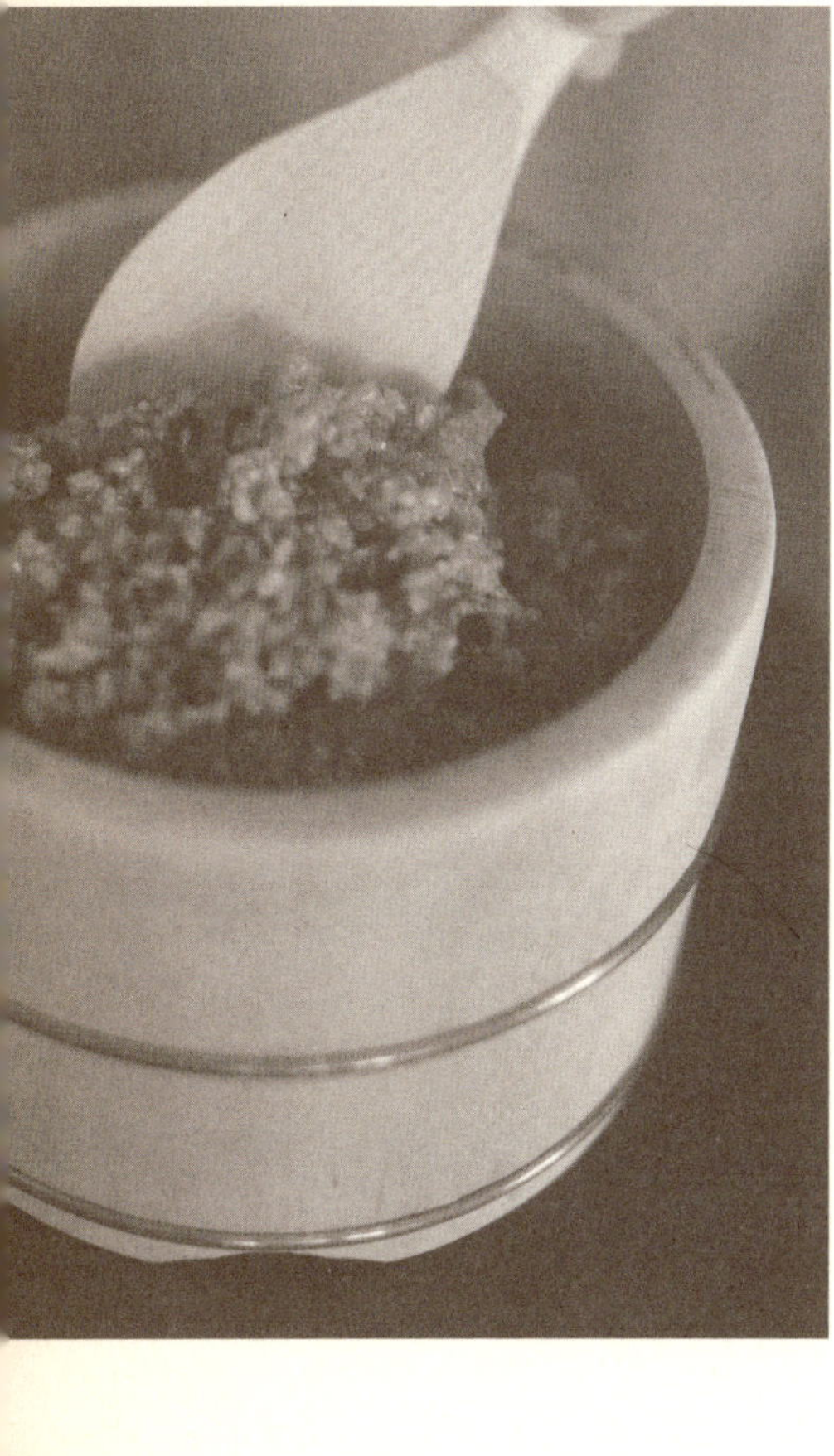

*食べ物のそのものすべてを丸ごといただくという意味。精製しない、皮をむかないということ。つまり、精製塩、白砂糖、白米はダメという考え。

**その土地・風土と体は切っても切れない関係であるため、その土地でその時期に穫れるものを食べようという考え方。

あなたの将来が見える

恐怖の生活習慣診断テスト

私たちの体は食べたものでしかつくられません。今のあなたの体重、体形、美容状態は、これまで何十年と続けてきた食習慣・生活習慣の結果なのです。まずは現状を知ることからスタートです。当てはまるもの選び、その総合点を計算しましょう。

① 主食対おかずは何対何くらいのバランス？

□ 6対4以上	15
□ 5対5	10
□ 4対6	0
□ 3対7	-5
□ 2対8以下	-10

② 主食は何？

□ 100％玄米	15
□ 白米に玄米や雑穀交じりor分づき米	10
□ 白米	5
□ 全粒粉パン	5
□ 白いパン	0
□ 麺（パスタ、うどん）	0

③ 肉（卵）の全体に占める割合は？

□ 1割以下	8
□ 3割	4
□ 5割	0
□ それ以上	-10

④ 野菜、豆、海藻、発酵食品、きのこ、玄米が全体に占める割合は？

□ 半分以上	12
□ 4割	8
□ 2割	4
□ ほぼなし	-8

⑤ 食事と食事の間で一番長いのは何時間？

□ 12時間以上	8
□ 10時間	6
□ 8時間	4
□ 5時間	0
□ それ以下	-8

⑥ 一汁一菜のようなシンプルな食事は週に何回？

□ 週1回以内	-5
□ 週2、3回	0
□ 週4～6回	10
□ 週7～9回	12
□ 週10回以上	15

⑦ お酒は1日どのぐらい呑む？

□ 呑まない	5
□ ビールなら500mℓ、日本酒なら1合、ワインなら240mℓ、焼酎なら120mℓ程度	0
□ これの2倍	-5
□ これの3倍以上	-10

⑧ タバコは？

□ 吸わない	3
□ 1日10本以内	-5
□ 1日1箱以上	-10

⑨ コーヒーは1日何杯？

□ 飲まない	3
□ ブラック1杯	0
□ ブラック2杯以上	-3
□ 砂糖入り1杯	-3
□ 砂糖入り2杯以上	-6
□ 缶コーヒー（ブラック以外）1本	-6
□ 缶コーヒー（ブラック以外）2本以上	-9

⑩ スナック菓子は？

□ 食べない	3
□ 1日半袋	-4
□ 1日1袋	-8

⑪ 糖分の含まれる飲み物、お菓子（デザート）を1日でどれぐらい食べる？

（清涼飲料水1本＝1、甘いお菓子1箱または1袋＝1、アイス1個＝0.5、ブラック以外の缶コーヒー＝0.5で計算）

□ 0個	8
□ 1個以下	6
□ 2個	4
□ 3個	0
□ 6個	-5
□ 7個以上	-10

⑫ 睡眠は1日どれぐらい？

□ 8時間	8
□ 8時間以上	6
□ 6時間	7
□ 4.5時間	0
□ 4.5時間以下	-10
□ （さらに）12時前に寝る	5
□ 夜中2時以降に寝る	-5

⑬ 歩いてる？

□ 1日40分以上	12
□ 1日30分	10
□ 1日20分	5
□ 1日20分以下	0
□ ほぼ歩かない	-10

合計　　　点

← 診断結果へ

診断結果

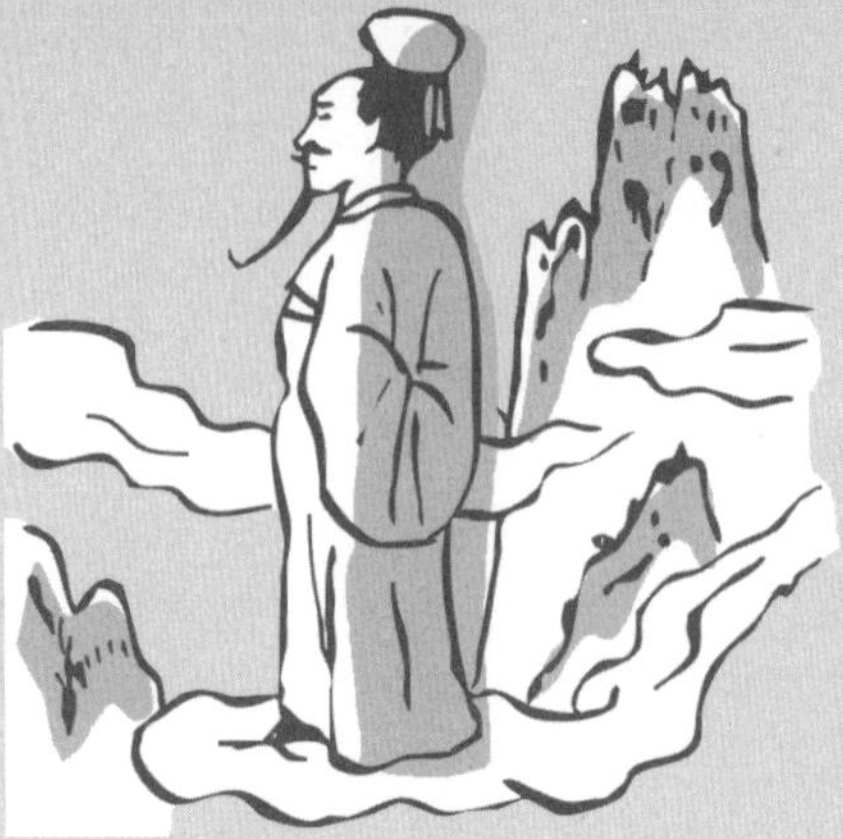

100点以上
仙人コース

〔予想寿命　90～100歳〕

基本食完璧、快楽食ゼロ、早寝早起きウォーキング。もはや仙人になりつつあります。逆に我慢をしてないか、人生楽しんでいるかが心配。まったくストレスなくこの生活ができていればいいですが、完璧を目指し過ぎて無理をしているとしたら、心身共に健康とは言えません。

85～99点以上
若返りコース

〔予想寿命　90～100歳〕

少しは快楽食も楽しみながら、根っこがしっかりとできている模範解答のような理想的なライフスタイル。体調も体形もお肌の調子も絶好調で不調・病気知らず。40歳を過ぎると周りより10歳くらい若く見られるタイプです。快楽食リスクの少ない人でないとなかなかこの点数は取れません。

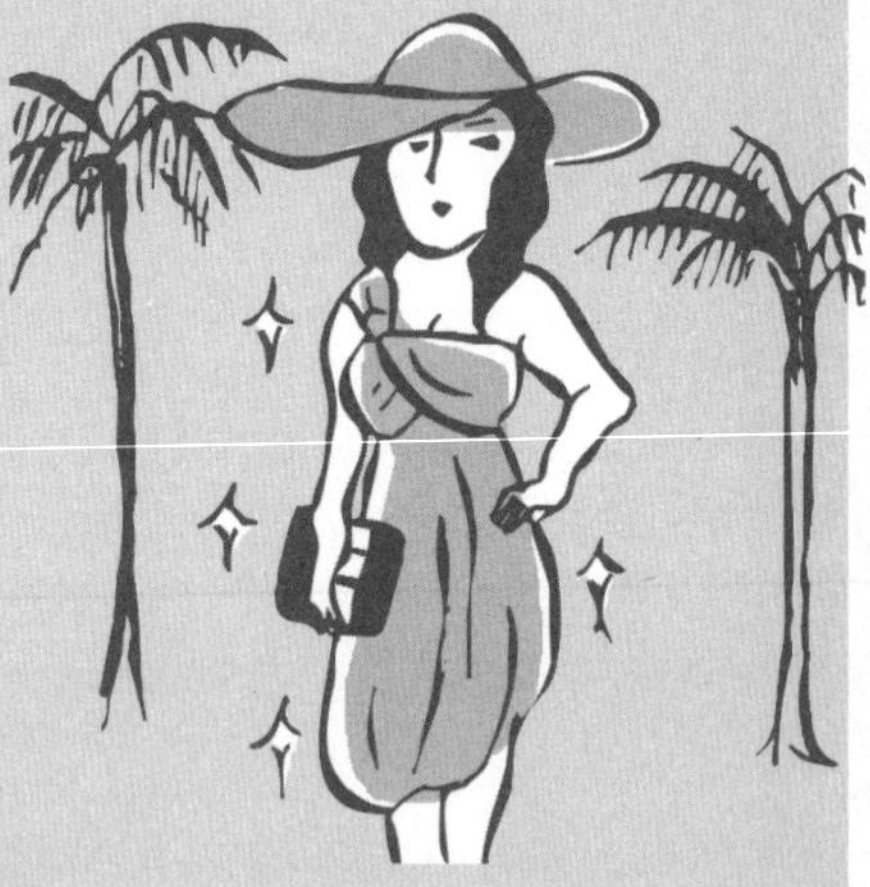

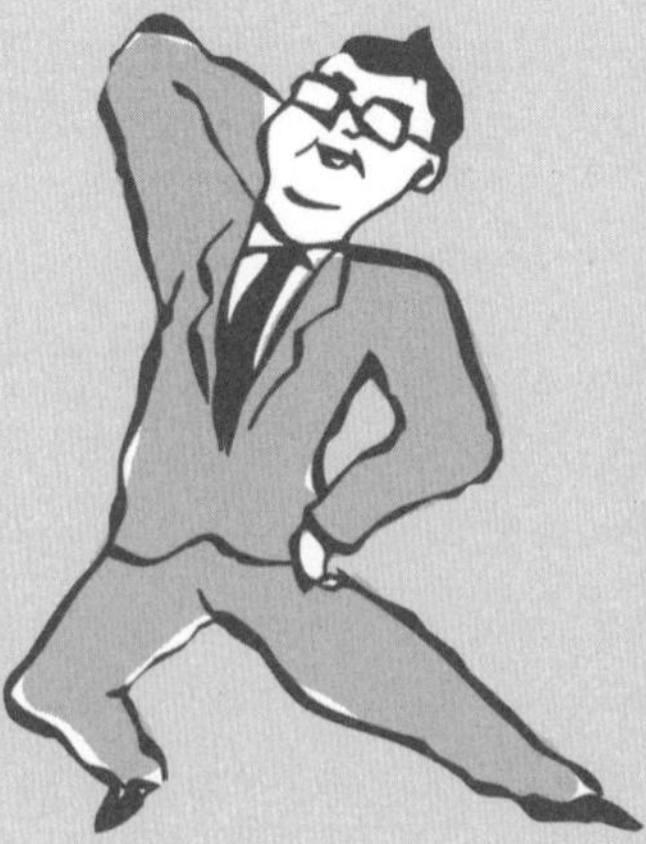

65～84点以上
健康維持コース

〔予想寿命　80～90歳〕

病気もせず体形も維持して健康体。周りがどんどん太っていき、不調を抱えるなか「なんで？　すごい!」と驚かれます。ハレとケ玄米生活をしっかり根付かせ、最低限このコースを一生維持・コントロールしましょう!

45～64点以上

崖っぷちコース

〔予想寿命　70～80歳〕

25歳を過ぎると体重が1年で1キロ弱くらいずつ増加。40～50歳くらいで健康診断に黄色信号が灯り、そのまま大病にならずにいけるかどうかの崖っぷち。あとはストレスや運動次第。

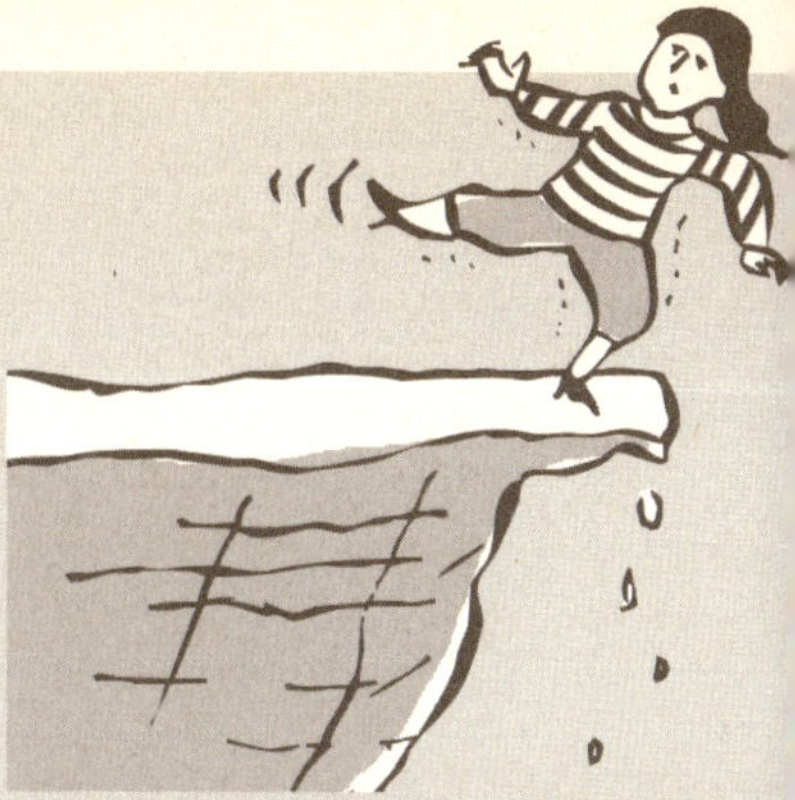

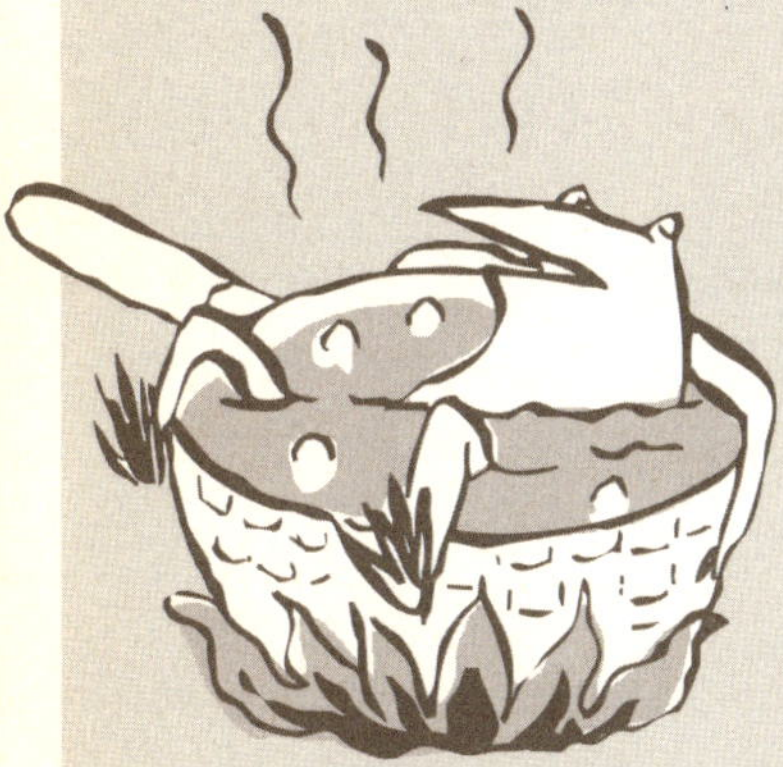

25～44点以上

茹でガエルコース

〔予想寿命　60～70歳〕

ハレとケの区別なく食べている現代人はこの辺りが多いでしょう。40代になると健康診断で「中性脂肪、コルステロール値、尿酸値、全部ひっかかったよ！　ガハハハ！」と不健康自慢をし始めます。このままでは長生きできません！

0～24点以上

新幹線コース

〔予想寿命　50～60歳〕

好きなものを好きなだけ食べて何が悪い！という考え方の人。ファストフード、コンビニ食、カップラーメン、お菓子を好きなだけ食べ、まともな食事をしてない人。たとえ20代であっても肥満、体臭、口臭、白髪、薄毛、シミ、糖尿病……などの不調が出てくる恐れが。還暦を迎えられるか?！

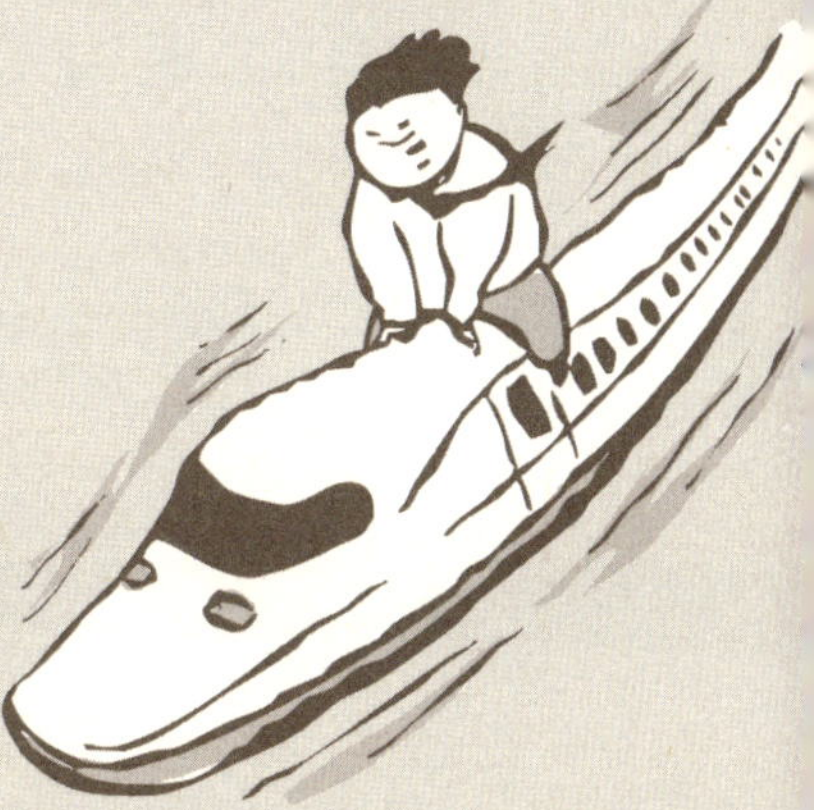

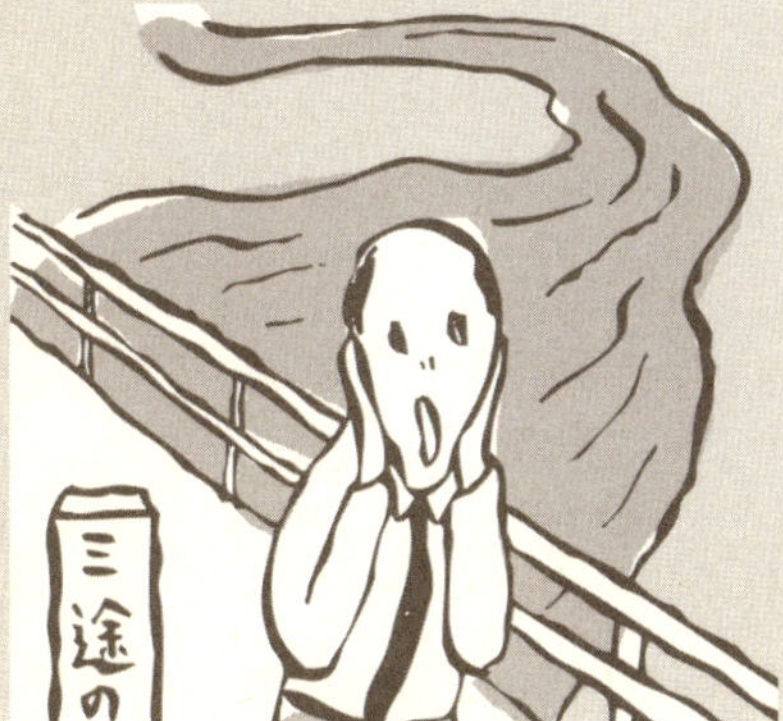

マイナス点

エマージェンシーコース

〔予想寿命　40～50歳〕

いつ何が起きてもおかしくありません……！

解説

さて皆さんは何点だったでしょうか?

設問①~⑥は基本食がどのぐらい食べられているか、⑦~⑪は快楽食がどのぐらいあるかについてのチェックです。

「ハレとケ玄米生活」がある程度できていれば、間違いなく「健康維持コース」より上のランクにいるでしょう。

ポイントは、いかに基本食で健康の土台をつくるか、点数をしっかり稼ぐか。そして、譲れない快楽食のマイナス点を吸収するかです。

理想は、やはり①~⑥の基本食で最低50点以上は獲得してトータル70点以上をキープして健康を維持することです。ただ現代に生きる以上、譲れない快楽食や変えられないライフスタイルがあると思います。それはそれでいいとして、ではどこで点数を稼ぐか、どのマイナス点をなくすかを考えましょう。

たとえ50点くらいの日が続いても、90点の日を数日つくればいいのです。

これが、自分で健康をコントロールするということです。

60点以下だった人は、ここが瀬戸際です。体に溜め込んだ脂肪や老廃物は、内臓に負担をかけてその機能を衰えさせ、最終的にガンや腫瘍の原因になったり、血管を詰まらせたり硬くしたりして心疾患や脳疾患を引き起こしかねません。生活習慣病のやっかいなところは、20歳くらいからちょっとずつ何十年もかけて悪くなるので、気がつかず、気にもならず、日常生活が送れてしまうという点です。悪い生活習慣は緩やかな自殺だと肝に銘じましょう。

ただし結果が悪くても落ち込むことはありません。

今気づけたことがラッキーだと思って、今日からハレとケ玄米生活に切り替えましょう。遅いなんてことはありませんよ!

ハレとケ生活習慣の極意

ハレとケ生活習慣の極意❶

第一に、心の健康

みなさん、100歳くらいのじいさまやばあさまが長寿のインタビューを受けているテレビを見たことがあるでしょう。「長寿の秘訣は？」と聞かれると、たいがい「好きな○○を食べること、すること」といった返事が返ってきます。

健康に気をつかってあれこれしているような人は少なく、肉をしっかり食べていたり、酒やタバコも好きに嗜んでいて、みなさん明るく笑顔です。

つまり、健康で長生きする人は、好きなことをして人生を楽しんでいる人なのです。

仮に、〝正しい〟玄米菜食の食事を、「食べたくない」「おいしくない」と思いながら我慢して食べるのと、大好きな焼肉を「もう幸せー！」と思って食べるのだったら、おそらく後者の方が健康にいい影響を与えるでしょう。

人間は、楽しいこと、嬉しいことをしているときに一番力を発揮するもの。逆にストレスは体の機能低下はもちろん、白髪やハゲをつくったり、胃に穴を開けたりもするのです。

「ハレとケ玄米生活」を実践するにしても、何より「楽しむ気持ち」を忘れないことが大事です。

ハレとケ生活習慣の極意❷

食でよい血をつくり、歩で巡らす

健康になりたい、痩せたいと考えた場合、まず思い浮かべるのが「運動」ですね。そして、その運動と言えば真っ先にランニングやスポーツジムでのエクササイズを思い浮かべ、カロリーを頑張って消費しようと考えるでしょう。

確かに運動はとても大切です。ただし、「健康」という観点から「運動」の意味をしっかりと把握する必要があります。

健康を考えた運動の利点は、「血行をよくすること」と「代謝のいい体をつくること」、この2つです。

まず「血行をよくすること」ですが、「食でよい血をつくり、運動で巡らす」ということが、血行を良好にし、体中に栄養素や酸素を巡らし、健康体をつくることにつながります。

そして、よい血を巡らすもっとも効果的な運動が「歩くこと」です。

両手を大きく振って、親指で地面をしっかり蹴って、大股で元気よく歩くことが一番有効なのです。そうすることで、足首が大きく動き、それに連動してふくらはぎの筋肉が収縮します。これがポンプの役割を果たして、上半身と下半身の血液が滞らずに循環します。

女性の冷え性の原因の多くは「血行不良」で、歩いていない証拠です。何をするより、まず一日40分以上歩きましょう!

「歩くこと」の有用性を理解すると、駅の乗り換えが遠くても、目的地が駅から遠くても、「歩く時間を稼げてラッキー!」と気持ちよく歩けるようになります。

ランニングやスポーツジムでのトレーニングは、どちらかというとスポーツです。アスリートではない一般の人にとっては、心臓や関節への負担が大きく、かえって健康を害してしまうこともあります。健康を考えれば「歩くこと」が一番です。

ハレとケ生活習慣の極意❸

勝手にカロリーを消費してくれる「基礎代謝」を高める運動をする

次に「代謝のいい体をつくること」ですが、ポイントは、勝手にカロリーを消費してくれるような筋肉をつくることです。

筋肉には、瞬発力・パワー系の筋肉である「白筋」と、持久力・維持系の筋肉である「赤筋」の2種類があり、見た目も働きも、鍛え方も違います。

たとえば、100m走選手とマラソン選手は両方とも筋肉を鍛え抜いたアスリートですが、見た目がまったく違います。筋肉というと、ムキムキのマッチョな筋肉を想像しますが、マラソン選手は「赤筋」がすごいのです。そして、勝手にカロリーを消費してくれる「代謝のいい体」をつくるポイントは、いかにこの「赤筋」を鍛えるか、なのです。

赤筋は、「軽いもので／ゆっくり／有酸素で」鍛えられます。

代表的な運動は、先ほどもお伝えしたウォーキング。これがやはり健康を維持するのに一番効率がよくて理に適った運動です。

またほかにも、背もたれを使わずに姿勢を正して椅子に座る、姿勢よくビシッと立つ、腹筋に力を入れてキープする、500㎖のペットボトルをつかんだ状態で腕を伸ばしてキープする。こうした動きでも鍛えられます。

もちろんムキムキにはなりませんが、続けると引き締まった均整のとれた体になり、基礎代謝が上がるので痩せやすい体・太りにくい体になります。

このように、健康になるための運動にはお金はかかりません。

また、これとは別に、心の健康のために好きなスポーツをするのはもちろんいいことです。ランニングも、ジムでのエクササイズも、リフレッシュやストレス発散になるなら大いに楽しんでください。勝敗があるゲームスポーツも、気持ちが高ぶっていい気分転換になります。

ハレとケ生活習慣の極意❹
バカにできない「よく噛む」習慣

「よく噛んで食べましょう」とはよくいいますが、実際にひと口で何回噛んでいるかを数えたことがあるでしょうか？

ぜひ一度数えてみてください。おそらく10回前後ではないでしょうか。

現代人は、白米、パン、麺など、食べやすく加工された食品ばかりを食べているので、あまり噛む必要がなくどんどん噛む回数が減ってきています。

噛むことの意味は、よく噛むことで食べ物が細かくなり胃腸の負担を減らすのはもちろん、消化液である唾液がたくさん出て消化を助けるほか、食べたものの殺菌作用にもなります。また、噛むこと自体が運動なので代謝がよくなる、よく噛むことで食事時間が長くなり食べ過ぎが防げる、などたくさんのメリットがあります。

極端なことを言えば、今の生活を何ひとつ変えなくても、「よく噛む」ことをするだけで、痩せる、健康になるということは大いにあり得るのです。

ちなみにどれくらい噛めばいいかですが、最低でひと口30回、普通で50回、理想は100回です。100回も噛むと食べ物はどろどろの液状になって勝手に流れていくので、ごっくんと飲み込む感覚がなくなりますが、それが理想です。すぐに慣れて、逆に個体を飲み込む方が嫌な感覚になります。

健康になりたい、痩せたい、キレイになりたいという人ほどよく噛みましょう。そんな時間がない！という人は速く噛みましょう！

ハレとケ生活習慣の極意❺

食事の頻度と時間

次に、食事の間隔、「ご飯とご飯の間の時間」についてです。

「空腹にして胃腸を休ませる時間をたくさんとること」はとても大切です。

これも「自然の摂理」から考えると理解しやすいでしょう。自然界の長い歴史において、食べ物に困っていない動物はいません。ヒトも食べ物が余っている（と言っても先進国だけですが）時代になったのは最近の50年くらいのことです。

つまり、動物は空腹には慣れているけど、満腹状態が続くことは未知の世界なのです。

さらに、「割合と質」の悪いものばかりを食べていると、消化・代謝が追いつかないうちにまた新しい食べ物が入ってしまい、消化する胃腸や、解毒する肝臓・すい臓が疲労し、体には老廃物や脂肪が溜まっていく一方で、病気につながるのです。

これを避けるためには、一日に最低10時間、理想は12時間くらい食べ物を入れない時間が必要です。その間に、内臓は休まり十分に回復することができます。本来の機能をとり戻して消化・代謝に無駄な力を取られない分、新陳代謝や弱った部分の修復に力を注げるようになり、若々しくもいられます。また、空腹時に体を若々しくしてくれる〝成長ホルモン〟が多く分泌されることは有名な話です。

ハレとケ生活習慣の極意❻

一日2食がベスト

では、一日の中でいつ12時間空けるかですが、昼食や夕食を抜くのはなかなか難しいと思いますので、朝食を抜くことをおすすめします。

仮に22時に夕食を終えても、翌日の正午まで食べなければ14時間空けたことになります。夕食が遅い人や、お酒を呑んだ次の日は間違いなく食べない方がいいでしょう。

すでに触れましたが、本来、ヒトや動物は空腹との闘いが常であり、一日3食になったのは数千年の歴史のなかでたった100から150年程度です。

世の中には朝食を抜くと力が出ないとか、栄養が足りないのではと気にする人がいるようですが、これだけ肥満が蔓延している中でどのお腹が言ってるのかと思います。

ちなみに、午前中は排泄の時間、午後は補給の時間、夜中は修復の時間ともいわれますので、その意味でも午前中は食べない方がいいでしょう。

ただし、朝起きて休んでいた胃腸を動かし、体を活動的にするために、「朝1杯の常温の水」は飲んだ方がいいです。また、成長期の子どもは例外で朝食を食べた方がいいでしょう。

ハレとケ生活習慣の極意❼ 睡眠の質を上げる

「睡眠」のポイントは「22時から夜中の3時に熟睡する」ということです。この時間帯は睡眠のゴールデンタイムで、一日の中でもっとも体が代謝・修復され、成長ホルモンが出る時間だといわれています。

とは言え、毎日22時に寝るなんてほとんどの方が無理だと思いますので、24時までに寝る努力をしましょう。

また、「熟睡」するためには、寝る3時間前の21時までには食事を終えたいものです。消化作業が一段落する前に寝てしまうと、体は寝てるのに内臓は残業している状態になりますので、消化・代謝の効率も悪くなり、熟睡もできません。

つまり、「21時までに食事を終え、24時までに寝る！」を努力して行なうようにしましょう。これを守れば、睡眠効果はより高いものになり、朝の6時、場合によっては4時半に起きても絶好調です。

また、朝きちんと起きて、朝日に5分でもいいので当たるようにしてください。体内時計も自律神経も調整され、一日を気持ちよくスタートでき、仕事や家事の作業効率も格段にアップします。

ハレとケ生活習慣の極意❽ 有害なものとの付き合い方

この本では、とにかく〝健康の根っこ、土台づくり〟を無理なく楽しくおいしくライフスタイルにとり入れる方法をお伝えしてきました。「○○は体に悪いから避けよう」というような、健康の枝葉の部分の話は、あまりしていません。

ただ、世の中にはこうした情報が多く、どうしても気になってしまうという人も多いと思いますので、僕の考え方を簡単にお伝えしたいと思います。

実際、農薬・遺伝子組み換え食品・食品添加物・

放射性物質・大気汚染・電磁波・生活用品（シャンプー、石けん、歯磨き粉、化粧品など）の有害化学物質……など、有害なものはゼロにできるに越したことはありません。また、肉・牛乳・乳製品・白砂糖・酒・タバコなどの嗜好品「快楽食」は、体への負担も大きいので量や頻度をコントロールする必要があるでしょう。それ以外にも、塩・サプリメント・水・薬……など、その質や使用法など考えなければならないこともたくさんあります。

ただ、これらすべてを気にし出したらキリがなく、それこそ「健康のことを考えなくていい状況が健康」という健康の本質からはどんどん離れてしまいます。

実際、それらのリスクをゼロにすることは、山の中で自給自足をして仙人のように暮らすほかないでしょう。また、体にどんな影響を及ぼすか、数十年後どうなるか、組み合わせるとどうなるか、については分からないことだらけです。

であれば、今のライフスタイルの中で、簡単に避けられるリスクは避けて、〝リスクに負けない心身をつくっていくこと〟に努める方が、有意義だと思います。これを「養生」といいますが、〝健康の根っこ〟がしっかりとできていれば、「免疫力」も高くなるのでウイルスや病気に強くなりますし、「代謝力」が高ければ有害なものも排泄でき、「心が健康」であればそれらの能力を最大限に発揮してくれます。

そしてその手法は、ずっとお伝えしてきている通り、「基本食」を食生活の中心にし、「快楽食」を適度に楽しむ「ハレとケ玄米生活」しかないのです。

ハレとケ生活習慣の極意⑨

〝健康風〟食品の考え方

世の中には「健康」をうたう食品や飲料が溢れていて、その宣伝情報を鵜呑みにする人が本当に多くいます。この本では「あれが悪い、危険だ」というような何かを否定するような内容は極力避けて、〝健康の根っこ〟をしっかりつくるライフスタイルをお伝えしてきましたが、健康に結びつかない情報を信じきってしまう人があまりに多いので、少しだけ考え方のポイントをお伝えしたいと思います。

サプリメントや健康食品、トクホ、栄養ドリンク、栄養補助食品などの実際の実力はどうでしょうか？

確かにメーカー側がアピールする栄養素や成分は入っているでしょう。ただ、それと同時に大量の糖質や脂質が入っていることを意識すべきです。そしてその量は太るからと避けているジュースやお菓子などと大差ありません。

そもそも、根本的な食生活を変えずに単体の栄養素で痩せたり健康になったりするはずはありません。もしトクホだけで本当に痩せるのならそのメーカーに肥満はいませんよ！

また、最近目立つ「ゼロオフ」系のカラクリも知っておくべきでしょう。砂糖や果糖ぶどう糖液糖にはカロリーがあるので、それを人工甘味料に替えてカロリーをゼロやオフにしているのです。そしてこの人工甘味料にはその安全性や依存性を疑問視する声も多くあります。さらに、本来の味に近づけるために添加物も多くなります。

正直、ゼロコーラより昔ながらのコーラの方がまだマシ(怖くない)と私は思います。この戦法はジュースやお菓子、お酒などに多く使われますので注意が必要です。原材料ラベルをチェックして、できるだけ余計な小細工をしていない、知っている原材料だけでできた食品を選ぶようにしましょう！

我々の目や耳に入る健康情報は「何かを売るための情報」であることが大半であるということを知っておかなくてはいけません。

おすすめの書籍・DVD

食と健康の基本を学ぶにあたりおすすめの本や映画を紹介します。
「ハレとケ玄米生活」の理解がより深まります。

DVD

「いのちのたべかた」
鶏・豚・牛・魚などの食べ物がどのように作られているかを字幕も何も無くただただ映像化した衝撃作。生き物を食べる我々はこれを観る義務がある。

「フード・インク」
食べ物は巨大な多国籍企業が支配しているということが分かる、食品ビジネスの話。この世界を変えるには私たちが“ちゃんとした”食品を選ぶしかない。

「ありあまるごちそう」
食糧分配のアンバランスを伝える一作。先進国では肥満や糖尿病で悩み、その裏では10億人が飢餓で苦しんでいる。日本も輸入量と同程度の食品を廃棄している。

「ファーストフード・ネイション」
業界の舞台裏を描いたドラマ。原材料、添加物、労働環境などなど、普段何も考えずに使っているファーストフードや食品を考え直すいい機会になる。

「キング・コーン」
とうもろこしがありとあらゆる食品に使われていて、その食の産業化の実態を遺伝子組み換えの問題も含め、二人の青年が探るドキュメント。

「フォークス・オーバー・ナイブズ いのちを救う食卓革命」
牛乳や肉をはじめとする動物性食品の問題点に迫った内容。この本では「動物性食品は1割」と提案しているが、観たら食べられなくなってしまうかも。

BOOKS

『病気にならない生き方 ミラクル・エンザイムが寿命を決める』
新谷弘実著（サンマーク出版）
「論より証拠」とはまさにこのこと。30万人以上の胃腸を内視鏡で診てきた著者が、食と健康と胃腸の状態の関連性を解説しているので疑いの余地はない。

『粗食のすすめ』
幕内秀夫著（新潮社）
歴史的事実や本質的な視点から、いかに「粗食」が有効で現代の食事が崩れているかを解説している。本書で提案する内容をさらに深く理解する助けになる。

『免疫革命』
安保徹著（講談社インターナショナル）
なぜ現代医療や薬が病気を治せないかの問題点を指摘し、いかに免疫力を高めて健康体でいられるかのライフスタイルを解説。

『食品の裏側 みんな大好き食品添加物』
安部司著（東洋経済新報社）
食品添加物のスーパー営業マンが書いた、添加物の実態。添加物が良い悪いではなく、どういったものかをまず知り、どう付き合えばよいかの指南になる。

『食養学入門』
私の人生の師匠、食養家・東洋思想家、冨田哲秀氏の食・健康の入門書。入門書といいつつ中身は深く広く、すべてに通ずるまさに根っこ中の根っこ。（書店では販売されていませんので興味のある方は「結わえる」まで問い合わせを）

「うんちがすべて」

最終結論はお便りを見て判断する

健康不安が蔓延する現代は、健康情報や理論も本当にさまざまなものがあり、真逆のものさえ存在しています。ハレとケ玄米生活をしていても、自分のハレとケのバランスは適切かどうかが気になるところだと思います。

それを最終的に判断する方法をお伝えします。

それは、「最終結論は〝うんち〟が決める！」ということです。

やはり私たちはヒトという動物です。食べたものがきれいに消化・吸収・代謝・排泄されてはじめて健康体が保てます。

みなさんも、焼き肉の次の日は黒くて臭いとか、冷たいものを食べ過ぎると下痢するとか、野菜をぜんぜん食べていないとコロコロのうんちが出るといった経験があると思います。犬を飼っている人はうんちを見て体調をチェックすると思います。終戦を知らずに30年間無人島で生き抜いた小野田さんは、毎日うんちをチェックして食べ物の良し悪しや健康状態を判断していたといいます。

つまり、健康状態とうんちには密接な相関関係があるのです。うんちは「便」と書きますが、体からの通信簿であり、〝お便り〟と思ってください。

惚れ惚れするような〝美しいうんち〟が出ていればその人の食生活、ライフスタイルは正解であり、それを出し続けている間は大病することはないでしょう。そしてその人自身も健康で美しいでしょう。

よいうんちが出ているということは腸内環境が良好な証拠なので、免疫力も高く、病気に強く、自然治癒力も高く、肌の調子も絶好調の状態と言えます。

その"よいうんち"には3つの条件があります。

「健康うんち　三条件」

切れない"一本糞"

濃いめの黄色

臭くない、むしろ香ばしい香り

本当は見本として私の惚れ惚れするようなうんちを見ていただきたいところですが、それは止めておきます。その代わりに、うんちチャートを載せます。

よいうんちとはどんなうんち？

うんちの形状は、バナナのような一本糞か、とぐろを巻いたような半練り状が理想です。

コロコロ状、カチカチ状のうんちは食物繊維が不足しているので、玄米や野菜の量が足りないことが考えられます。下痢状のうんちは冷たいものや甘いものの食べ過ぎや食あたりが原因であり、それらを

うんちチャート

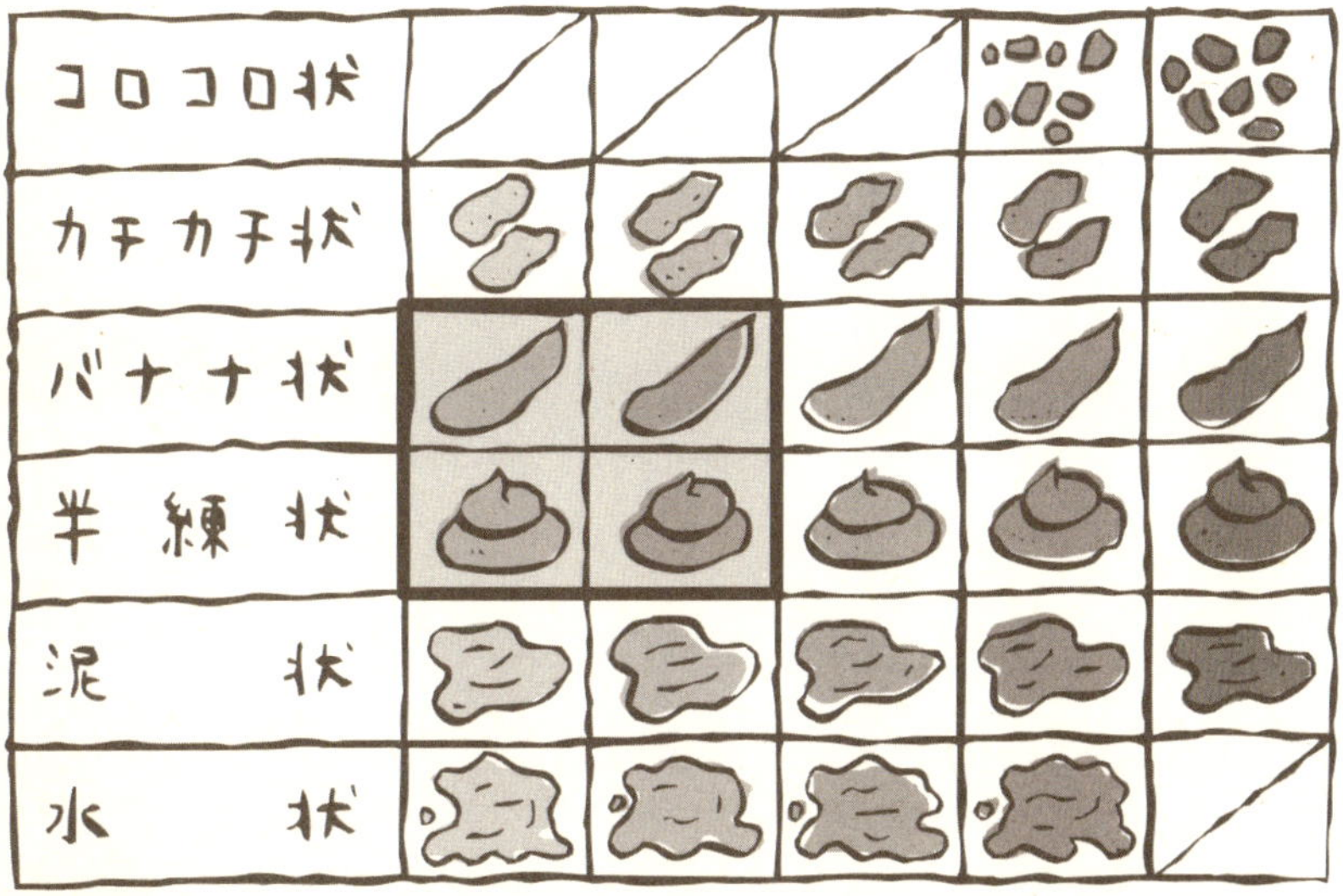

黄色 >>>>>>>>>>>>>> 黄土色 >>>>>>>>>>>>>> 赤褐色 >>>>>>>>>>>>> 黒褐色

よいうんち

控える必要があります。

うんちの色は、動物性食品(肉、乳製品、卵、魚)が多いほど黒くなります。黒い色は腐敗した色であり、臭いもきつくなります。そういった場合は動物性食品の量を調整してください。逆に黄色いうんちは乳酸発酵している状態なので、腸内に善玉菌が多い証拠です。割合と質を満たした基本食をしっかり食べているのによいうんちが出ない場合は、ストレスや生活習慣が原因の可能性が高いので振り返ってみてください。

この〝お便り〟を毎日しっかりチェックして、今やっている健康法や理論が合っているかどうか、現在の健康状態を判断するようにしましょう。

現代はとにかくいろいろな健康情報がありますが、どんなに偉い人が言おうが、国や医者が言おうが、はっきり言ってこれがすべてです。

また、正反対の健康法で議論がなされたり、ある健康法を机上の理論で否定したりする人がいますが、これもうんちを見せ合ってジャッジするのが一番早いと思います。

〝論より証拠〟、〝論よりうんち〟なのです。

もうひとつの確認方法

とは言え、現代の健康問題は根深いので、今後も手を替え品を替えいろいろな健康情報・商品が溢れるでしょう。大手食品メーカーや製薬会社、健康食品会社が莫大なお金をかけて情報を拡散しまくるわけですから、心を動かされてしまったり、迷ってしまったりすることもあるでしょう。

自分で実践する場合は「うんち」で判断できますが、それ以前に、世の中に溢れる情報や新しい理論を採用するか、正しいかどうかを考えるときの、もうひとつの判断基準があります。それは、

一、自然の摂理に合っているか?

二、昔の人はどうしてたか?

だいたいこの2つで考えていけば正解を導き出せると思います。

これまでもたびたびお伝えしてきましたが、我々はヒトという動物です。自然界で穫れるものを食べて生きてきたわけで、ここから離れて生きていくことはできません。我々の体は何千年もかけて自然環境を生き抜くのに適した機能になっているので、自然の摂理に合っているライフスタイルを送るほど合理的で生きやすくできているのです。

また、現代人の健康の問題は、戦後にライフスタイルが激変したことが深く関係しています。

今、当たり前だと思っている食生活・ライフスタイルは長い人間史から考えると異常なのです。

自然と共存していた昔の人、じいさまやばあさま、その上の世代の生活や食べ方にこそ、正解のヒントがあるのです。では問題です。

「牛乳はカルシウムが豊富で骨にいいから飲もう！」

よく議論されるこの提案をどう考えますか？

まず、昔の日本人は牛乳をほとんど飲んでいませんでした。牛乳を飲む習慣が一般化したのは昭和以降なので、健康を保つのに必須な食品でないのは確かです。

次に自然の摂理に合っているかどうかを考えてみましょう。

当たり前ですが、「牛乳とは牛の母乳」であり、牛の赤ちゃんのためのものです。大人になると牛乳を飲んで下痢をする人はたくさんいますが、これは、離乳するにつれて、乳に含まれる「乳糖」という糖質を分解する消化酵素「ラクターゼ」が不活性になるためで、下痢はある意味自然な反応と言えます。ヒトという動物が大人になって別の動物の母乳を飲むのは、実に不自然な（変態？）行為であり、カルシウムが多いからといって消化できずに下痢をする食べ物を体に入れていいはずがないでしょう。

同じように、「ビタミン〇が〇〇の数十倍！」などを売りにする外国のフルーツが我々日本人の健康にいいでしょうか？　冬に夏野菜（レタス、トマト、きゅうり）のサラダを食べることは？　炭水化物を抜くことは？

自然の摂理に合っているか、昔の人はどうしていたか。この2つの基準で考えると間違っていると気づくでしょう。

物を売るための情報に惑わされてはいけません。自分で判断できる〝基本軸〟を持って、健康をコントロールする側にいきましょう。

現代人の食・健康知識は幼稚園児レベル

食べ物で病気になったり、食べ物で病気が治ったりすることを今まで考えもしなかったという人もいるでしょう。また、今当たり前だと思っている食生活は長い歴史から見るとかなり異常であること、肥満や病気の原因の多くが食にあることさえも、知らなかった人が多いのではないでしょうか。

「社会のルール」は親や学校、職場で教えられますが、「食のルール」は誰も教えてくれません。我々現代人の食と健康に関する知識はまさに幼稚園レベル。栄養学や医学を学ぶ必要こそありませんが、〝健康の根っこ〟をつくるための〝義務教育〟は必要なのです（この本でお伝えしている程度の内容は、本来小・中学校で教えるべきだと思います）。

さらに言うと、現代では食や健康の頂点に立っている栄養士や医者も、実はこの〝義務教育〟を受けずに〝専門教育〟を受けてしまっているというのも大きな問題です。悲しいことに、医者の多くは治療はできても予防はできず、また自分自身が不健康でメタボや生活習慣病に悩んでいることも多いのです。それなのに、現代人の多くは栄養士や医者の言うことであれば正しいと信じて疑わず、逆にそれ以外の理論は、エビデンスがない、非科学的だからと信じません。

食、健康、美容関連のお仕事をされている方は、ぜひこの〝健康の根っこ〟をしっかりと踏まえた上で自身の専門分野を活かしてほしいと思います。そうしたら効果も倍増ですし、世の中の食・健康の問題ももっと改善されていくことでしょう！

玄米デトックス

七号食

運命を変える10日間

玄米デトックス「七号食」の10日間で運命を変える

「七号食」とは、「10日間玄米ご飯だけで過ごす」という究極の食事法です。おかずもお菓子も一切なし。飲み物も水かお茶のみ。ただし、玄米ご飯ならいくら食べてもいいので断食と違って空腹感はありません。

これを行なうと、多い人だと5～8キロ、普通の人でも2～3キロ痩せ、健康状態も良好、肌の調子やさまざまな不調も改善されるという奇跡の10日間なのです。

また、これまでずっとお伝えしてきた「ハレとケ玄米生活」の内容がより深く理解できるようにもなり、今の考え方とライフスタイルを変える最高の「きっかけ」にもなるでしょう。人生の中でもとても有意義な10日間になると思います。

長い人生のうちのたった「10日間」、「自分の体と食べ物に向き合う時間」をつくりませんか？

七号食が終わった10日後、あなたの前には新しい世界が広がっています。

七号食

玄米ご飯のみでおかずはなし

六号食

玄米ご飯に味噌汁がつき、
漬け物もOK

五号食

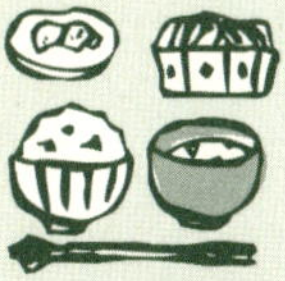

六号食に季節野菜のおかずが一品

四号食

五号食にもう一品野菜のおかずがつく。
魚が入ってもOK。
ここまでが基本食の範囲

三号食

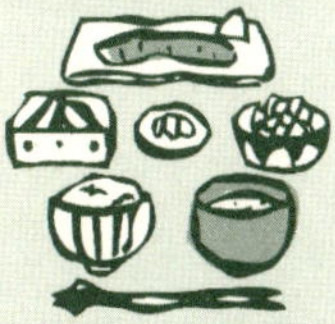

おかずが3品つく。ここからおかずが
オーバー気味

この積み重ねで
不定愁訴→慢性病→現代病に
なっていく!?

二号食

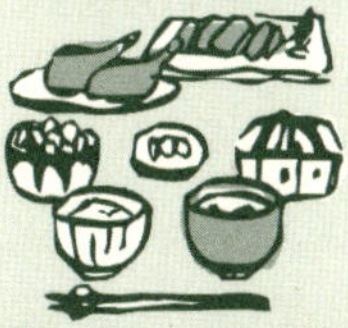

おかずが4品つく

一号食

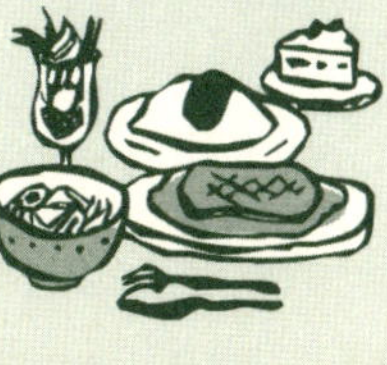

好きなものを好きなだけ

食と健康に無頓着な人の食事。
ガン、脳卒中、心臓病になる
危険性が高まる！

玄米デトックス「七号食」のルール

- □ 寝かせ玄米（玄米、小豆or雑穀、塩）のみで10日間過ごす
- □ ごま塩はOK
- □ 飲み物は水かほうじ茶、番茶、麦茶、玄米茶のみ（ノンカフェイン、ノンカテキンに限る）
- □ もちろん、酒もガムもアメもなし。とにかく上記のものしか口にしない
- □ 寝かせ玄米を食べる量や回数はいくらでもOK（目安は1日600g）。断食ではありません
- □ どうしても食べられなくなってしまった場合は、梅干し、玄米甘酒はOK

その他（これをやればさらに大きな効果が望めます）

- ひと口最低30回噛む。理想はひと口100回
- 1日40分以上歩く
- タバコはやめられるならやめてみる

玄米デトックス「七号食」の効果

劇的な体質改善が起こる！

痩せる、便通がよくなる、肩こりが楽になる、肌がきれいになる、よく眠れて寝起きもいい、頭がすっきりする、血圧が下がる……など、七号食を行なうと実にさまざまな変化が体に起きます。

その主な要因は、栄養満点な玄米をたくさん食べたから、というのももちろん一理ありますが、むしろ「余計なものを食べないこと」のほうが実は大きな効果を生むのです。

肉類、砂糖、コーヒー、お酒、アメ、ガム……などの快楽食を消化・代謝するには副栄養素をたくさん消費し、各臓器に大きな負担がかかるわけですが、これらが体に入ってこないことで普段フル稼働の臓器は休まり、体の不調を治すことに専念できるようになります。これが、七号食でさまざまな不調が一気に改善する理由です。

留意点「瞑眩《めんげん》反応」について

七号食の期間中には、便秘になる、湿疹が出る、だるい、眠い、肌がかさつく、冷える、肌が土色になる、フラフラする、頭痛がする、イライラする、体臭が臭くなる、普段痛い体の痛みが増す、といった症状が出る人がいます。

これらは新しい（本来の）体質へと改善される過程で起こる現象で、瞑眩反応（好転反応）です。

七号食により血行がよくなると溜まっていた老廃物を出そうとする「排毒作用」が強まり、肌に湿疹ができたり、体臭となって表出します。またその老廃物を排出する際に一度体中を巡ることで、眠気やだるさを感じることもあります。食事量が少なくなることで便秘になったり冷えを感じたり、普段甘いものを摂り過ぎている人は血糖値の上昇が普段よりゆっくりなのでフラフラしたりイライラしたりもします。その症状があまりにひどい場合は、無理に続けず、アメや果汁100%ジュースなどで糖分を摂ってください。ただしこれらはよくなる段階で起こる一過性の反応なので気にし過ぎないことです。どうしても辛ければやめればいいだけなのでそんなに気負う必要はありません。

考え方が変わることが一番の効果

七号食は「心」に与える影響も重大です。好きなものを好きなだけ食べられる現代において、七号食をすることは自分の体と対話をする最良の機会です。

10日間玄米だけを食べるわけですから、食べたいものが食べられない、お酒が呑みたい、甘いものが食べたい……などといろいろな思いが駆け巡ります。

さらには、こんなことをする意味がどこにあるんだ、我慢は逆に健康を害する、フラフラするから栄養が足りてないんだ!……などとこれを止めるための理由もどんどん浮かんできます。自分の精神が食べ物に影響されることを初めて実感するのです。

でも次第に「玄米ご飯だけで意外と十分かも」「世の中に溢れる食べ物って本質的にはなくてもいいもの?」という新しい気づきもたくさん生まれます。

こうして10日間を過ごし、これを乗り越えたときにようやく食べ物に支配されることのない「自由」が手に入り、自らの意思で健康をコントロールできるようになるのです。

また、七号食の10日間は、「ハレとケ」の感覚が根付くという点でもとても有意義です。

七号食を終えた最初の具なしの味噌汁の感動は一生忘れないでしょう。玄米ご飯だけで10日間を過ごせたあなたは、玄米ご飯と味噌汁だけ、納豆だけ、佃煮だけ、という食事をご馳走に感じます。自然と「基本食」で満足できるようになります。

つまりは、七号食の10日間を体験することで、これまでお伝えしてきた「ハレとケ玄米生活」が腹オチするわけです。

これが七号食の本当の目的でもあります。

体を慣らす「回復食」

10日目以降の食事にもポイントがあります。急に元の食事に戻すと体がびっくりしてたいていの人が下痢をしてしまうので、基本食（玄米ご飯の一汁一菜）に戻すまで数日かけて慣らしていきましょう。

11日目　玄米ご飯と具なしの味噌汁（これだけで至福の食事に感じます）

12日目　玄米ご飯と具だくさんの野菜の味噌汁（動物性食材はなし）

13日目　玄米ご飯と具だくさんの野菜の味噌汁＋野菜のおかず一品程度（動物性食材はなし）

14日目　玄米ご飯と具だくさんの味噌汁＋おかず一品程度※全体の1割程度の魚介はOK

これで回復食も含め七号食の終了です！

お酒に関しては個人差が大きいので様子を見ながらですが、呑むなら十二日目くらいから少しずつにしましょう。

七号食で得られるもの

七号食を終えた後に、もうひとつ「自信」というおまけがついてきます。七号食の10日間は、精神的に非常にハードなので、それをやり遂げた後にはフツフツと自信が湧き上がり、まるで背中に羽根が生えたような気分になり、これまで見えていた景色が別もののように見え始めます。

10日間玄米ご飯だけで過ごせたのですから、数日や数食を玄米ご飯だけで過ごすのが苦にならなくなります。こうしたプチリセットの習慣が身につけば、自分の体重管理や数キロの軌道修正はお手の物。

人生において、自分の体形や体調を自分でコントロールできること、健康の不安から解き放たれることは、この上なく価値のあることです。

それをたった10日間で手に入れられるのです。

さあ、いつやるか？　できない理由を探す人は一生やらないのです。

七号食　体験レポート

レポート 1　40代・男性　不動産会社社長

健康診断で「肥満」と診断され、「ダイエットしようかなぁ」と思っていたところ友人が七号食に挑戦し始めたことを知り、それに便乗。

かなり渋々だったが、失敗してもいいかなぁという軽い気持ちでスタート。

体の変化

体重	90.1kg → 84.1kg（－6kg）
体脂肪	27.8% → 24.6%
内臓脂肪	15.5% → 13.5%
皮下脂肪	18% → 16.5%
BMI値	30.1 → 28.4

1、2日目	味の濃いものが食べたくて仕方がない。 玄米で満腹にはなるが満足しない。
3、4日目	体重やそのほかの数値が下がり始め少し楽しくなってくる。
5日目	最初1キロくらい食べていた玄米が600g程度でよくなる。
6日目	体重が落ちるのが楽しくなり、歩くようになり自転車移動をし始める。 着られなくなっていたスーツが着られるようになる。 鏡を見る機会が増える。 このままいくと10キロぐらい痩せるのでは？と淡い期待が芽生え始める。
8日目	この頃からゴールを意識し出す。頭の中はラーメンと焼き肉。 それをイメージしながらラストスパート。 ただ不思議と「内緒で食べちゃおうかな」という気にはならない。

七号食を終えて

七号食は「もう2度とやりたくない！」というものではなかった。食欲的にも身体的にもさほどつらくなく、10日目以降も「まだやれるなぁ」という感覚。終了後、あんなに食べたかったラーメンをすぐに食べる予定が、朝飲んだ味噌汁1杯で満腹、満足。いつも飲んでいた野菜ジュースは酸っぱく感じる。味に敏感になった気がする。今後はリバウンドに注意せねば。

レポート 2　30代前半・男性　大手電機メーカー勤務

友人の体験談を見てなんとなく始める。ウィークデーは呑み会や会食が多くて難しそうなので、GW中にトライ。朝は食べず、昼と夜に自炊した玄米を食べる。6日目からは梅干しも追加。玄米は1日に約1.5合分を食す。

体の変化

体重	−3.5kg
2日目	顔が土色に変色したが、すぐに治る。
3日目	腹（胃の部分）がすごく凹む（ただし横っ腹の脂肪は取れない。どれが脂肪なのかはっきり分かってよかったかも）。肌が乾燥して顔が軽く粉吹いたが、翌日治る。玄米とごま塩だけだとそんなに量が食べられないことに気づく。
4、5日目	精神的に一番つらいとき。「今なら止められる！」という誘惑が襲ってくる。肌はすべすべに変わる。
6日目	5日目まで便が出なかったが、6日目以降は快調（でもうんちは固い）。もう後に引けなくなり「やるしかない！」という気持ちに変わってくる。
6〜10日目	頬がこけてくる。太ももが細くなる。梅干しの種をずっと口に入れて舐めていた。

期間中感じたこと

普段感じる空腹は実は本当の空腹ではなかったことに気づく。何かを「味わいたい」だけだった。世の中に飲食店が溢れていることを実感。

七号食を終えて

きつかった。いつもの睡眠時間でも基本的に眠たく、体に力が入らないのでGW中でよかった（でもこれも途中からなくなった）。甘いものや焼き肉、酒を欲することはなかったが、味噌汁を飲みたかった、寿司も食いたかった。11日目以降の変化としては、メシを食べるのがかなり遅くなった、ビールがあまり飲めなくなった（学生以来初めて飲み屋で寝てしまった！）。日課だった缶コーヒーを飲まなくなった。でもいい経験になったのでこの話をいろいろな人にした。

七号食　体験レポート

レポート 3　30代・女性　役員秘書

軽い気持ちでスタート。普段から“ゆるマクロビ”は実践中。
日課になっている同期3人でのランチをどう乗り切るか……。

体の変化

体重	－2.2kg
ウエスト	－3cm

1日目	いつもランチを一緒に食べる同僚2人に七号食について説明するも、「それって修行?」「栄養足りるの? 倒れちゃうよ?」とかなり引き気味……。
2日目	デパ地下などで食べ物を見るのがつらい。
3、4日目	一番きつい!
5日目	嗅覚が敏感になったようで、食べ物の臭い(特にごま油)を嗅ぐとお腹がギュルっと鳴る。
5日目以降	日が経つにつれ、同僚も玄米や七号食に興味を持ち出し、後半は「あと〇日だね」と応援してくれるように。

期間中感じたこと

とにかく眠い。やる気が湧かない。
どこかに行きたい! 映画を見たい! などの欲求が湧かず、
ひたすら家と会社の往復でした。

七号食を終えて

長かったような、あっという間だったような。体へのいい影響は、体が軽くなったのと、おでこの小さなプツプツがきれいになったこと。体調がいいのはもちろんですが、自分の欲求をコントロールできるようになったことが一番大きいです。これからの人生で自分を律することができるような気がします、大袈裟ですが。七号食を終えた後に食べた味噌汁は今までに味わったことのないおいしさでした。体にしみわたるとはこういうことなんだ! と。この感動は忘れられません!

レポート 4　40代・女性　IT系事務職

最近、何だかすっきりしない。いまいちやる気が起きない。

朝の二度寝がクセになって数週間。これを打破するために七号食を開始。

体の変化

体重	43.9kg → 42.1kg（－1.8kg）
体脂肪	19.7％ → 18.4％

期間中感じたこと

だるさはまったくなし。むしろ元気で前向きになったかも。

空腹感もほとんどなし。

香りに敏感になった。

ご飯を炊くだけなので、食事の準備や後片付けが楽。

朝、すっきり目覚める。

昼間、睡魔が襲ってくる。

前半は胃が重たく感じた。

途中、ごま塩の味の濃さが嫌になった（そのとき食べた梅干しはとてもおいしかった）。

外を出歩くと「こんなにも食べ物が溢れている」と実感。

テレビを見ると食べ物が出てこない番組はないんじゃないかと思う。

七号食を終えて

楽しいと苦しいの割合は6対4。周囲からは「内容はハードなのに楽しそうだね？」とか「つらそうに見えない」と言われていました。終了後、久しぶりに口にした味噌汁の味に大感動！ これが表現できないくらいにおいしい。私ってなんて幸せなんだろう！と心の底から感じました。同じ日に「解禁♪」とお饅頭をひと口食べたところ、甘過ぎてクラクラ。そしてすぐ、舌と喉、口の中全体が焼けたようにピリピリしびれる感覚が。久しぶりの甘みにびっくりしたのでしょうか？ こんな両極端の感覚を味わうことができたのは、とても貴重な体験だったかも。

おわりに

最初に〝考え方とライフスタイルをちょっとだけチェンジすればいい〟と書きました。

ここまで読んでいただいて、体重、体形、健康を〝維持〟する程度ならそんなに難しいことではないと感じていただけたと思います。

肝心なのは、〝健康の根っこ〟をつくることです。

私がこのことに気づいた最初のきっかけは、前職の経営コンサルタント時代に食事療法などの民間療法と出合ったことでした。当時、私は二十歳そこそこの普通の若造で、例に漏れず好きなものを呑み食いし、気にするのは体重くらいで健康なんてまったく考えていませんでした。しかし、そこで食べ物や生活習慣で病気になったり、それを改めることで治ったりすることを目の当たりにして衝撃を受けたのです。実際に、食事や生活習慣の指導で、健康的に痩せたり、便秘や頭痛が治ったり、アトピーやアレルギー、糖尿病や高血圧まで改善されていく事例をたくさん目にしました。それはまさに奇跡のようでしたが、同時に現代社会の食と健康の深い闇にも気づかされました。

それから、その最前線で活動されている医師や研究者に出会い、教わり、自分でも研究を重ねていくうちに、食と健康、環境はすべてつながっていることなどが分かってきました。

そして食いしん坊の私が行き着いたのが「正しいことを伝えることが正しいことではない、できることを伝えることが正しいことだ」という信念でした。

これを追求した結果が「ハレとケ玄米生活」なのです。

さて、ここで重要なのが、あなたが明日から「ハレとケ玄米生活」を始められるかどうかです。

私はこの本で〝できること〟をお伝えしてきたつもりですが、でもやっぱり、やる人とやらない人に分かれます。

その違いは何か？　それは「素直さ」です。

「素直さ」とは、「よいと思ったらまずやってみる」こと。やってみてだめだったらやめればいいんです。

突き詰めると、健康の秘訣もこの「素直さ」に行き当たります。

不健康の原因は「頑固さ」です。考え方が習慣をつくり、習慣が体重・体形・健康を決めます。

では、今の常識やライフスタイルのままではマズい！といつ気づけるか？

この本がそのきっかけになれば幸いですが、そのチャンスは人生の中で3回あると思います。ひとつ目は「子どもが生まれたとき」、次に「親や親しい人が死んだとき」、そして最後に「自分が病気になったとき」です。

人は思い知る生き物です。痛い目を見て、失って初めて気づくものですが、その前に気づきたいものです。

自分が健康になると、周りの人も興味を持って健康になります。

自分の健康が周りによい影響を与えるなんて幸せですね。

まずはほかのことは一切変えなくていいので、一日一食玄米を食べることから始めませんか！

なによりもまず……あなたの体から。

２０１３年初夏　荻野芳隆

結わえるとは

「日本の伝統的生活文化を現代に合うカタチで結わえたい」という想いを込め「結わえる」という会社をつくりました。

ミッションは「世の中の食生活を変えたい」ということ（楽しく、おいしく、無理なく）。また、この本でお伝えしてきた「ハレとケ玄米生活」をする人をとにかく増やすことです。

これが広がれば、健康や医療費の問題、農業や食糧自給率の問題、地方や伝統産業・文化衰退の問題、もっと大きく地球規模で言えば、環境問題、貧富の差の問題も改善されていくと確信しています。

今は、東京の下町・蔵前に構えた飲食・物販・健康サロンを併設した「食と健康の総合店舗」、農業、キッチンカー、講演、企業研修などを通じて「ハレとケ玄米生活」を発信しています。

そしてもうひとつ、「結わえる」には「〜日本の伝統的生活文化と食と健康のテーマパーク〜結わえるヴィレッジ」という夢があります。

そこでは農業や漁業はもちろん、味噌、しょうゆ、酒、ビールまで作っていて、食品の生産や加工、流通・販売まで行なう場所です。伝統的なモノづくりや建築を行ない、さらに、レストラン、温泉、宿泊、別荘、健康・医療施設、学校まであるような、子どもからお年寄りまでみんなが遊んで楽しめる、ワンダーランドです。これは、衣食住の自給率が100％の、ひとつの村のようなもの。

海と山と温泉があって東京まで1時間半以内の静岡あたりでやりたいと妄想を膨らませています。

こうした発想や考えが少しずつでも広がっていけば、世の中は大きく変わるんじゃないか、そして、これが先進国が示すべき本当の未来なんじゃないかと、考えています。

どの先進国も日本と同じように、健康問題、伝統産業・文化の衰退の問題を抱えています。

〝たまたま〟持続可能だった昔から学ぶこともでき、便利さや技術を追求することも知り、そこで壁にぶち当たった経験もある、21世紀に生きる我々だからこそできる「いいとこ取りの人類史上最も豊かな次世代の持続可能な世の中」があるはずだと考えます。

そして、成長や拡大ではない、次のステージの国のあり方、ライフスタイル、価値観を示せるのは日本だけだと私は考えています。逃げ場のない島国で何百年も豊かなライフスタイルを送ってきた日本人だけが持っているノウハウは特別なもの。それを現代に合うカタチにアレンジして（結わえて）、日本、そして世界に提案していきたい。

そんな想いで、今後も進んでいこうと思います。

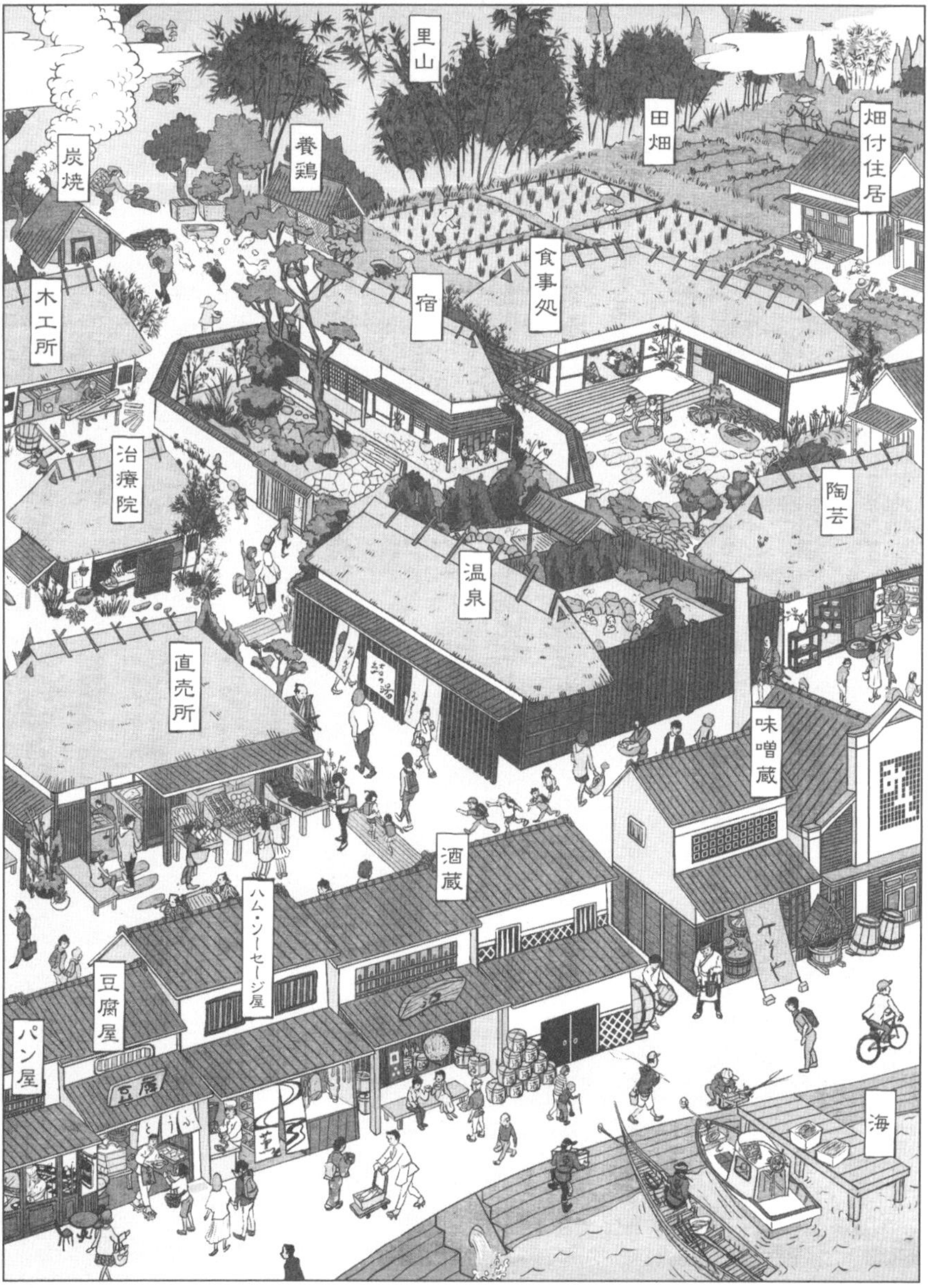

結わえるヴィレッジ　イメージ

里山
畑付住居
養鶏
田畑
炭焼
食事処
木工所
宿
陶芸
治療院
温泉
味噌蔵
直売所
酒蔵
ハム・ソーセージ屋
豆腐屋
パン屋
海

蔵前「結わえる」

「ハレとケ玄米生活」を実際に体感できる店舗。昼は寝かせ玄米の定食が食べられ、夜は旨い酒と肴が味わえる、まさに「ハレとケ」をおいしく楽しめる場所。また、寝かせ玄米用のグッズや食品の販売のほか、併設された健康サロンでは健康や美容に関する数値測定やカウンセリングなども行なっている。また、さまざまな教室やイベントなどの企画も定期的に開催する。

東京都台東区蔵前2-14-14
tel：03-3863-1030
http://www.yuwaeru.co.jp/

寝かせ玄米おむすび　いろは
WACCA IKEBUKURO店
東京都豊島区東池袋1-8-1
WACCA IKEBUKURO 1階
http://www.omusubi-iroha.com/

荻野 芳隆（おぎの よしたか）

株式会社 結わえる　代表取締役

食養研究家

大手コンサルティングファームにて、食・健康・美容・医療関連のコンサルタントに携わる。自然療法でさまざまな病気が治っていく奇跡を目にし、食養家であり東洋思想家の冨田哲秀氏から学ぶ。その後、２００９年に「世の中の食生活を楽しく豊かに変える」をミッションとして株式会社結わえる創業。「正しいことではなくできることを伝えることが正しい」という信念のもと、誰もができる「ハレとケ玄米生活」を広めるべく、飲食・物販・健康サロン・通販・農業・企業研修・セミナー・講演・プロデュースなど、幅広く手がける。無類の酒好き旨いもの好き。

「寝かせ玄米®」は株式会社結わえるの登録商標です。

この本を作るにあたって、通常業務で忙しい中、レシピ作成や撮影協力をしてくれた、洪成宙、西村小涼、田口明香、蔵並江里奈、結わえるメンバーみんなに心から感謝します。

寝《ね》かせ玄米《げんまい》生活《せいかつ》

好《す》きなものを食《く》っても呑《の》んでも

一生太《いっしょうふと》らず健康《けんこう》でいられる

２０１３年６月30日　初版第１刷発行

２０１６年２月28日　第９刷発行

著　者　荻野芳隆

発行者　滝口直樹

発行所　株式会社 マイナビ出版

〒１０１－０００３ 東京都千代田区一ツ橋２－６－３ 一ツ橋ビル２F

ＴＥＬ　０４８０－３８－６８７２［注文専用ダイヤル］

０３－３５５６－２７３１［販売］

０３－３５５６－２７３５［編集］

ＵＲＬ　http://book.mynavi.jp

印刷・製本　大日本印刷株式会社

○定価はカバーに記載してあります。

○乱丁・落丁本はお取替えいたします。

乱丁・落丁本についてのお問い合わせは、ＴＥＬ：０４８０－３８－６８７２［注文専用ダイヤル］

または、電子メール：sas@mynavi.jpまでお願いします。

○内容に関するご質問は、編集２部まで葉書、封書にてお問い合わせください。

ISBN978-4-8399-4670-8　C2077

ブックデザイン・髙橋良

写真・萬田康文

イラスト・石川恭子、牧野倫子

スタイリング・本郷由紀子

組版・アーティザンカンパニー

校正・西進社